Guia de massagens para bebês foi impresso na Espanha,
para a Editora Lafonte em setembro de 2011.

guia de massagens para bebês

Sophie Dumoutet

LAROUSSE

"Um imenso obrigado a meus três filhos, que alegremente posaram para este livro, Tanguy, Roxane e especialmente à bebê Heloïse, assim como à minha mãe, quem primeiro me ensinou o prazer do toque.

Obrigada igualmente a Marie Hélène Demay e a Claire de Pontevès, por sua confiança e por abrirem portas para mim, a Laurence Nenot, pela troca de informações sobre ioga e massagem e, por fim, aos pais e aos bebês que encontrei no caminho da massagem."

Sophie Dumoutet

Publicado originalmente na França em 2011 com o título *Le guide des massages de bébé*

O texto deste livro foi editado conforme as normas do novo acordo ortográfico da língua portuguesa, em vigor no Brasil desde 1º de janeiro de 2009.

Edição brasileira

Publisher *Janice Florido*
Editoras *Fernanda Cardoso, Elaine Barros*
Tradução *Suzete Casellato*
Editora de arte *Ana Dobón*
Diagramação *Linea Editora*

Fotos de capa *Olivier Ploton © Coll. Larousse.*

Dados Internacionais de Catalogação na Publicação (CIP)
(Câmara Brasileira do Livro, SP, Brasil)

Dumoutet, Sophie
Guia de massagens para bebês / Sophie Dumoutet ; [tradução Maria Suzete Casellato].
– São Paulo : Editora Lafonte, 2011.

Título original: Le guide des massages de bebé.
ISBN 978-85-7635-857-2

1. Massagem - Uso terapêutico 2. Massagem para bebês 3. Massagem para crianças 4. Reflexologia (Terapia) 5. Toque em bebês - Uso terapêutico 6. Toque em crianças - Uso terapêutico I. Título.

11-03375 CDD-615.822

Índice para catálogo sistemático:

1. Massagem para crianças : Terapias físicas : Ciências médicas 615.822

1ª edição brasileira: 2011

Direitos de edição em língua portuguesa, para o Brasil, adquiridos por Editora Lafonte Ltda.

Av. Profa. Ida Kolb, 551 – 3º andar – São Paulo – SP – CEP 02518-000
Telefone: (11) 3855-2290 / Fax: (11) 3855-2280 / Central de atendimento: 0800 7722120
atendimento@larousse.com.br – www.larousse.com.br

Sumário

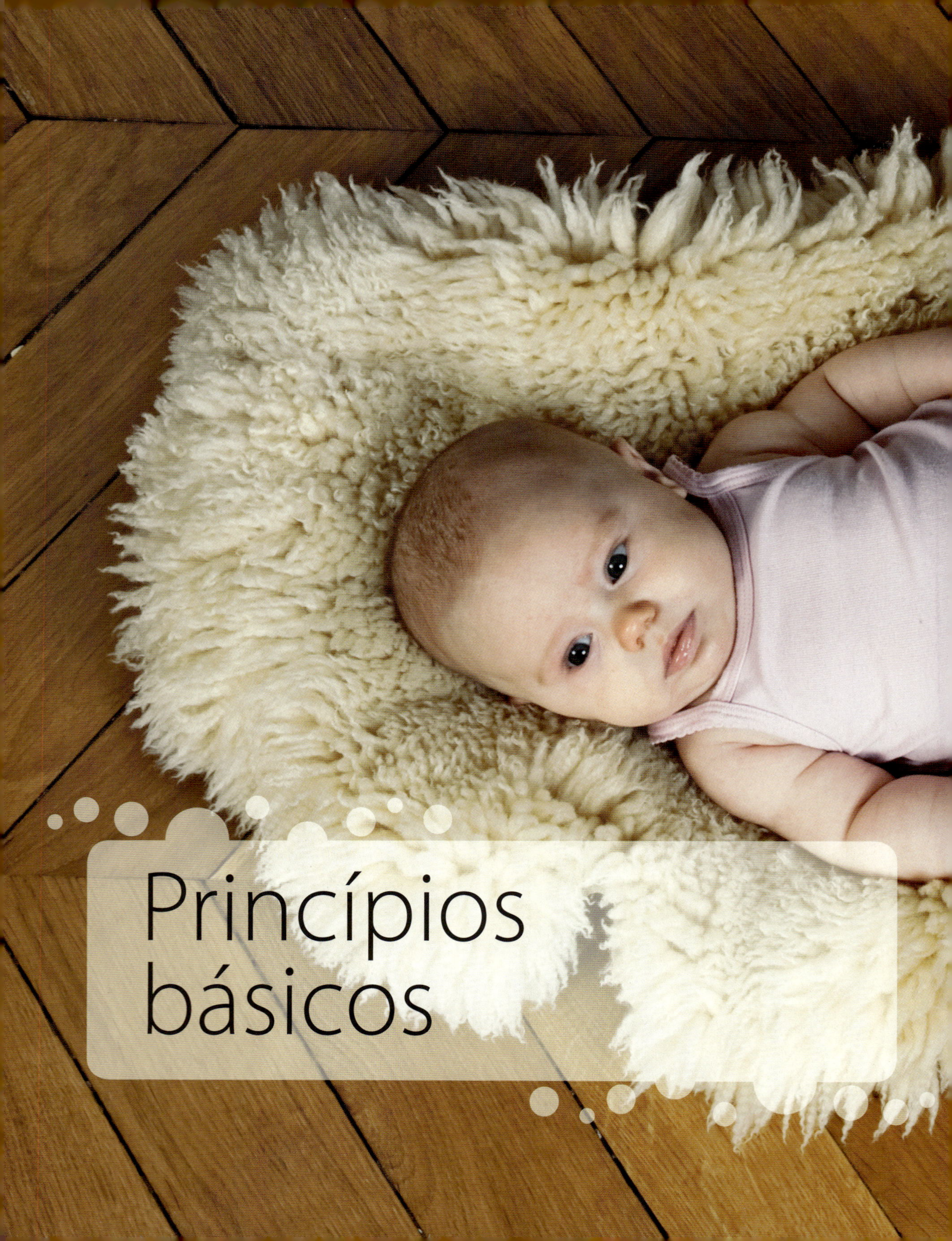

Princípios básicos

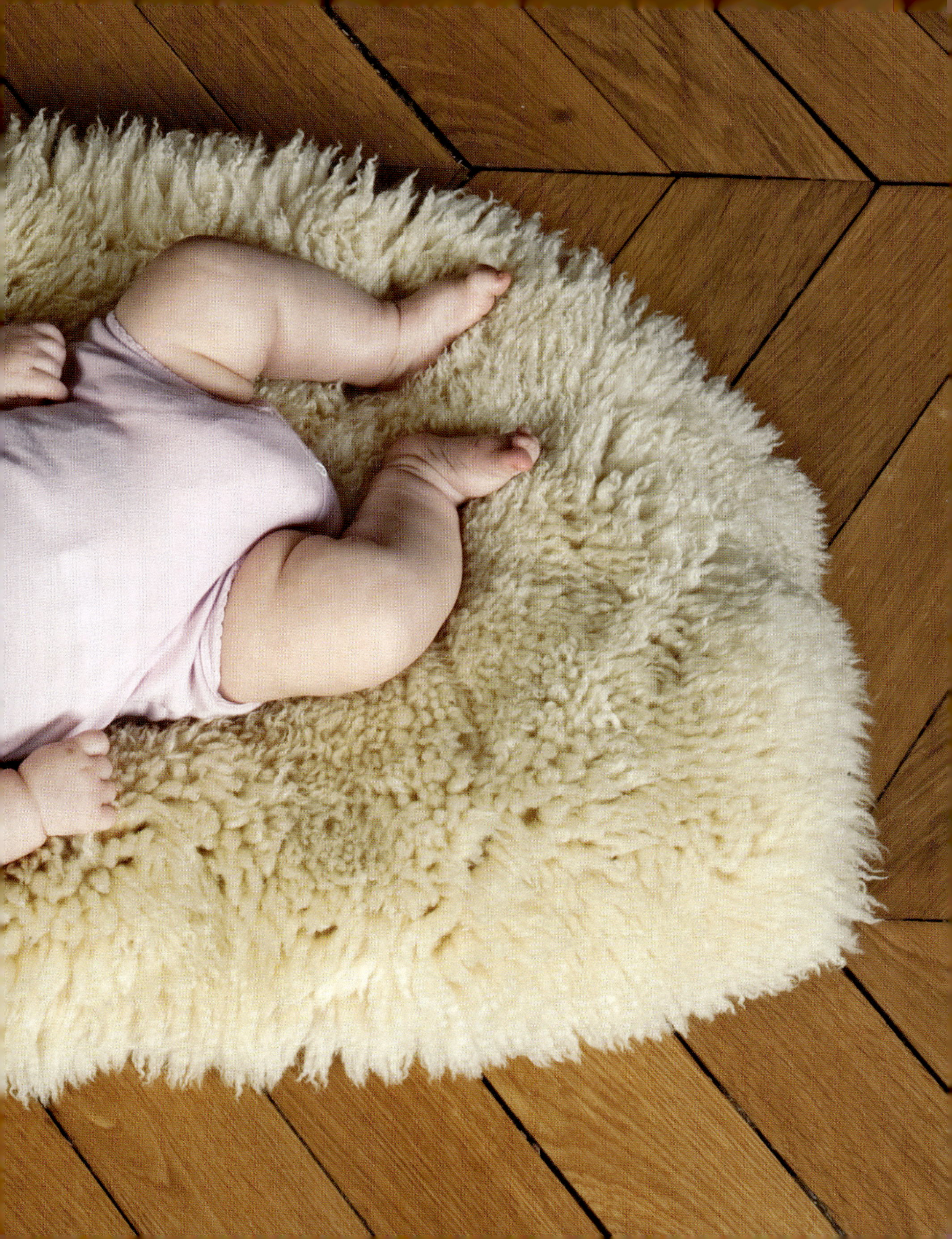

A importância do toque para o bebê

A pele é o veículo de troca com o mundo que rodeia o bebê. As diferentes massagens, graças ao sentido do tato, vão permitir a ele viver em harmonia com aqueles que estão ao seu redor. Além disso, o toque da mãe traz o aconchego que ele sentia dentro do ventre. Mas a massagem não é só boa para o bebê. Ela vai ajudar você a desenvolver a paciência, a escuta e a confiança, capacidades igualmente necessárias para criar uma criança.

① Toque, massageie, carregue no colo

Tocar o bebê não é apenas massageá-lo, mas também cuidar de sua pele com produtos simples, saudáveis e eficazes. É saber como pegá-lo no colo, como carregá-lo, como envolvê-lo e embrulhá-lo em materiais agradáveis. A massagem fará parte de uma coleção rica e variada de gestos da qual você vai lançar mão de acordo com os seus desejos ou as necessidades de seu filho.

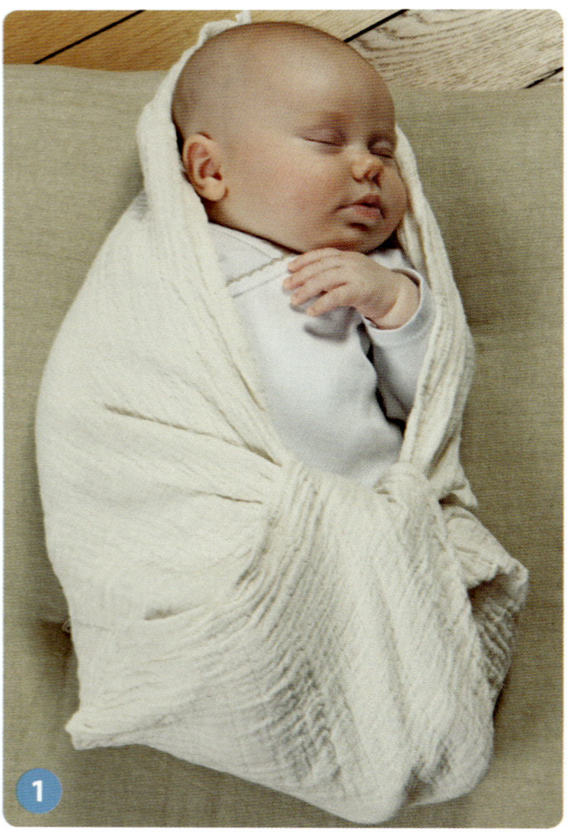

O toque é vital

Não tenha receio de pegar o bebê no colo para massageá-lo, niná-lo, falar com ele... Você não corre o risco de "mimá-lo". Isso não quer dizer que é preciso estar com ele no colo 24 horas por dia, mas sim oferecer suas mãos e seus braços sempre que ele precisar.

② Do ventre materno à massagem

Do ventre aquecido, úmido e macio, que o envolvia e nutria sob todos os pontos de vista, e no qual cada um de seus gestos encontrava uma resposta, visto que ele batia contra a parede uterina, o bebê, ao nascer, se deparou com um meio instável. Ele tem, portanto, muita necessidade de seus braços, de suas mãos, como uma cobertura transitória, antes de poder apreciar seu novo espaço de vida e de liberdade. A massagem (assim como o ato de carregá-lo) vai dar ao bebê um "envoltório" à imagem do ventre materno e lhe permitirá, também, sentir todos os detalhes de cada parte de seu corpo, além de desenvolver sua percepção sensorial e supri-lo de afeto.

③ O toque e a consciência de si mesmo

Massagear o bebê é também estimular os milhares de receptores táteis distribuídos pelo corpo dele. Esses receptores fazem com que ele passe de uma sensibilidade "primária" ao nascer, localizada

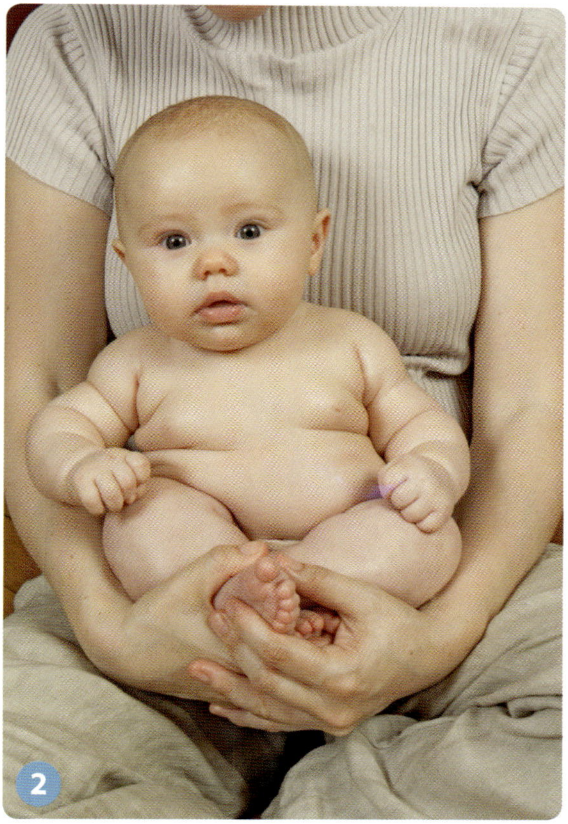

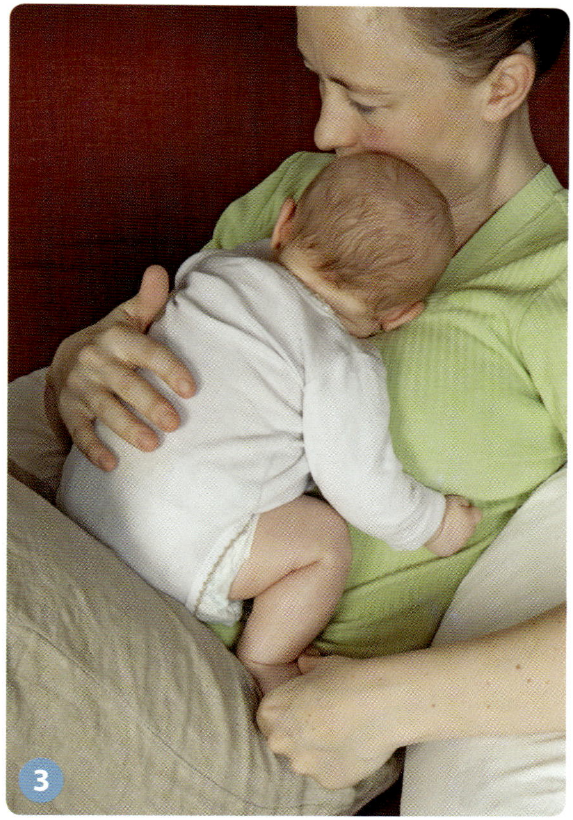

no nível da boca, das mãos e dos pés, a uma sensibilidade mais global, mais equilibrada, ao mesmo tempo que desenvolve uma motricidade voluntária harmoniosa, da cabeça até a ponta dos dedos dos pés, à medida que as semanas vão passando.

Já ficou comprovado que o bebê possui, desde o nascimento, uma consciência de si mesmo, porque sabe diferenciar um toque exterior (feito por uma massagem, por exemplo) do toque involuntário dele mesmo em alguma parte do corpo. Mas a massagem vai ajudá-lo a situar-se ainda mais como um ser em sua totalidade.

Nos dois primeiros anos, o crescimento do bebê é muito significativo: ele cresce em torno de 4 cm no primeiro mês e 6 cm nos dois meses seguintes. Com 1 ano, o bebê terá atingido cerca de 50% a mais do tamanho que tinha ao nascer e terá quase o triplo do peso. A imagem que ele constrói de seu corpo evolui da mesma maneira, e ele deve incorporar essas informações quase em tempo real. A massagem vai permitir ao bebê uma atualização muito eficaz de seus próprios dados corporais.

Advertência

Os movimentos propostos neste livro para facilitar a digestão do bebê e protegê-lo das agressões exteriores são essencialmente métodos globais de prevenção, e não são terapêuticos.
Deixe seu médico de família – ou o pediatra –, se for o caso, cuidar do seu bebê e lhe dar preciosas indicações sobre os problemas que ele possa encontrar. Peça orientações em caso de dúvida.

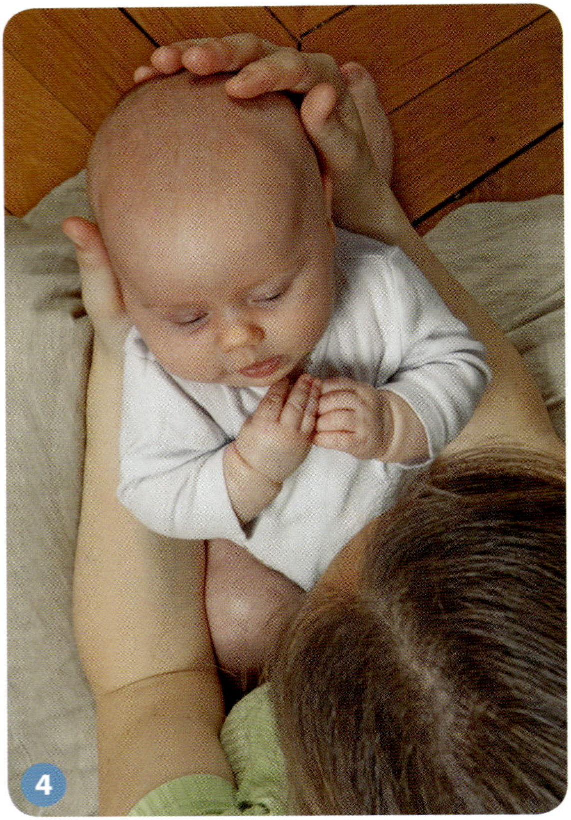

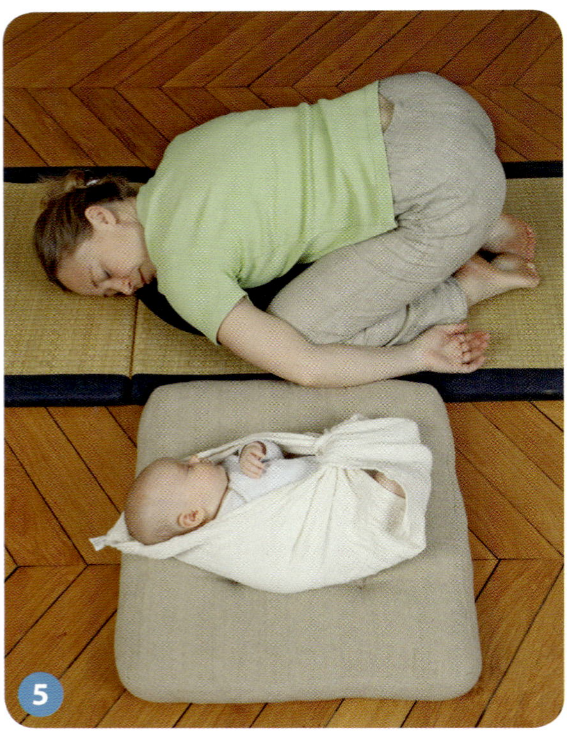

O tato – o pai dos sentidos

Desenvolver o sentido do tato no bebê é desenvolver todos os outros sentidos. De fato, ele está quase imediatamente associado ao paladar (os bebês tateiam também com a boca), à visão (a mão é um segundo órgão de visão), à audição (as vibrações são transmitidas também pela pele), ao sentido do equilíbrio (graças ao sistema vestibular), à percepção (quando você se desloca, o tato lhe informa sua posição em relação ao solo). Os sentidos, e particularmente o tato, dão significado ao mundo que rodeia o bebê.

④ O tato é uma linguagem corporal

A linguagem corporal é um modo de compreensão desenvolvido pelo bebê com relação ao meio que o circunda. Totalmente dependente da mãe nos primeiros meses, ele deve adivinhar as suas intenções pelo som de sua voz, pelos movimentos de seu corpo, pelo modo de tomá-lo nos braços, de abraçá-lo e também pelo seu odor. Ele sabe detectar melhor que a própria mãe as suas emoções e o seu estado de espírito. O tato é um sentido de proximidade que exige sinceridade, autenticidade e atenção do outro. É pelo fato que o bebê aprende a ter o respeito às pessoas, mas também, e sobretudo, a confiança em si mesmo e nos outros.

Para dar é preciso receber

E para você ter como se sustentar, é preciso viver a própria vida. Para dar é primordial também receber... Deixe-se massagear para "conhecer seu interior", pratique ioga, Qi Gong e Tai Chi Chuan, faça caminhadas, ande de bicicleta ou faça outro exercício corporal para manter a forma ⑤.
Se estiver amamentando, coma alimentos saudáveis e orgânicos; prefira as "boas" gorduras, que levarão ao bebê, por meio do leite, bons nutrientes.

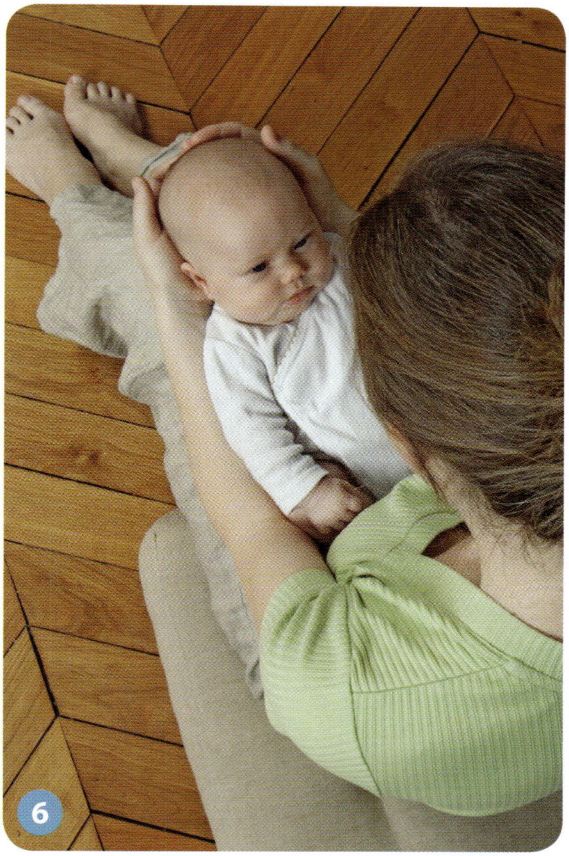

6

O tato e seus inúmeros benefícios

Se considerarmos as múltiplas funções da pele, a massagem vai estimular os sistemas nervoso, cardiorrespiratório, imunológico e endócrino, bem como eliminar as toxinas do organismo. Além do desenvolvimento da percepção tátil, a massagem induz a um profundo trabalho de vascularização e oxigenação, fazendo circular as energias e os diferentes líquidos corporais. Assim, massagear o bebê melhorará seu desenvolvimento muscular e ósseo; induzirá ao relaxamento e favorecerá um sono reparador; acalmará o sistema digestivo e fará circular o sangue e a linfa (muito importante para o sistema imunológico, a linfa só circula graças aos movimentos do corpo). O bebê se movimenta relativamente pouco durante os primeiros meses, por isso é essencial recriar, por meio da massagem, um movimento "passivo" que o ajudará a se livrar das toxinas.

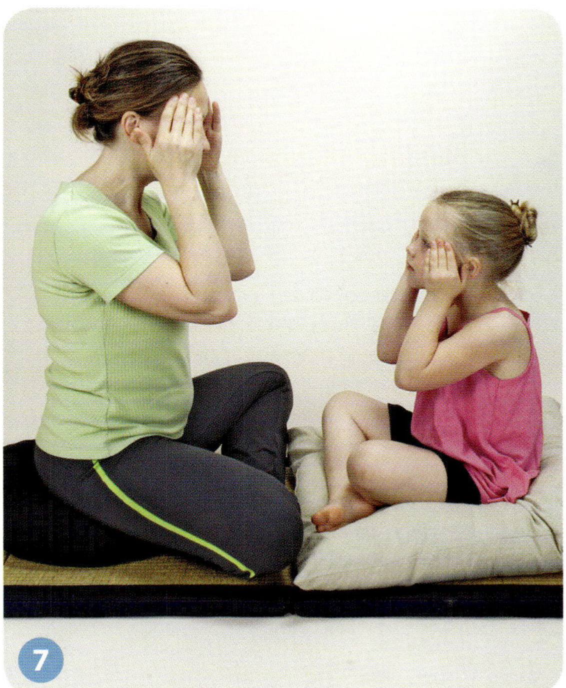

7

⑥ e ⑦ Um momento único

Para começar a massagem é importante não ter um objetivo específico, mas criar um diálogo sereno, um momento de troca rico e privilegiado com seu bebê. Não acrescente nenhum artifício a seus preciosos gestos. Trabalhe com sinceridade, confiança e humildade, saboreie esse momento como se usufruísse de uma boa refeição com alguém especial: os hormônios do bem-estar e do apego estarão presentes, protegendo seu bebê contra inúmeras afecções corriqueiras.
O mais importante é a sua vontade de acertar, de aprender com seu bebê, e não com um especialista, ainda que um curso de massagem possa ajudá-la a dar os primeiros passos... Para seu bebê, você é a melhor especialista. A mais indicada para tocá-lo: por isso, evite ao máximo que outra pessoa faça massagem nele, a não ser em caso de doença, bem entendido! Massagear o bebê é também desenvolver nossa capacidade como pais cuidadores, desde os primeiros dias e para além dos primeiros meses ou mesmo anos...
A massagem pode facilmente se prolongar durante a infância até a puberdade, com as necessárias adaptações e um diálogo sempre honesto e sincero.

Como carregar o bebê?

É uma arte. A maneira de tomá-lo nos braços, de erguê-lo, é parte integrante do toque cotidiano e em especial da massagem. É importante acompanhar seu crescimento para não criar tensões desnecessárias.

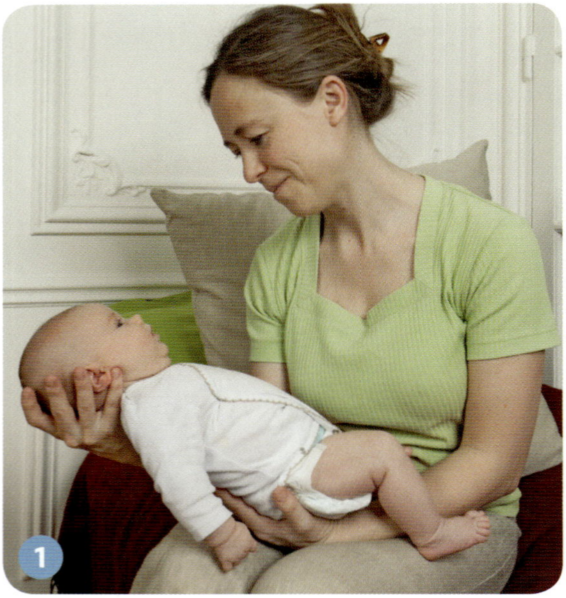

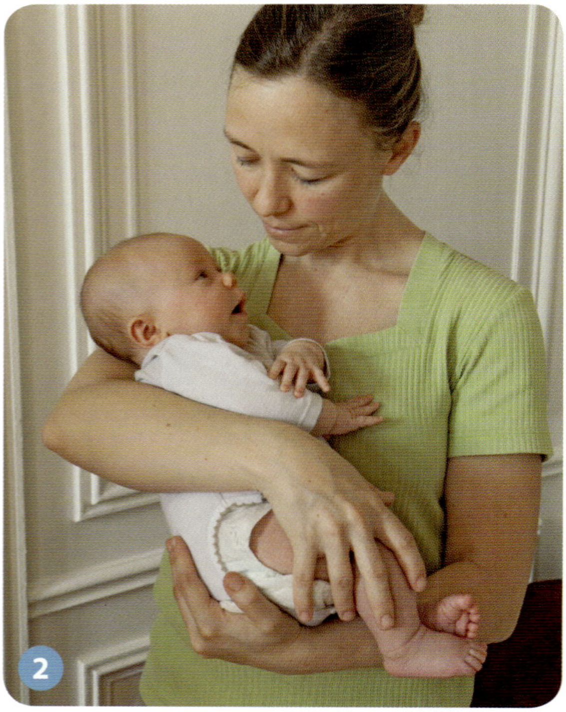

① e ② Para sustentar a cabeça e a bacia

Segure o bebê deslizando as mãos ou os braços e os antebraços sob as duas extremidades da coluna vertebral do bebê, ou seja, sob a cabeça (pela nuca) e o bumbum (pelo sacro). Assim apoiado, o bebê se sente seguro, bem sustentado e não demonstra nenhuma tensão.

Segurança e conforto

Uma cabeça muito pesada

Ao nascer, a cabeça do bebê representa um quarto do seu corpo e vai se desenvolver consideravelmente durante os dois primeiros anos. Por isso, é importante sustentá-la sistematicamente. Durante as primeiras semanas não se pode deixar de apoiá-la, sobretudo pelas costas, pois o bebê não tem ainda a força nem os músculos necessários para sustentá-la, o que pode gerar crispações e tensões. Uma vez que o bebê consiga sustentar a cabeça, por volta dos 2 ou 3 meses, você poderá carregá-lo voltado para frente, uma das mãos diante do esterno e a outra sob a bacia; assim ele passará a participar de sua vida cotidiana, descobrindo o caminhar por meio de seus movimentos.

Ombros frágeis

Os bebês têm ombros extremamente flexíveis e frágeis, que não podem suportar o peso de todo o corpo. É preciso, portanto, evitar erguê-lo pelos braços e mesmo pelas axilas, o que pode comprimir fortemente a caixa torácica e provocar regurgitação e desconforto respiratório. É preciso reservar esse gesto para a hora do banho ou quando a segurança assim o exigir.

③ Como um felino

Este método consiste em reclinar o bebê sobre o seu braço (direito ou esquerdo), a cabeça sobre o vazio do cotovelo e a bacia bem encaixada na mão: os braços e as pernas do bebê ficam entre o braço que o carrega. Esta técnica é muito eficaz quando o bebê tem dificuldade de digestão (mas cuidado com as possíveis regurgitações...).

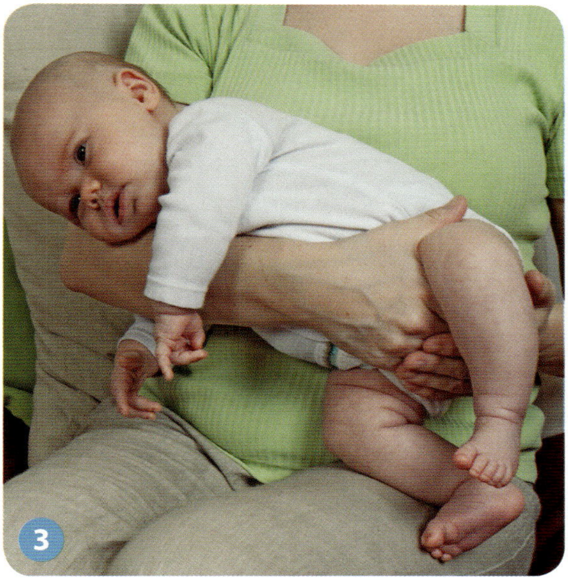

④ e ⑤ Contra você

Esta posição é recomendada para fazer o bebê dormir, ajudá-lo a arrotar, massagear as costas, passear com ele ou mesmo para que você tenha um breve repouso. A posição permite ao bebê manter a cabeça contra o seu peito ou ombro, ficar de bruços (atenção: esta posição é desaconselhada para o sono do recém-nascido), sentir o seu cheiro, acalmar-se com o batimento do seu coração e ficar em segurança, apoiado em seus braços e mãos ④.
A partir dos 2 e 3 meses, segure o bebê colocando uma das mãos ou um dos braços sob o esterno, e a outra mão sob a bacia. Assim será mais fácil mudá-lo de posição, colocá-lo na cama e virá-lo para você ⑤.

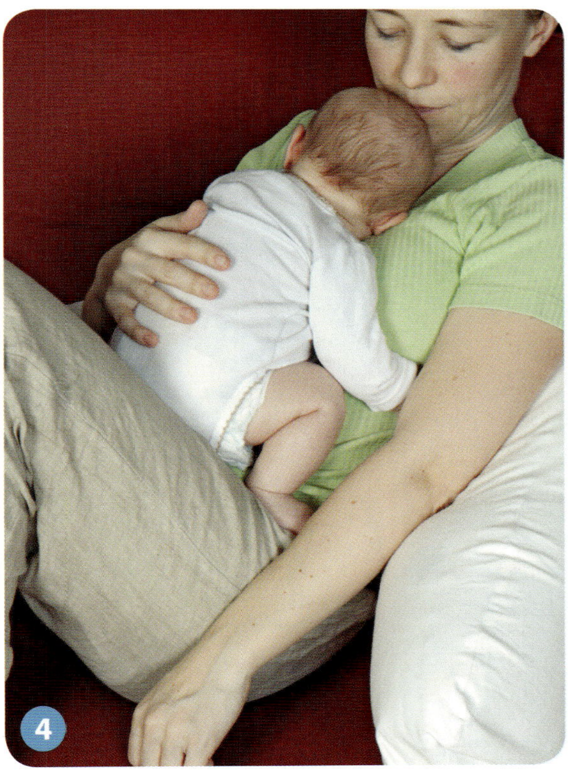

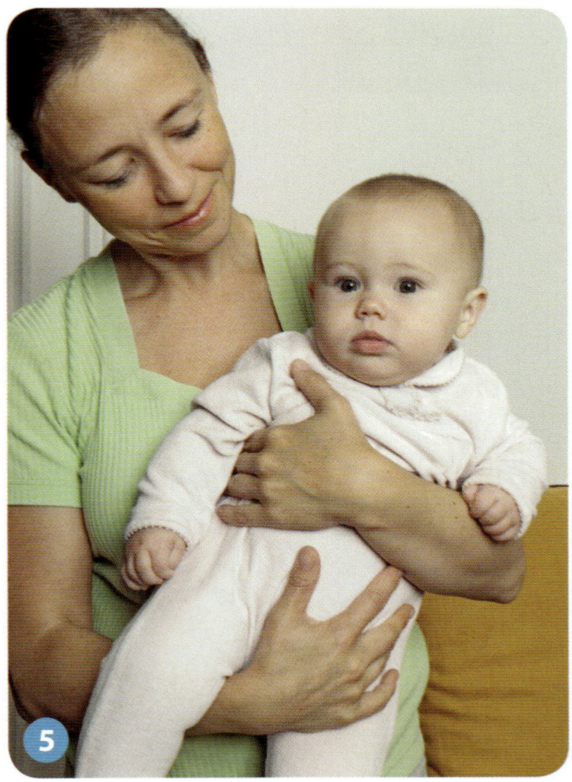

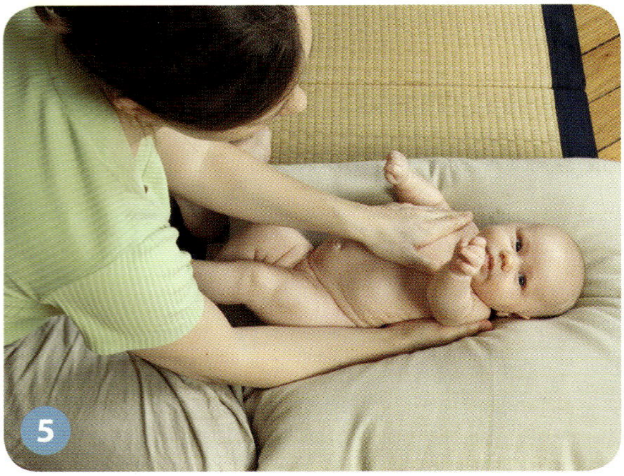

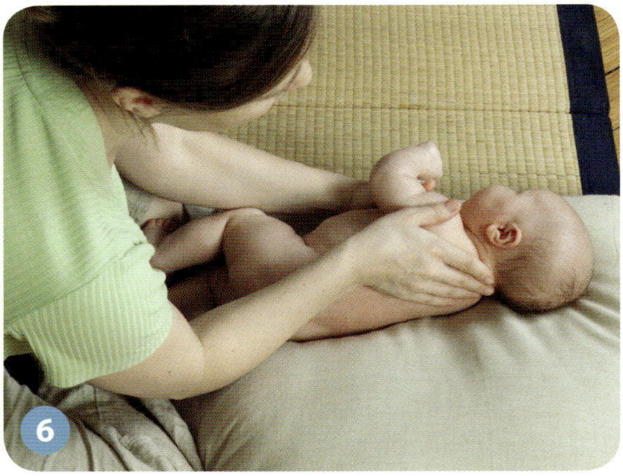

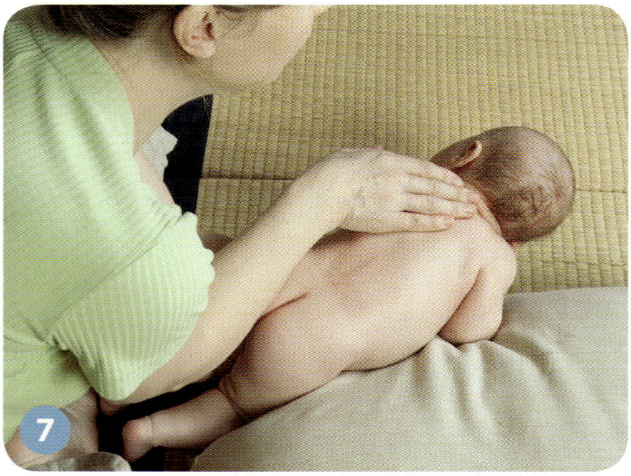

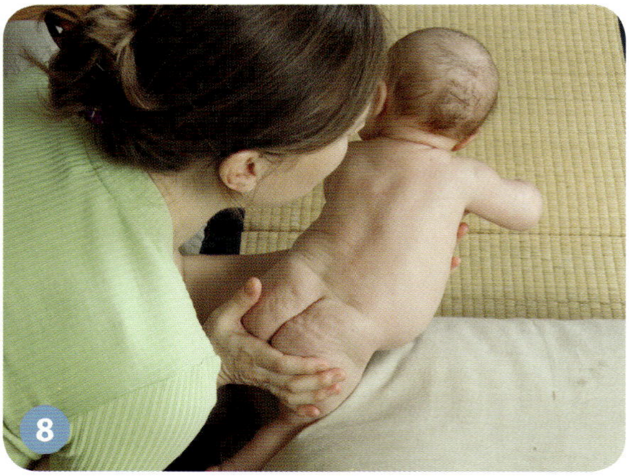

Primeira mudança de posição

Com o passar das semanas, o bebê tomará parte neste "rolar" na cama (5) a (9). Este movimento será seu primeiro modo de mudar de posição, a partir dos 3 ou 4 meses, à medida que ele sustenta cada vez melhor a cabeça. Para encorajá-lo nesse sentido, coloque-o de costas sobre uma superfície plana e acolchoada. Pouco a pouco ele vai conseguir rolar para o lado, até ficar de bruços. Assim que ele manifestar desejo de virar de lado, evite colocá-lo no bebê-conforto, que bloqueará seus movimentos. E esqueça os colchonetes muito macios, que envolvem o bebê por demais. Deixe que ele explore esse movimento, que é também uma forma especial de automassagem (veja "As massagem na criança" pág. 110).

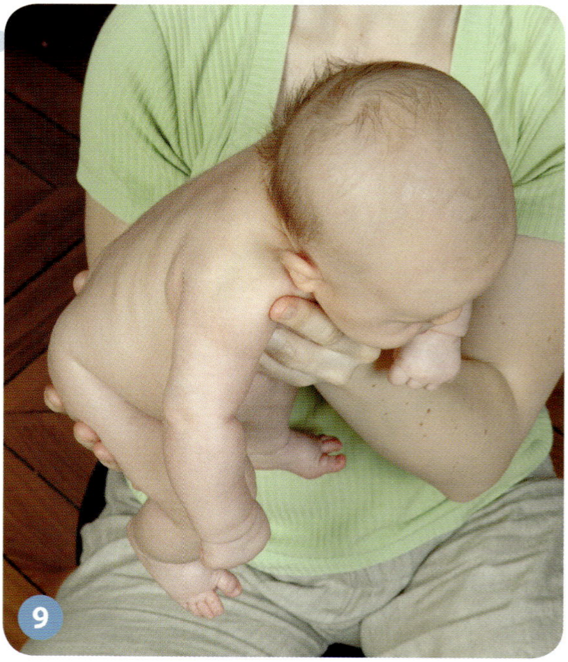

⑤ a ⑨ Erga o bebê

Deslize uma das mãos pelas costas e pela nuca do bebê e coloque a outra sobre o esterno (como um "sanduíche") ⑤. A seguir, rolando o bebê, faça com que ele se vire para um dos lados sobre a mão que estiver por cima, utilizando a mão de baixo ⑥ e ⑦. Coloque a mão de cima sob as nádegas do bebê ⑧. A seguir, erga o bebê, sustentando suavemente sua cabeça ⑨.

⑩ a ⑬ Troque o bebê com suavidade

Para tirar ou colocar a fralda, limpar o bumbum ou mesmo trocar o bebê, procure colocá-lo de lado em vez de erguê-lo pelos pés (isso pode incomodá-lo). Para pôr a fralda ou recolocar o *body*, por exemplo, uma vez que o bebê esteja de lado, puxe a parte traseira do *body* para a frente deslizando uma de suas mãos pelas costas do bebê. Vire o bebê de costas e então retire suavemente sua mão, fechando o *body*.

Conselho

A troca de fralda se dá de seis a doze vezes ao dia, de acordo com a idade e o ritmo do organismo do seu bebê. É preciso, portanto, prestar atenção à maneira de erguer o quadril do bebê. É também um momento importante de troca, em que o toque é essencial, e uma excelente ocasião para uma massagem rápida.

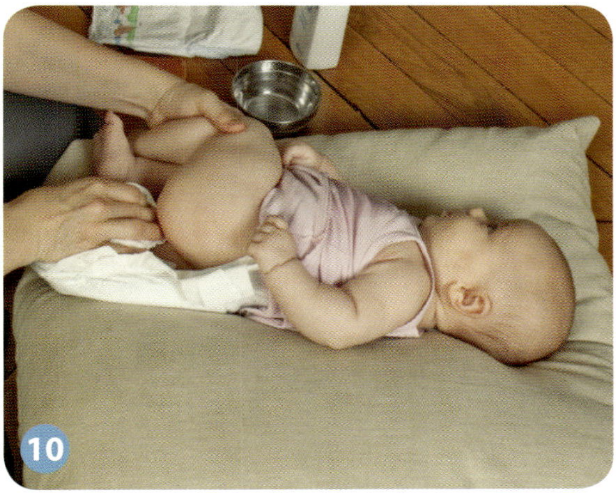
10

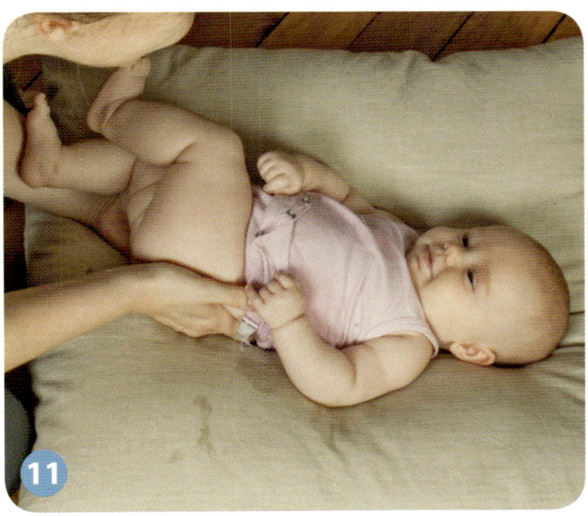
11

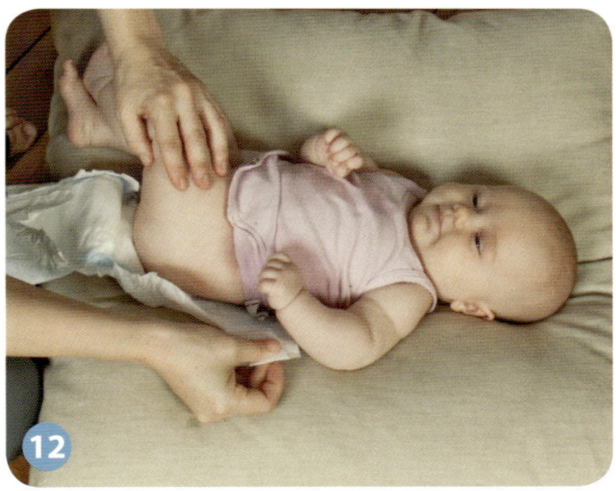
12

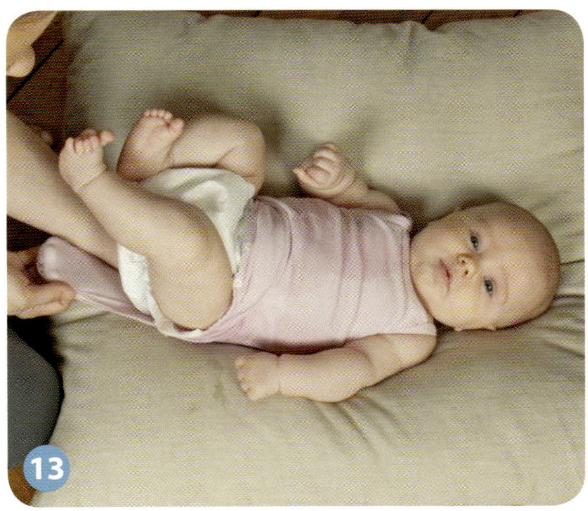
13

Carregar em *sling*

A maneira ideal de fazer o bebê dormir é embalá-lo, acariciando-lhe os pés, massageando-lhe as costas e transmitindo confiança, pois isso faz com que ele se lembre de sua vida pré-natal. Muito prática, essa forma de carregar o bebê cumpre essas funções e lhe permite realizar outras atividades sem riscos.

① a ⑥ Desde o nascimento

Coloque o centro da tira de tecido sobre seu esterno, bem esticada, cruze as duas pontas nas costas ① e traga-as de volta pelos ombros ②. Pegue o bebê e deslize-o sobre a parte central ③; você pode deixar os pés do bebê de fora, mas isso não é necessário, em se tratando de um recém-nascido; bem-posicionados, eles podem ficar cobertos pela tira de tecido. Envolva-o bem, puxando as duas extremidades para que ela não fique deslocada, sobretudo na parte superior. Cruze as pontas do tecido sob o bumbum do bebê ④ e dê um nó duplo às suas costas ⑤. As duas pontas do tecido podem ser introduzidas entre o quadril e as costas, ou podem pender lateralmente, dependendo da temperatura e da necessidade de sustentação do bebê. Quando ele dormir, abra uma das pontas do tecido para abarcar costas e cabeça, e mantê-lo bem sustentado ⑥. Você pode usar esse método de transporte enquanto o bebê tiver necessidade de se recostar em você na hora de dormir, pois a técnica não é restrita aos recém-nascidos. Quando o bebê estiver mais crescido, passe as duas pontas do tecido sob as perninhas dele antes de dar o nó final.

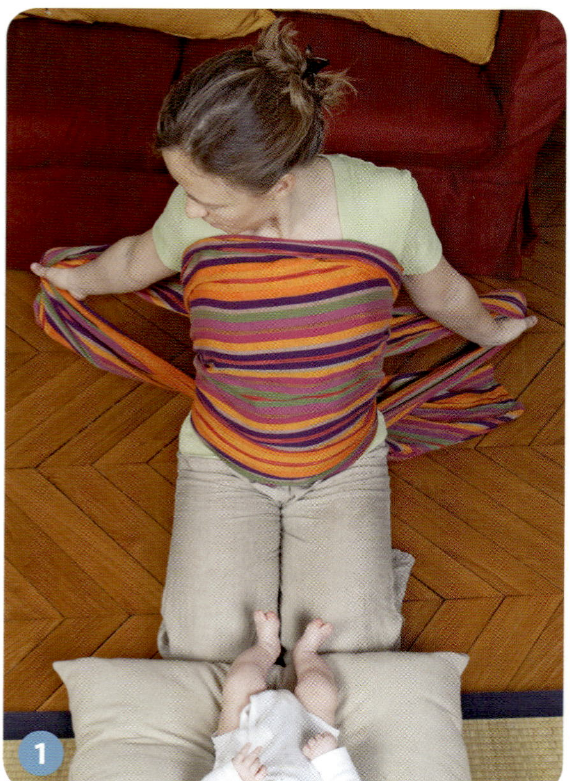
1

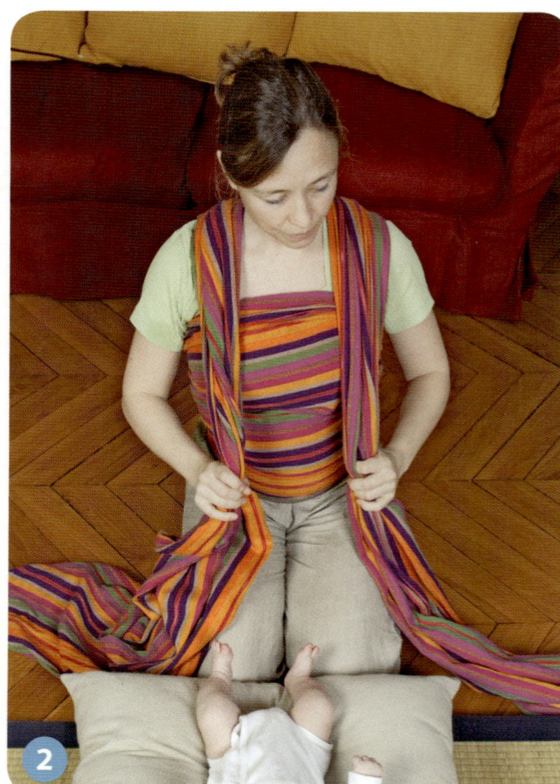
2

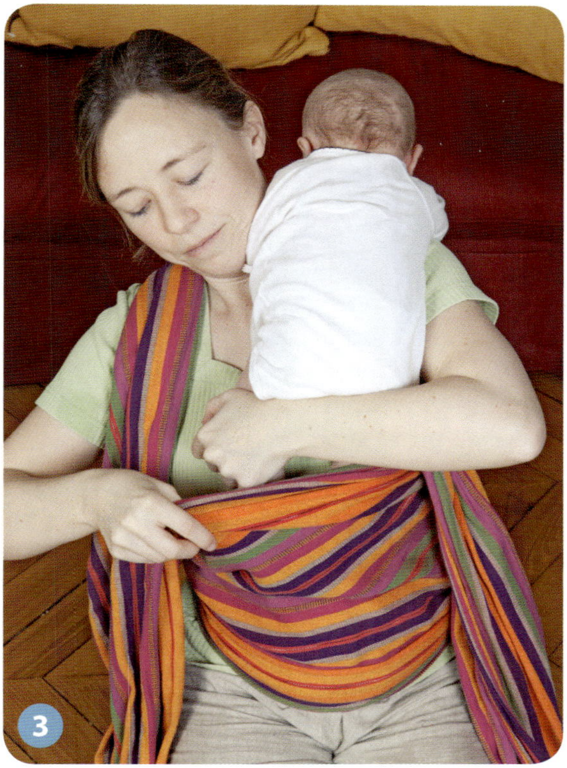
3

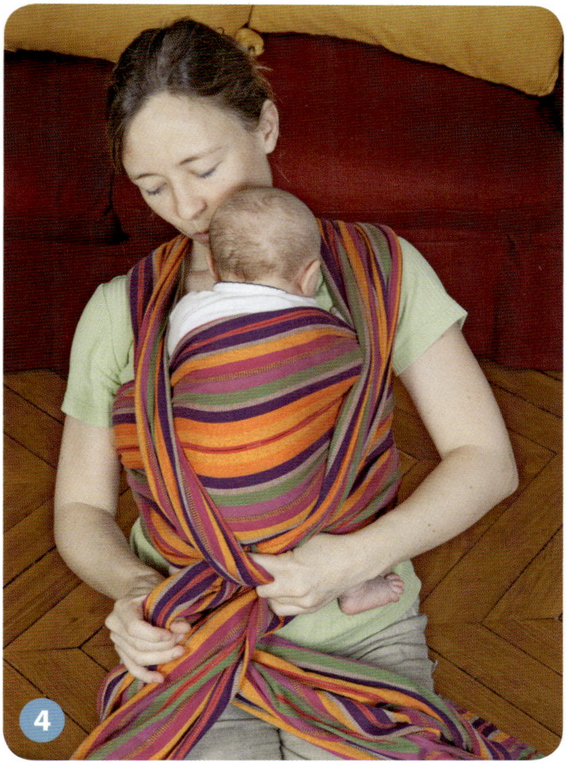
4

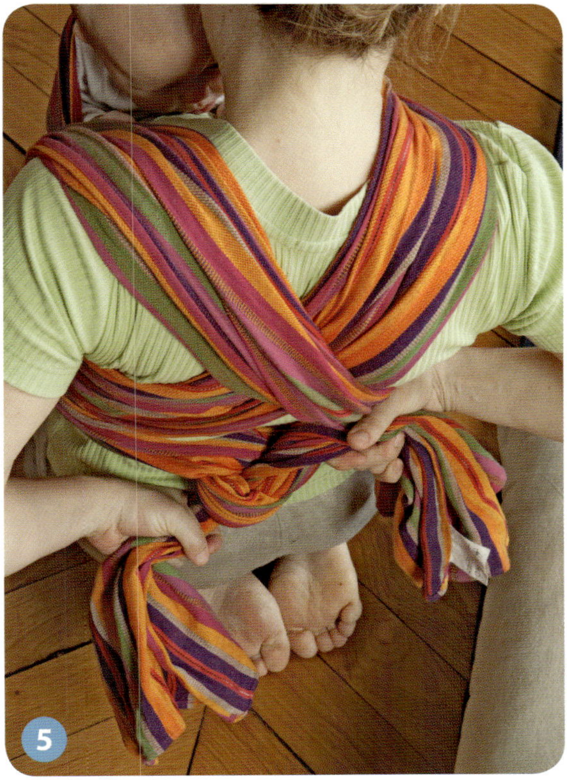
5

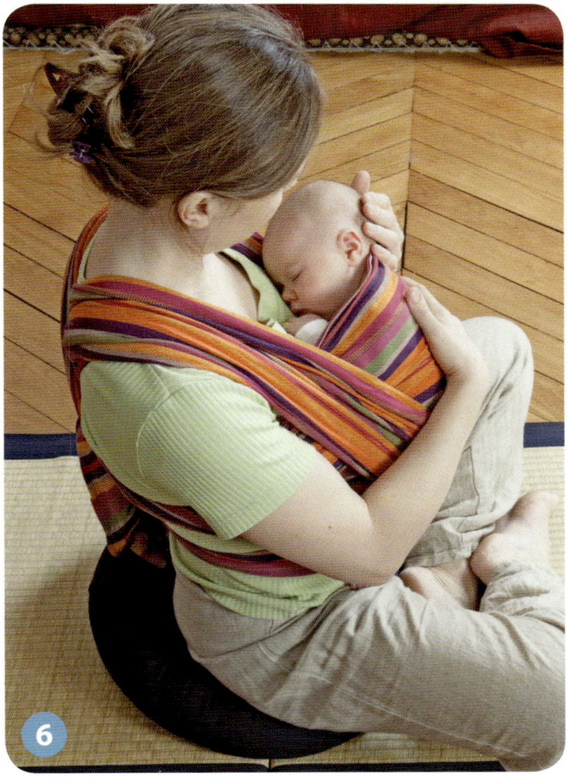
6

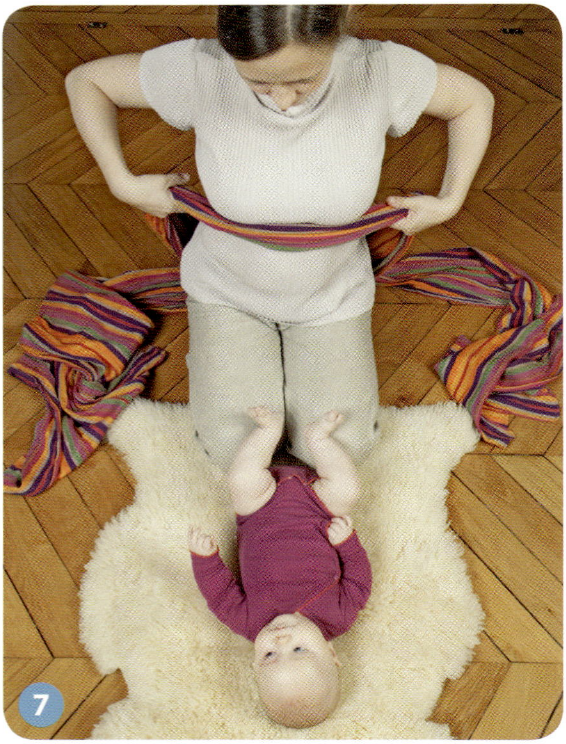

7

⑦ a ⑫ A partir de 3 meses

Coloque o meio da tira de tecido sobre o seu esterno, aperte-a bem sob o peito sem estender a tira ⑦, depois cruze as duas extremidades nas costas antes de passá-las por cima dos ombros: introduza uma das extremidades passando-a sob a faixa central e depois sobre ela, em diagonal ⑧. Faça o mesmo com a outra parte ⑨.
Se o bebê estiver acordado e gostar de olhar tudo à sua volta, coloque-o de frente, apoiando as pernas e os braços em cruz em cada parte das tiras ⑩. Depois de ter amarrado o tecido, reposicione o quadril do bebê, para que ele não fique arqueado, traga as pernas para cima ⑪, e termine com um nó sobre a sua barriga. Você pode também carregar o bebê voltado para o seu peito, caso ele esteja cansado ou prestes a dormir. Depois de colocar o bebê nas duas partes do tecido, abra-o do bumbum ⑫ até a nuca (ou até a cabeça, se for preciso). Finalize com um nó de segurança às suas costas. Esse nó permite que você ajuste a pressão, puxando ou afrouxando cada parte do tecido na

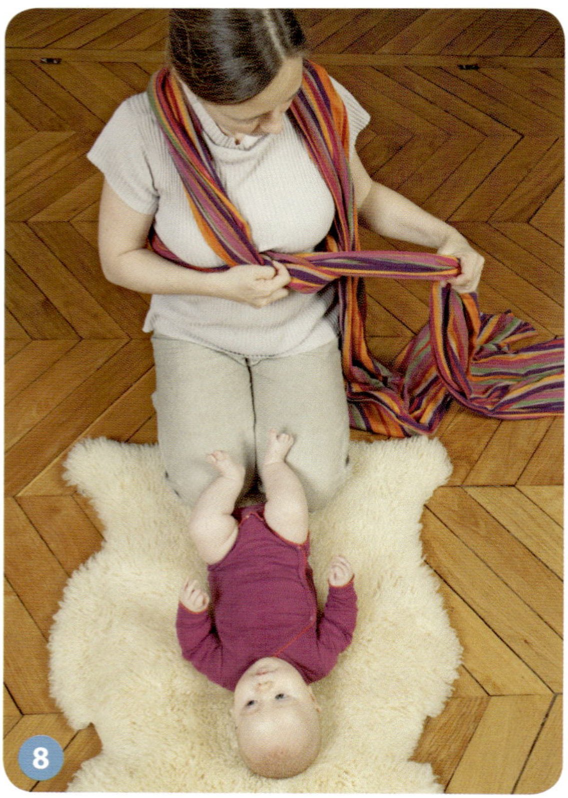

8

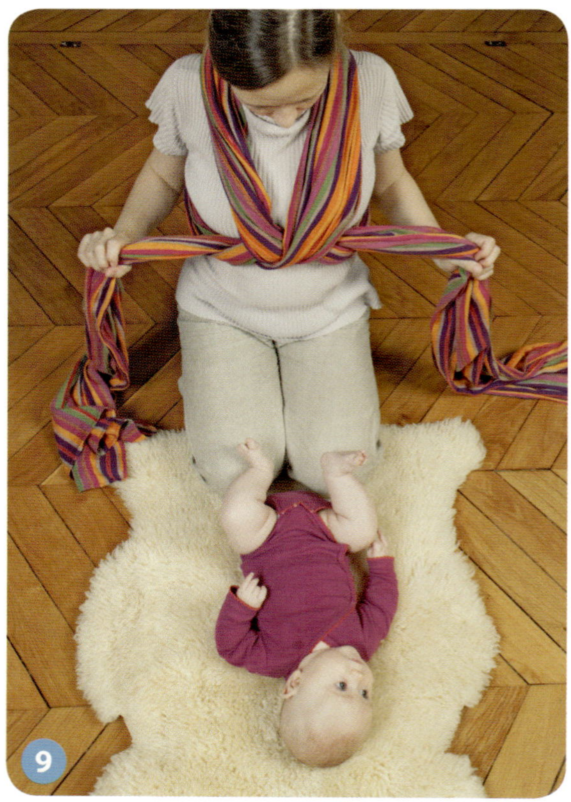

9

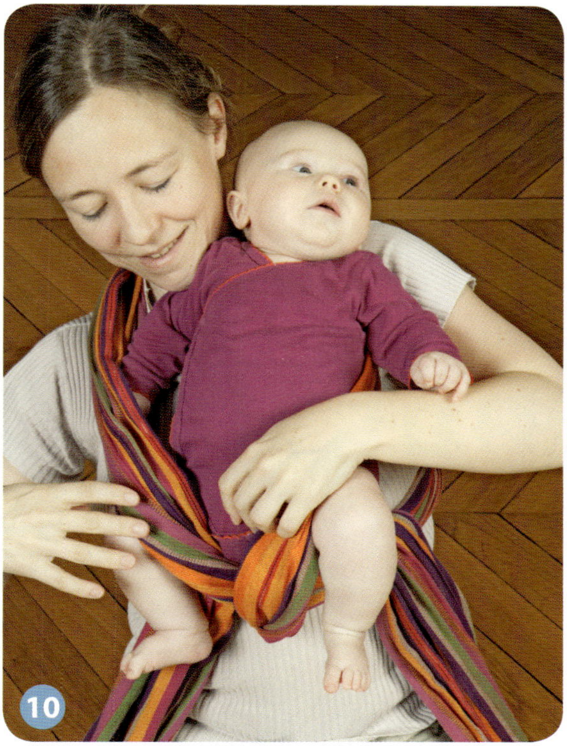

lateral; permite também retirar o bebê com mais facilidade, caso ele durma...
Muito prático para pequenos trajetos e para o bebê ser deslocado de um lugar a outro (do carro para a casa, por exemplo).

De frente para o mundo

Aos 3 meses, você pode colocar o bebê de costas para você ⑪, para que ele possa ver tudo à sua volta sem mover o pescoço. A visão dele, agora já bem desenvolvida, permite observar todos os detalhes ao redor, o que o torna particularmente curioso...
Não o prive de descobrir seu ambiente (passeando com ele por um parque ou jardim, por uma rua movimentada ou um centro comercial!). Assim, seu bebê começará desde logo a praticar o passeio "visual" e cinestésico. Ele vai registrar informações primordiais para o desenvolvimento do seu equilíbrio, da geometria e do espaço pelo contato, pela percussão, pelo movimento e pelo ritmo de seus passos, mas também pela visão binocular distante.

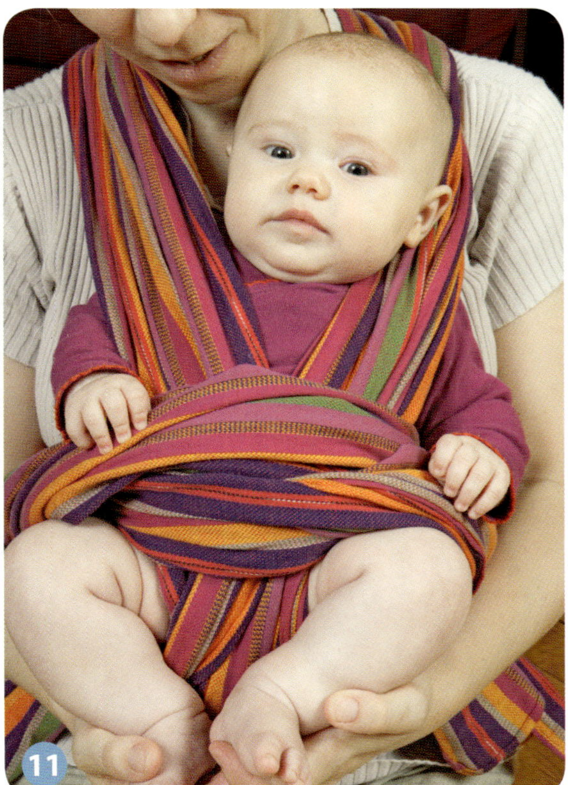

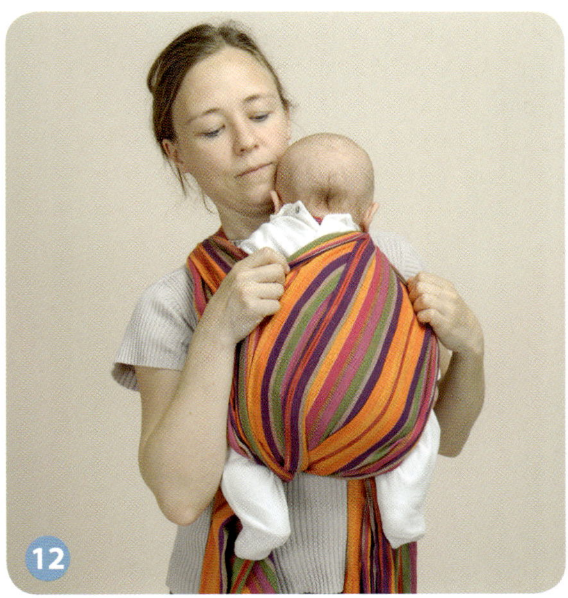

Escolher o momento certo

Massagear, sim, mas não a qualquer momento. É importante saber a hora certa. É preciso levar em conta a idade e o ritmo do seu bebê, assim como a sua própria disponibilidade. O ideal é desenvolver a experiência de uma massagem calma nos primeiros tempos, para que você adquira confiança. Aqui estão alguns conselhos para prevenir inconvenientes.

① Antes ou depois de mamar?

Tocar o bebê estimula sua digestão e, portanto, seu apetite. Uma massagem na barriga pode diminuir de 3 para 2 horas o espaço de tempo entre duas mamadas, quando o bebê começa a se agitar e a morder os punhos ①... Os esfíncteres podem também se descontrair (a bexiga, principalmente), o que é um ótimo sinal, mas seu bebê terá fome e sede mais rapidamente. Como regra geral, aconselha-se esperar cerca de 1 hora depois da mamada antes de iniciar a massagem, sob pena de perturbar a digestão do bebê e de fazê-lo regurgitar. O ideal é escolher um momento tranquilo pela manhã, ou no meio da tarde, quando ele acaba de acordar, não se alimenta há pelo menos uma hora e parece calmo sem demonstrar que está com fome. Essas condições não são fáceis de preencher quando se trata de um recém-nascido...

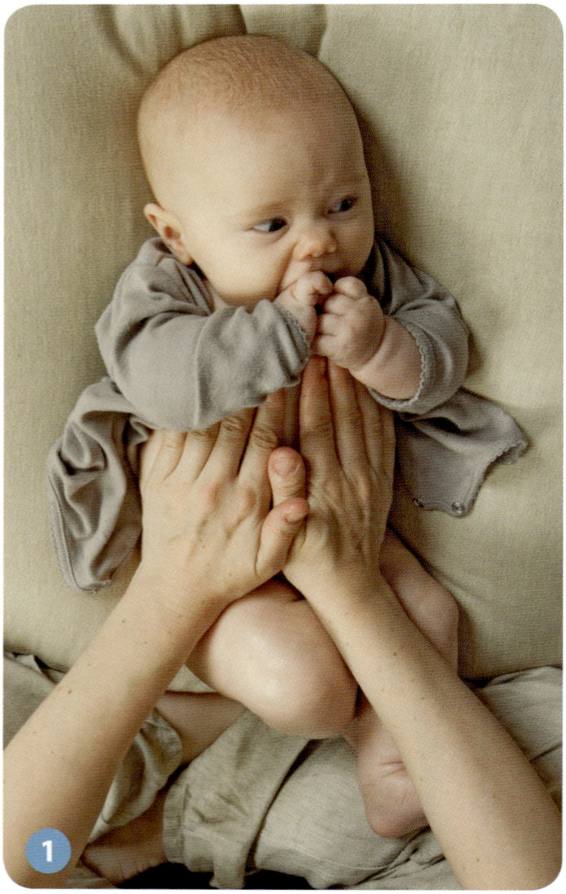

1

Com que frequência se deve massagear o bebê?

Tudo depende de você. Se for seu primeiro filho e você tiver tempo de se dedicar integralmente a ele, pode aproveitar para estabelecer um ritmo diário, de até mesmo duas vezes por dia caso sinta necessidade de dialogar com seu bebê, encontrar um meio de contato codificado que tranquilize a ambos. Mas se você não dispõe de tanto tempo, e mesmo assim acha imprescindível esse momento privilegiado entre você e seu bebê, por que não massageá-lo duas ou três vezes por semana, ou simplesmente quando tiver vontade e, principalmente, quando seu tempo permitir?

Enfim, alguns pais desejam criar um ritual, outros preferem improvisar e se deixar guiar por sua intuição.

Massagear faz parte do leque de possibilidades para entrar em sintonia com o bebê, mas há mil maneiras de fazê-la e de tocá-lo... Saiba criar uma relação única e pessoal com seu bebê.

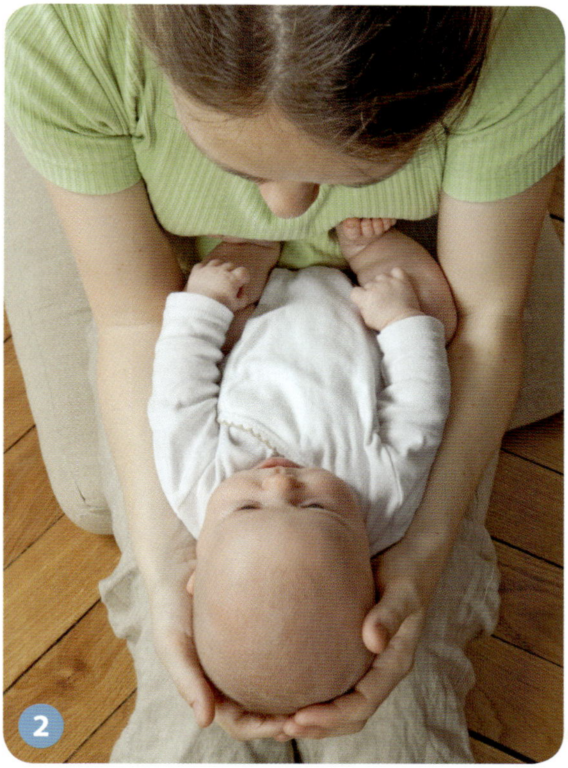

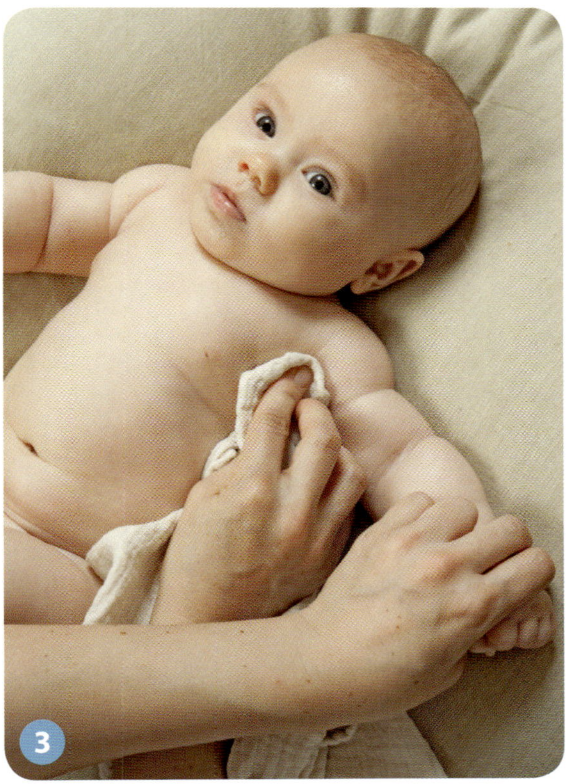

Evite, porém, massagear um bebê muito agitado ou que esteja febril.

② Quanto tempo deve durar a massagem?

Às vezes, envolver seu bebê com as mãos será suficiente para proporcionar bem-estar a ele. Não olhe para o relógio, mas para o bebê. Ele é quem vai lhe dizer aquilo de que tem necessidade.
Então, aplique uma regra simples: comece com 5 minutos por sessão no primeiro mês e, a cada mês, acrescente 5 minutos, sem exceder meia hora. (Por exemplo, a duração da massagem de um bebê de 3 meses será de 15 minutos). Vá devagar e procure não exagerar, sob pena de "superestimular" seu bebê e inverter os efeitos esperados.

③ Deve-se massagear antes ou depois do banho?

Os bebês de até 3 meses geralmente sentem fome logo após o banho, pois o contato com a água estimula fortemente seu reflexo de sucção. E isso faz recordarem o líquido amniótico que absorviam sem esforço ou sem qualquer restrição de tempo. Em se tratando de um recém-nascido, procure massageá-lo antes do banho. Isso terá outra vantagem, pois o óleo vai nutrir sua pele e protegê-la da água, às vezes agressiva para uma criança tão pequena. Se necessário, acrescente pó de aveia à água do banho, para suavizá-la.
O óleo vai também captar as células mortas, que passarão para a água do banho sem que você precise utilizar demais o sabonete. Se depois da massagem você não for dar banho, preocupe-se apenas em limpar (com água e sabonete) antes as "dobrinhas", para evitar futuras irritações. Saiba que a associação do óleo, do calor corporal, das células mortas, dos resíduos de leite e de outras impurezas durante várias horas é um coquetel explosivo para a pele frágil do bebê.
Se você quiser estimular o apetite do bebê, ou aproveitar um momento em que ele estiver particularmente calmo, sobretudo a partir de 4 meses, poderá massageá-lo após o banho.

O ambiente ideal

O ambiente conta muito para o sucesso da massagem. Portanto, procure preparar o local da massagem de modo que o seu bebê e você estejam bem relaxados, envoltos em calor, suavidade e conforto.

Massageie em temperatura agradável

Os bebês são sensíveis ao frio, visto que sua regulagem térmica não é perfeita (por exemplo: um recém-nascido nu exposto a uma temperatura de 24 °C é como um adulto nu a 0 °C). Mesmo que o ambiente pareça bem aquecido, pode ser insuficiente para o bebê: a temperatura ideal é aquela em que você quase transpira. Faça a massagem de preferência em um lugar pequeno, que poderá ser facilmente aquecido. Não hesite em comprar um aquecedor; ele vai servir também para o banho.

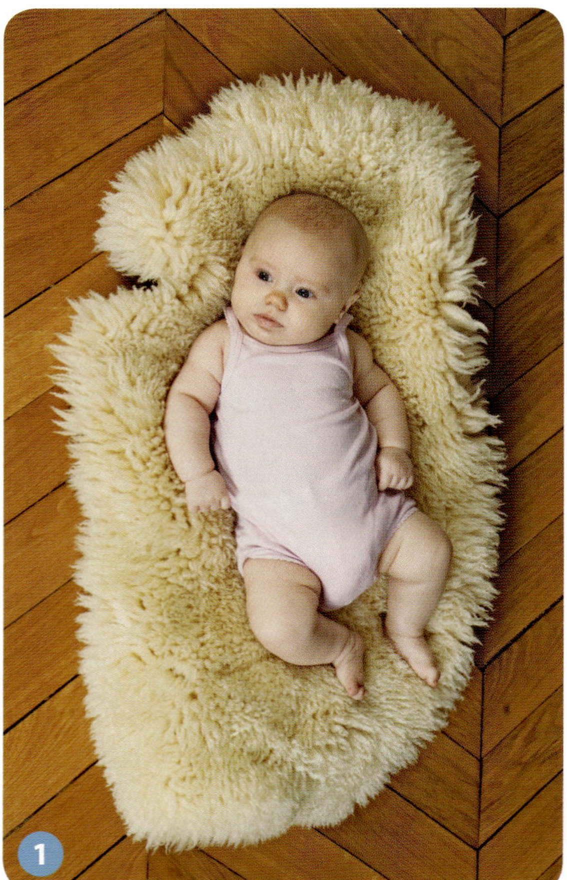

1

① a ③ O material adequado: calor e segurança

Colocar o bebê sobre uma pele de carneiro é uma opção interessante, mesmo no verão, porque a lã, ao menos em uma de suas faces, mantém o bebê na temperatura ideal. Certamente está fora de questão usar uma coberta muito quente, pois, se o bebê não tem condições de manter apropriadamente o calor, ele tampouco consegue eliminá-lo! Pense que alguns bebês logo manifestam seu desconforto e outros não o fazem, mas falam com o corpo, por meio de contorções... Esteja, portanto, atenta ao seu pequeno. Você pode massagear o bebê sobre o trocador, caso se trate de uma massagem rápida ou improvisada na hora de trocar a fralda. E por que não sobre a sua cama? Sob condição de mantê-lo longe da borda e de não deixá-lo sozinho. O chão forrado com almofadas será, entretanto, o lugar mais seguro. Precavenha-se com um almofadão que envolva o recém-nascido, que não gosta de ficar deitado de costas sem estar com os braços e pernas apoiados. Você pode utilizar um coccoonababy (veja "Para um sono reparador", pág. 54), que poderá contê-lo bem e acalmá-lo ②. Ou, então, recline-o simplesmente sobre uma toalha ③ enrolada em torno do corpo, ou enrole as bordas da pele de carneiro, se você tiver uma, de modo que o bebê fique com os braços e as pernas apoiados. A partir dos 3 meses, um colchonete plano será suficiente.

Conselho

Mantenha coberta a região que não está sendo massageada e cubra também a cabeça com uma touca, para diminuir a perda de calor.

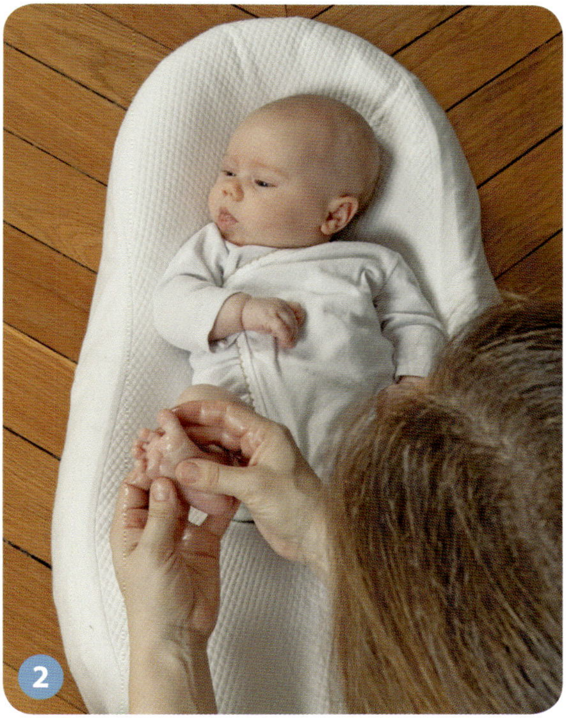

2

Luzes e cores suaves

A luz estimula o córtex frontal e impede o relaxamento profundo. A visão, estimulada, vai captar a atenção do bebê, então é preferível utilizar luzes amenas e apagar as luzes do teto, privilegiando a iluminação indireta.

Feche as cortinas se estiver fazendo a massagem à luz do dia, ou coloque-se sob uma árvore, se estiver ao ar livre: as folhas e os ramos, ou ainda um pareô colorido estendido entre quatro ramos criarão o espetáculo durante a massagem.

E, quanto às cores, escolha tecidos calorosos: amarelo-ouro para aquecer, verde, azul ou violeta para acalmar.

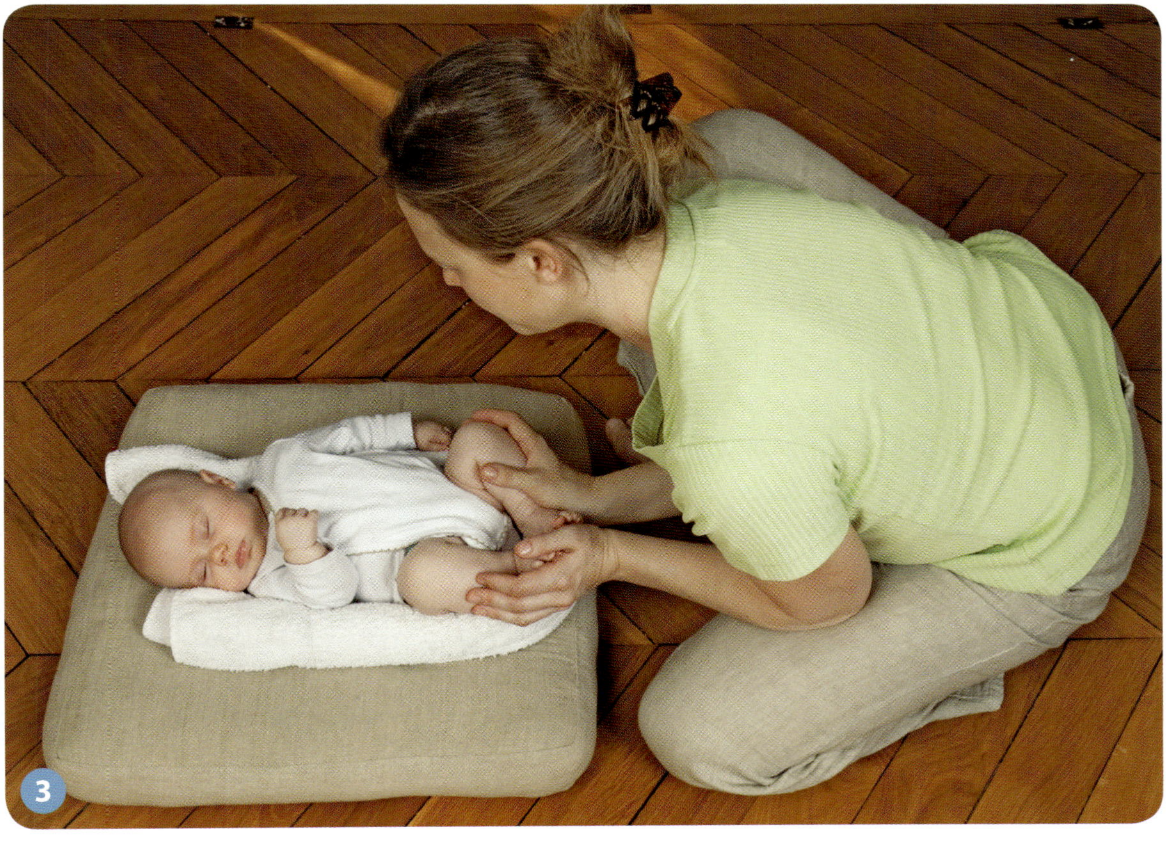

3

Óleos para massagem e produtos terapêuticos

Preste muita atenção aos produtos que emprega para massagear seu bebê, pois a pele dele é ainda muito frágil; devem-se respeitar algumas regras indispensáveis. Não se esqueça, porém, de que é principalmente da alimentação que dependerá a hidratação da pele dele!

Privilegie produtos simples e naturais

Os óleos devem ser vegetais, orgânicos (sem nenhum pesticida) e de primeira pressão a frio (inferior a 40 °C). Eles conservarão assim todas as suas características e suas vitaminas. O azeite de oliva pode ser conveniente. Ele é inclusive mais acessível do que o óleo dito para massagem! Será necessário evitar óleos provenientes de frutos processados a coque, qualquer que seja o óleo. Faça sempre um teste e observe a reação da pele do bebê. Evite produtos complexos e mistos, pois se o bebê manifestar uma reação, você não saberá a qual óleo ele apresenta intolerância. Certos produtos compostos contêm apenas uma pequena parcela de produtos ativos. Verifique bem a composição nas etiquetas das embalagens. Se você escolher a manteiga de karité, ela deve ser purificada, pois sua taxa de acidez é muito significativa para a pele dos bebês e pode provocar vermelhidão. Ela pode ser encontrada misturada a óleo de cânhamo, o que a torna mais fluida e mais fácil de penetrar em uma pele fina como a do bebê.

Conservação e modo de usar

Certos óleos, ricos em ácidos graxos essenciais (ômega-3 em particular), são sensíveis à luz, ao calor, assim como à presença de germes, e podem perder suas características até se tornarem rançosos (o odor muito particular deve alertá-la) e inutilizáveis. Para conservá-los, coloque-os em recipientes de vidro, de cor opaca, e mantenha-os na geladeira! Antes da massagem, aqueça-os em banho-maria em uma tigela ou recipiente de vidro. Você deverá utilizá-lo naquele mesmo dia.
Se for usar um pote de manteiga (de karité, por exemplo), não a apanhe com as pontas dos dedos, mas retire a quantidade necessária com uma colher ou uma faca e coloque-a em um recipiente à parte.

O *melhor* óleo para o bebê

Os óleos vegetais propostos aqui não são tóxicos para os bebês e contêm inúmeros princípios ativos (e, em alguns casos, terapêuticos). Os óleos particularmente adaptados para bebês por seu alto teor de ácidos graxos (ômega-3 e/ou ômega-6) são:

- óleo de cânhamo: muito equilibrado, com ação anti-inflamatória e cicatrizante.
- óleo de camomila: muito leve e rico em ômega-3;
- óleo de rosa mosqueta do Chile: um óleo muito penetrante e protetor;

E os óleos essenciais?

Evite utilizá-los no recém-nascido. Reserve-os para seu filho a partir de 30 meses, e use-os moderadamente, pois, mesmo em pequenas doses, eles podem se revelar tóxicos quando utilizados repetidamente.

• óleo de gérmen de trigo: remineralizante, muito rico em vitaminas e com poder penetrante;
• azeite de oliva, a ser utilizado puro ou misturado com outro óleo essencial, possui ação fortificante. Ele se conserva particularmente bem e pode ser facilmente encontrado. É preciso escolher um que possua baixo teor de acidez: depósitos ou uma leve turbidez são sinal de azeite de oliva de boa qualidade!

O linimento óleo-calcário à base de azeite de oliva pode ser utilizado em massagem mesmo que ele não seja muito gorduroso...

Óleos especiais

Enfim, se você preferir óleos que possuam também uma qualidade terapêutica, pode optar por:
• óleo de polpa de espinheira-marinha, maravilhoso, eficaz na cicatrização e na regeneração, em caso de eritemas ou eczemas;
• óleo de argan, muito antigo, e também uma verdadeira panaceia; estimula e regula diversas funções do corpo;
• manteiga de cânhamo é uma mistura de manteiga de karité purificada e óleo de cânhamo, que se caracteriza por sua boa conservação e sua grande facilidade de utilização (possui textura mais leve que a da manteiga de karité). No mesmo gênero, podem ser encontradas outras misturas: karité-gergelim e karité-argan.

E para o banho?

Evite os produtos sem enxágue, muitas vezes nocivos à pele delicada do bebê. Um pouco de água e de sabonete em uma haste flexível... nada melhor para a limpeza do bumbum e das dobrinhas da pele do bebê, que você deverá lavar em seguida. Tenha sempre à mão sabonetes puros, sem conservantes e de procedência conhecida. Dê preferência aos sabonetes de glicerina, pois ela torna o sabonete mais suave e anula sua propriedade abrasiva. Se estiver em dúvida, teste-o em você mesma, a pele não deve repuxar, mas se mostrar macia. Caso contrário, compre na farmácia um sabonete com alto teor de óleo. O linimento óleo-calcário é perfeito para prevenir e curar eritema anal. Ele pode também ser usado diariamente, após o banho. Para os cabelos, escolha um xampu orgânico para bebês e utilize uma dose pequena (veja "O banho e suas finalizações", pág. 106) mesmo que traga a indicação de "uso diário".

Qual o óleo certo para cada momento?

Durante os primeiros meses do bebê, privilegie dois ou três óleos, no máximo, para minimizar os riscos de alergia. Por volta do quinto mês, você pode começar a experimentar outros óleos.

No inverno, prefira os mais espessos. No verão, utilize os mais fluidos, leves e penetrantes.

Na Índia, o óleo de mostarda é muito utilizado no inverno, por suas propriedades de reaquecimento; o gergelim nas estações intermediárias; já o óleo de coco é apreciado no verão por suas qualidades refrescantes.

Onde comprar?

Você poderá encontrar os óleos para massagem em diferentes locais:

- **em lojas de produtos orgânicos;**
- **em lojas de produtos importados;**
- **em lojas de produtos naturais;**
- **em farmácias de manipulação e boticas;**
- **em bons supermecados e drogarias.**

Ao comprar produtos importados, verifique se eles foram submetidos às normas de fiscalização do país de origem.

Alguns cuidados

Para tornar a massagem o mais agradável possível, siga alguns princípios básicos, mas esteja alerta e aos sinais que o bebê envia. Assim, você evitará que ele se sinta pouco à vontade.

① Mãos bem quentes

Aqueça as mãos antes de iniciar a massagem e também durante o procedimento (veja "Movimentos preparatórios", pág. 26), para que elas estejam sempre mais quentes que o corpo do bebê... Procure massagear com toda a mão espalmada, o que transmitirá mais calor.

Tire a roupa do bebê aos poucos

Não há necessidade de tirar toda a roupa do bebê no início da massagem. Você pode fazê-lo progressivamente. Prefira um *body* de pernas longas e mangas compridas, que pode ser aberto facilmente na parte da frente. Comece pelas pernas e mantenha as mangas vestidas até o último momento. Assim, o bebê terá tempo de se adaptar.

② Teste a reação do bebê

No início da massagem e antes de tocar uma parte sensível do corpo, como o esterno ou a barriga, faça um teste: coloque suavemente as mãos espalmadas sobre o bebê e observe sua reação. No início sem óleo, e depois utilizando o óleo. Imprima um movimento de deslizamento, lento e suave, e continue a observar. Se o seu bebê chorar ou se contorcer, não insista e teste um outro local. Caso a reação seja a mesma, recomece em outro momento.

Privilegie a qualidade do contato

Não é necessário realizar o ritual completo, mas começar pelos pés será uma boa base de partida com o recém-nascido. Tente na hora em que for

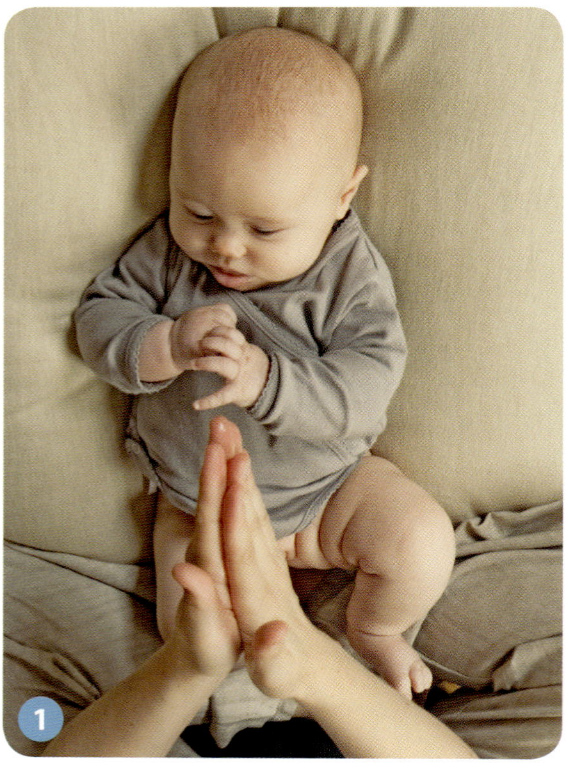

1

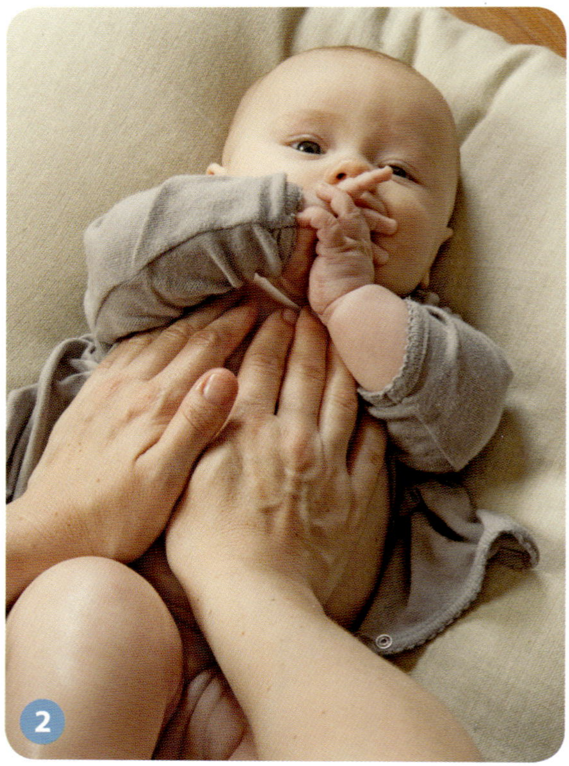

2

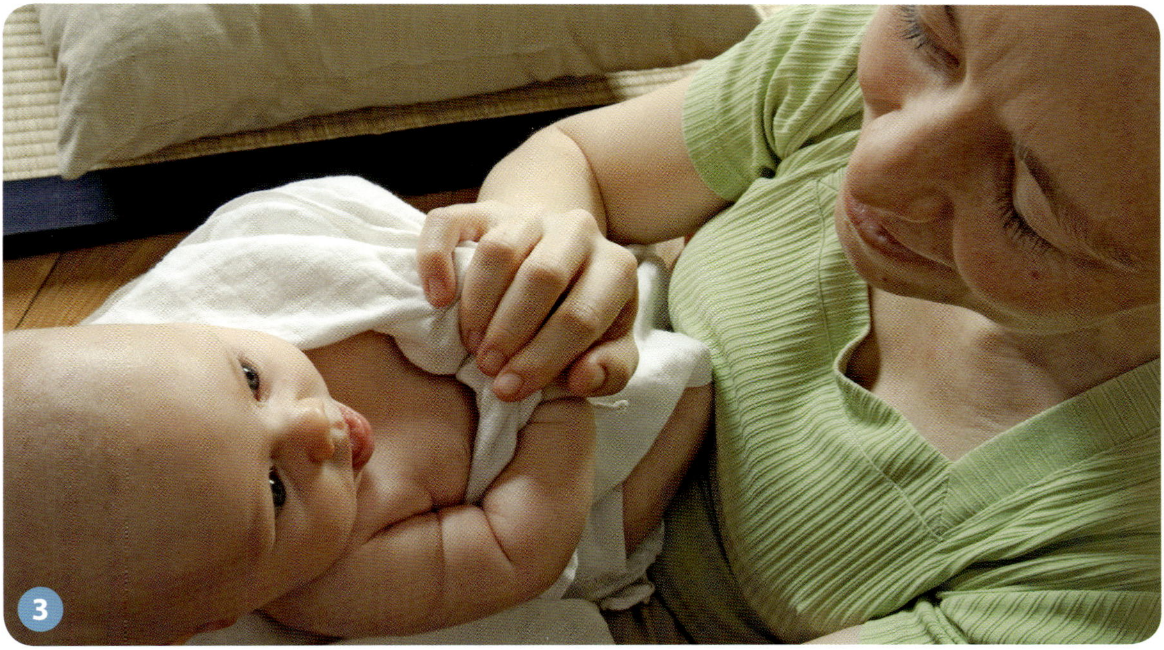
3

trocar a fralda. Você verá se poderá estender esse ritual a uma massagem de corpo inteiro... No início, principalmente, uma sessão de massagem não levará mais que 5 minutos, aumentando-se gradativamente sua duração. Se você começou pela perna direita, procure fazer a esquerda, para equilibrar... é preciso também ir devagar e realizar os movimentos lenta e suavemente; uma estimulação muito forte e rápida demais pode ter o efeito contrário ao desejado. É inútil pressionar a pele muito forte, particularmente nos bebês que ainda estão amamentando; a passagem das mãos espalmadas é suficiente, e às vezes o movimento sem óleo ou mesmo sobre a roupa permitirá uma profunda sensação de relaxamento. Você poderá aumentar a pressão de suas mãos e a velocidade da massagem quando o bebê estiver mais forte.

Alongamentos e exercícios de flexibilidade

Durante a massagem não se deve nunca tentar alongar um membro contra a vontade do bebê, mas deixá-lo relaxar aos poucos. Sustente bem a cabeça e a bacia, quando mudá-lo de posição (veja "Como carregar o bebê", pág. 10). Não adianta tentar induzir o bebê ao relaxamento, com exceção do exercício da bicicleta para ajudar na digestão ou para brincar. A partir de 4 meses, ele se exercitará sozinho e sem perigo, mil vezes melhor que contar com a sua ajuda.
Paciência! Você poderá iniciar os verdadeiros exercícios de alongamento a partir dos 2 anos (veja "As massagens na criança", pág. 110).

③ Após a massagem

Para terminar perfeitamente a sessão, envolva o bebê em um tecido ou uma toalha aquecida; isso permitirá inclusive que o óleo penetre melhor na pele. Observe a reação do bebê. Se ele regurgitar ou se contorcer, reajuste o tempo e o momento da massagem, às vezes muito longo ou muito perto da mamada, e diminua as pressões sobre certas áreas (barriga, esterno, pés).
Consulte seu médico ou osteopata se o seu bebê continuar tenso durante e após a massagem. Certos choros, sempre de curta duração, podem ocorrer após a massagem, que anunciam com frequência um sono reparador e um relaxamento profundo. O toque no bebê induziu a liberação de tensões e toxinas. Será necessário, então, aconchegar e embalar o bebê, verificando também se ele não está simplesmente com fome...

Movimentos preparatórios

Para a massagem surtir efeito é importante que você esteja relaxada e que suas mãos estejam perfeitamente aquecidas. Essas duas condições permitirão ao bebê aproveitar esse suave momento de troca e tão necessário para que ele se sinta seguro. Eis alguns momentos preparatórios que lhe darão flexibilidade, calor e relaxamento antes e mesmo após a massagem.

① a ③ Alongamento dos braços

Para ter as mãos bem quentes ao longo de toda a massagem, nem sempre é suficiente esfregá-las. Uma boa técnica consiste em aumentar a circulação sanguínea em todo o braço, irrigando assim as mãos, para mantê-las aquecidas. Sentada com as pernas cruzadas ou em pé, cruze os dedos das mãos, dirigindo as palmas para fora. Inspire. Em seguida, expirando, empurre-as para frente, como se empurrasse uma parede e mantenha o dorso ligeiramente curvado e a cabeça abaixada ①.

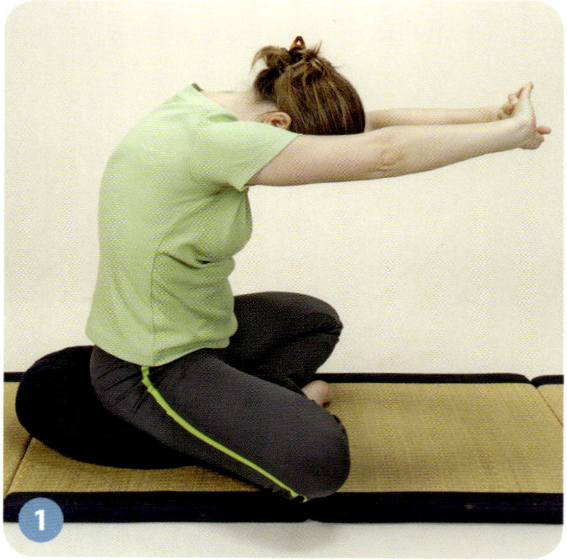

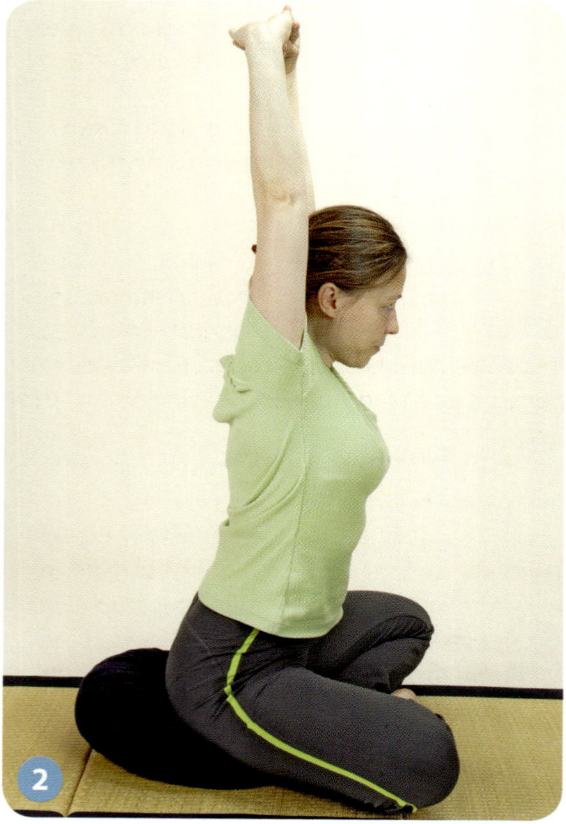

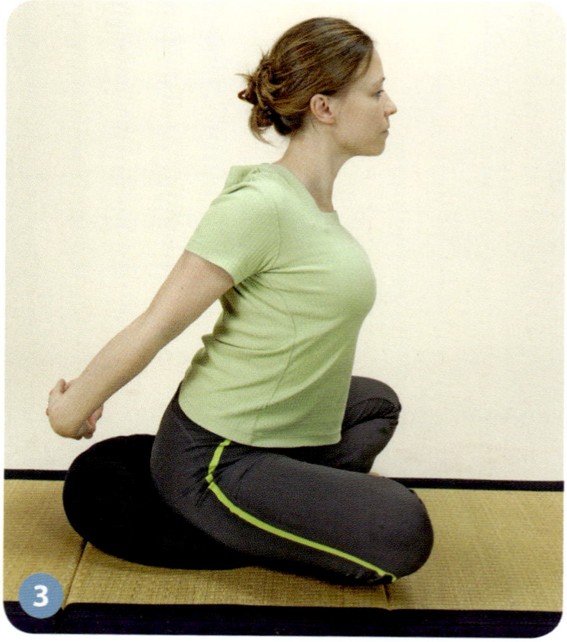

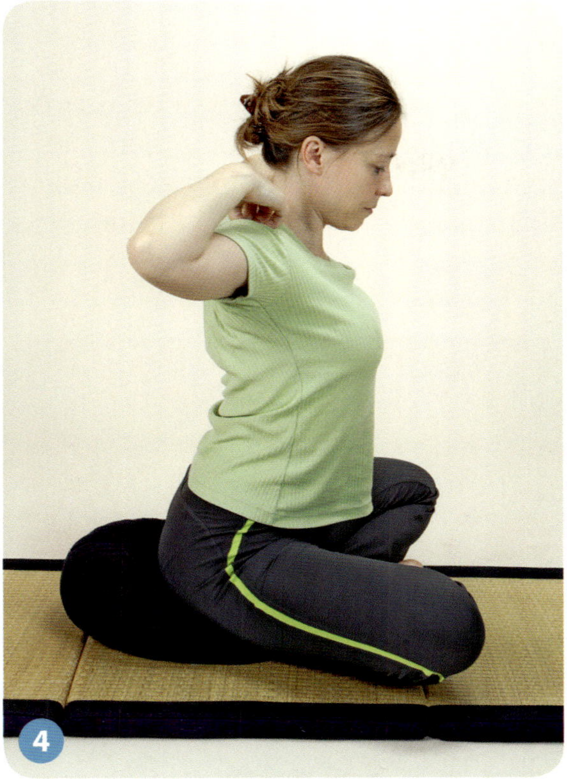

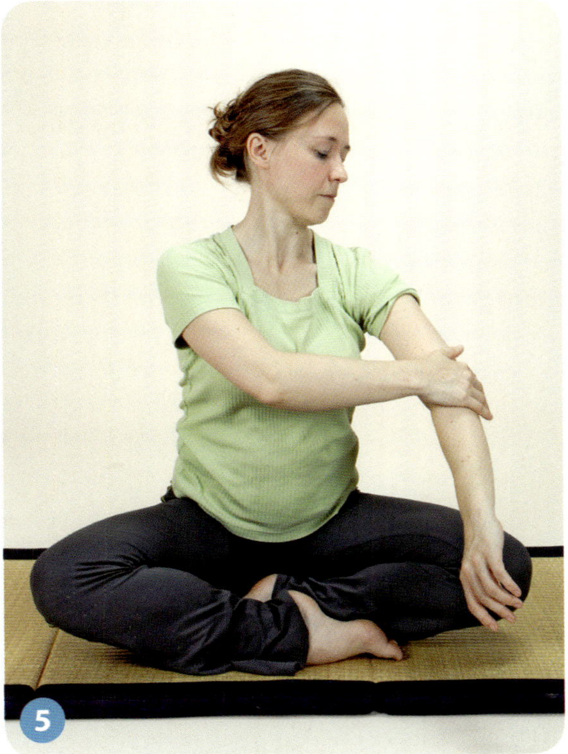

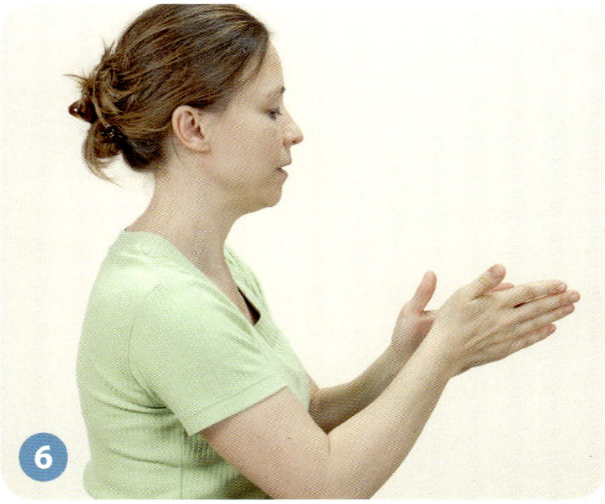

Inspire, trazendo as mãos para o peito, e depois expire, empurrando-as para o alto ②, as palmas para fora, as costas eretas e a cabeça levantada. Traga novamente as mãos em direção ao peito. Inspire, depois abra os braços em cruz, à direita e à esquerda, como para empurrar duas paredes, e deixe os punhos bem flexionados. Inspire, levando as mãos para as costas, os dedos cruzados; em seguida expire, estendendo os braços; as mãos em direção ao chão, as palmas para dentro, o peito estufado ③.
Recomece o ciclo tantas vezes quantas forem necessárias. Sinta suas costas e seus braços se aquecerem.

④ Rotação dos ombros

Coloque a ponta dos dedos sobre a extremidade dos ombros e faça movimentos giratórios com os cotovelos, em ambas as direções... para frente e para trás, inspirando ao subir e expirando ao descer.

⑤ e ⑥ Esfregue os braços e as mãos

Desça uma das mãos, pela parte interna do braço, passando depois pela externa ⑤. Esfregue vigorosamente o braço para aquecê-lo e depois as mãos ⑥, e faça os mesmos gestos com o outro braço. Estire, esfregando ou massageando cada dedo, um após o outro, e depois entre os dedos. Massageie o centro da palma da mão com o polegar.
Antes da massagem, não se esqueça de lavar bem as mãos e cortar (e/ou lixar) as unhas.

Posturas para massagem

Estar bem instalada é primordial tanto para você quanto para seu bebê. Se você adotar uma postura ruim, abandonará a massagem rapidamente, porque vai se sentir desconfortável (com dores nas costas, por exemplo). O ideal é variar as posições durante a massagem, assim que você sentir tensões nas costas ou nas pernas. Eis algumas sugestões:

① A postura perfeita

Esta postura é intermediária entre o cruzar de pernas e o lótus. Sente-se com as pernas cruzadas sobre uma almofada estilo zafu (almofada redonda com 10 cm de altura). Posicione um pé próximo do púbis, deixando o joelho inclinar-se em direção ao solo. Coloque o outro pé diante do primeiro e depois deixe cair o joelho.

Esta postura é ideal para evitar dores nas costas e se debruçar sem tensão sobre o bebê, desde que as costas se mantenham eretas e o busto esteja inclinado na altura da virilha. Abandone essa postura se ela forçar os joelhos. Você também pode variar estendendo uma perna e deixando a outra dobrada.

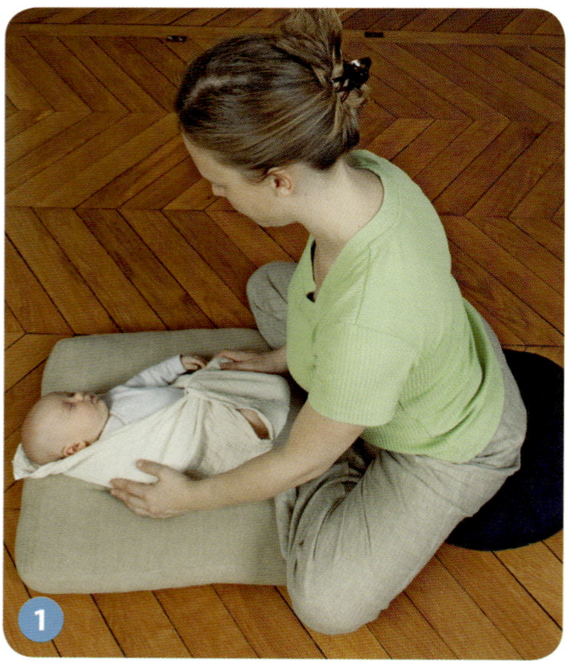

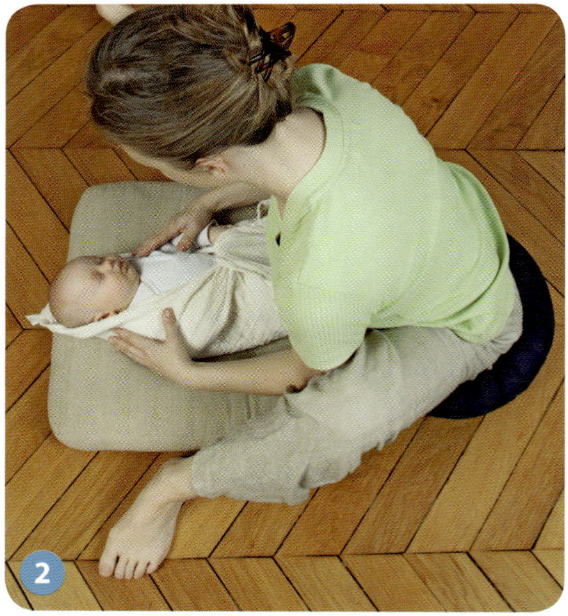

② Pernas separadas

Sente-se sobre uma almofada no chão e depois separe as pernas, estendendo-as – se você for bem flexível – ou mantendo-as dobradas: procure deixar as costas tão retas quanto possível quando se inclinar sobre o bebê.

Sobre uma cama ou um canapé

Se você não gosta de sentar-se diretamente no chão, instale-se sobre uma cama ou um canapé com uma perna dobrada e a outra para baixo, com o bebê longe da borda, bem no centro.

③ Postura do herói

Coloque uma perna dobrada à frente, o calcanhar próximo ao púbis, a outra perna dobrada para trás, o calcanhar próximo ao bumbum; esta postura fácil e estável permite preservar as costas.
Para maior conforto, coloque uma almofada sob a bacia.

④ Postura de pernas dobradas

Sente-se sobre um zafu, uma perna dobrada com o pé embaixo do bumbum, a outra perna dobrada de lado, com o pé no chão.
Esta posição protege as costas com o apoio do pé, embora não se possa mantê-la por muito tempo sem mudar de lado.

⑤ Para massagear as costas

Se o seu bebê não gosta de ficar de bruços (sobretudo nos primeiros meses), instale-se sobre um canapé e encoste em almofadas, coloque o bebê contra o seu peito ⑤, ou no chão, com as pernas em direção às suas coxas.

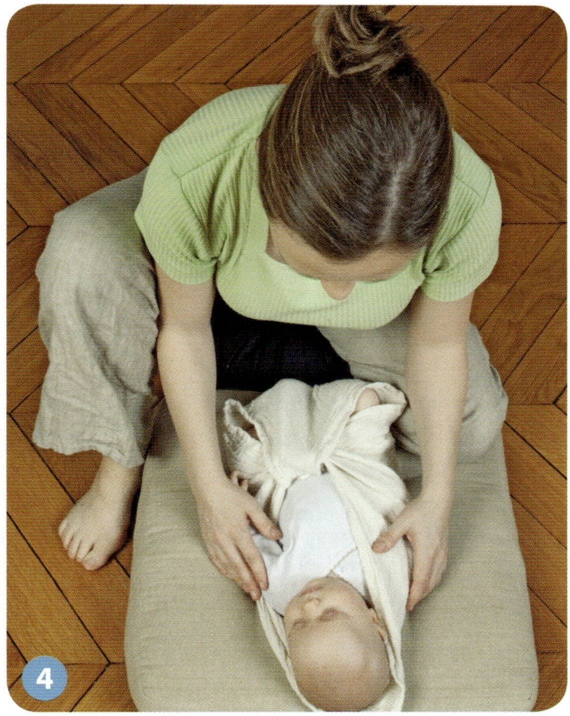

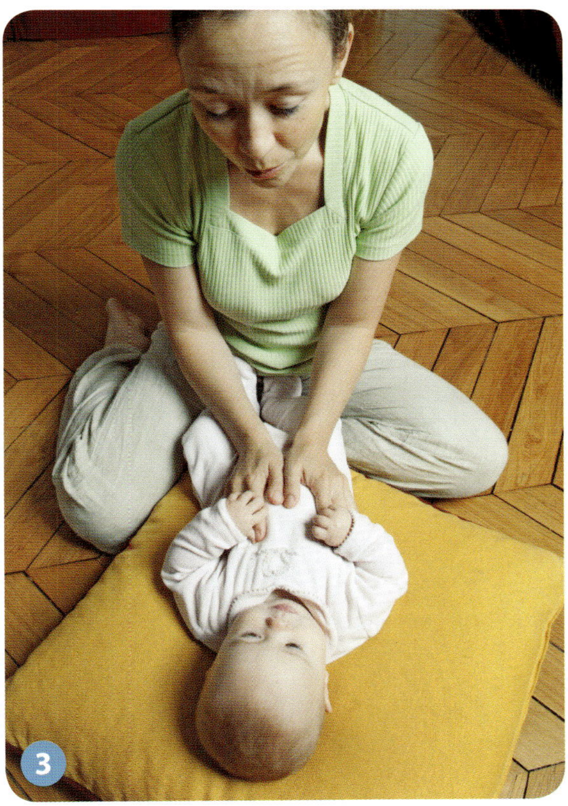

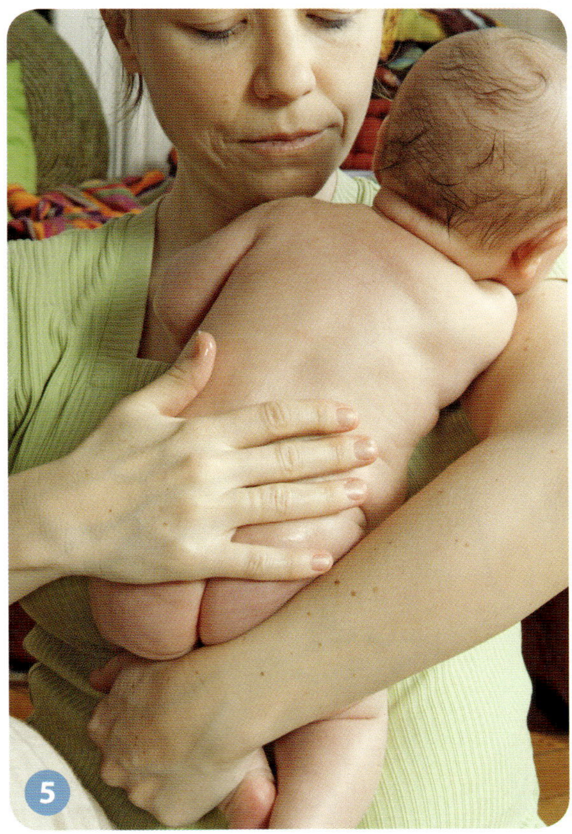

Diferentes tipos de massagem

Há mil maneiras de fazer massagem! De acordo com a sua disponibilidade, seu tempo e o ambiente (temperatura, local), você poderá optar por uma ou outra. Opte por aquela que melhor se adapte às necessidades do bebê, e saiba que o sucesso de uma massagem depende sobretudo do prazer de compartilhar um momento agradável com seu filho.

① O toque de deslizar-apalpar

Este toque se pratica suavemente com um óleo, diretamente sobre a pele, e mais raramente por cima da roupa. Com toda a superfície da mão e dos dedos, percorra a pele do bebê com firmeza e suavidade, depois envolva seus membros, sem deixar espaços vazios, alternado as mãos. É uma mistura sábia de toque e suavidade que assegurará o aumento da vascularização da epiderme, bem como a hidratação da pele em profundidade.

② O toque apoiado

Por meio de pressões suaves e sucessivas, envolva suavemente um membro ou apoie uma parte

Os benefícios de deslizar-apalpar

Este movimento estimula a circulação sanguínea, ativa os sistemas linfático e imunológico. Além disso, a pele do bebê ficará hidratada, flexível e protegida graças ao óleo, que traz bons lipídeos, vitaminas e minerais e são absorvidos de acordo com sua necessidade. E mais: o óleo liberará suavemente as células mortas e as crostas de leite. Mas fique bem atenta aos produtos que utiliza para massagear o bebê.

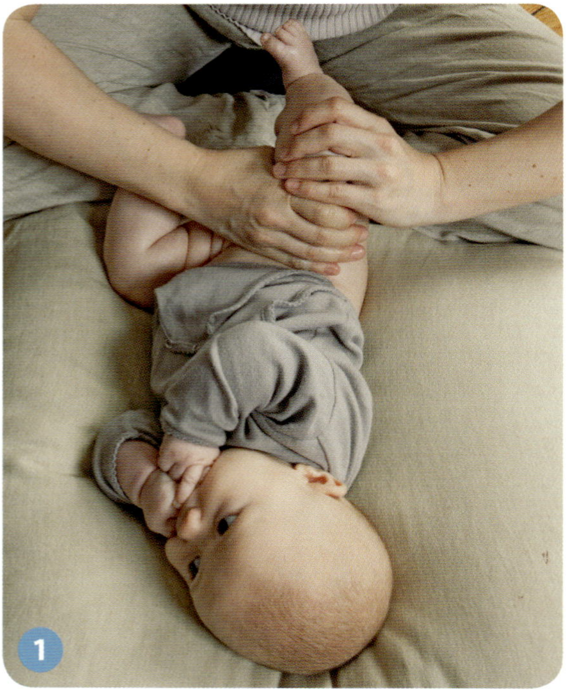

1

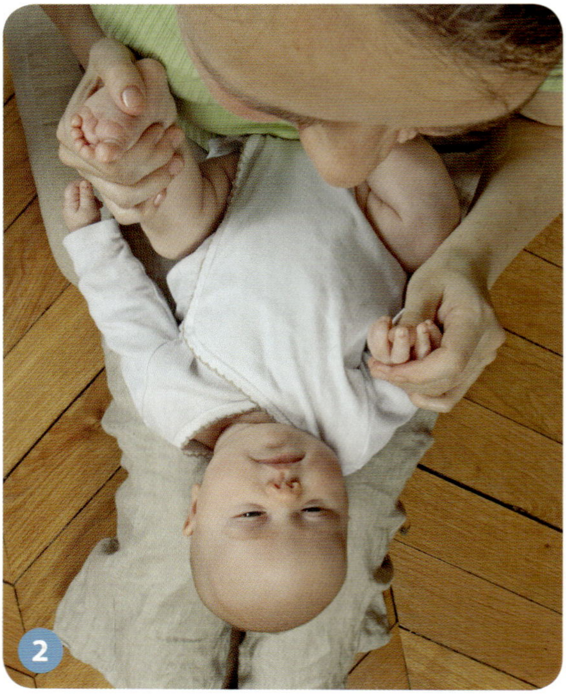

2

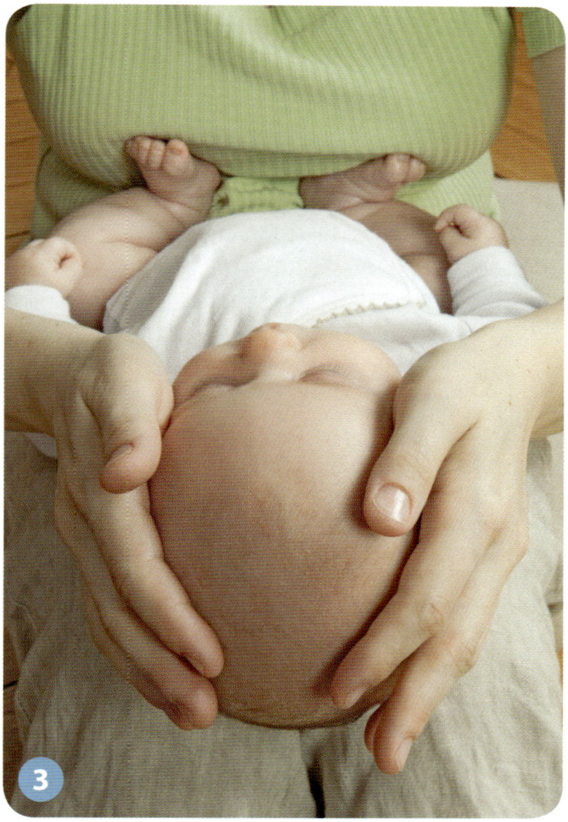

do corpo com a palma da mão ou um dedo, avançando com as mãos alguns centímetros até percorrer todo o corpo, ou parte dele. É bom praticar esta massagem sobre as roupas do bebê, para não despi-lo e evitar que se resfrie.

③ O toque envolvente

Trata-se de envolver uma pequena parte do corpo ou os dois membros ao mesmo tempo: por exemplo, suas mãos envolvem suavemente a cabeça ③, ou braços são passados ao longo do corpo, ou ainda as pernas são cruzadas contra o corpo.
Este envolvimento com as mãos, que relembram ao bebê sua vida intrauterina, lhe trará tranquilidade e relaxamento muscular, e às vezes o sono.
Pode-se praticar este toque assim que o bebê se mostrar agitado.

④ O toque de acariciar

Você pode usar um bichinho de pelúcia ④ ou um pincel macio de maquiagem, ou mesmo uma pluma para despertar os sentidos do bebê. Esta massagem pode ser aplicada diretamente sobre

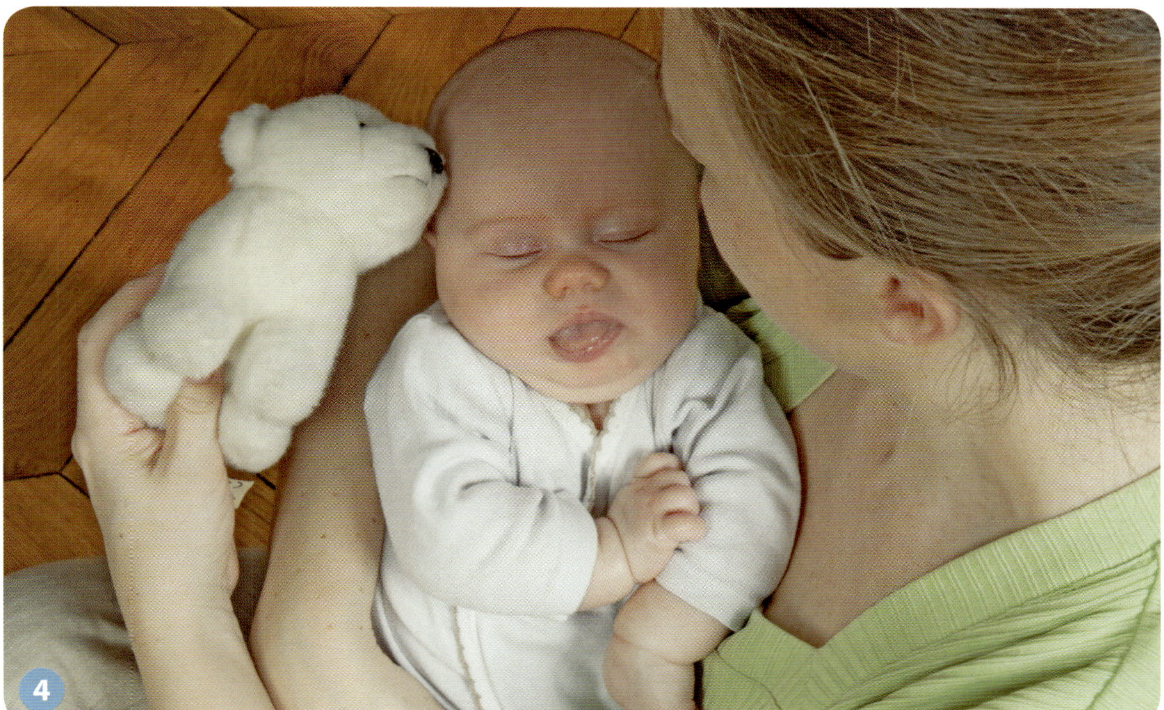

a pele ou por cima da roupa. Trata-se de acariciar o mais levemente possível, sem nenhum efeito de fricção, todas as partes do corpo: o rosto, a cabeça, os pés.
O sopro ou um leque surtirá o mesmo efeito, algo que surpreende o bebê.

⑤ O toque repetitivo

O polegar, ou a mão, que faz um movimento de vaivém nas costas do bebê, sobre a coxa, sobre a fronte... ⑤ a outra mão permanece fixa, para apoiar suavemente o corpo. Trata-se de um toque relaxante, de poder "hipnótico". Só é necessária, da parte de quem massageia, uma grande atenção, mas pode ser praticada sob qualquer circunstância.

⑥ O toque imóvel

Coloque as mãos bem aquecidas sobre uma parte do corpo: o ventre, a parte inferior das costas, o tórax, os pés... diretamente sobre a pele ou por cima da roupa. Mantenha esta posição por dez ou mais segundos.

⑦ O toque de tamborilar

Os dedos tamborilam sobre a cabeça ou sobre uma parte do corpo. É uma maneira de brincar com seu filho e com seu senso tátil, ou de estimulá-lo com suavidade.

⑧ O toque de escovar

Embora se pratique este tipo de massagem desde os 5 meses de idade, ela é adaptada a crianças a partir de 2 anos, mas deve-se evitar fazê-la em crianças de pele frágil, com tendência a alergia e eczema. Deixe as mãos deslizarem sobre todo o corpo do bebê, sem se apoiar em parte alguma, como se estivesse "tirando o pó". Esta massagem pode ser feita também com uma escova com cerdas de seda (tipo de escova de cabelos própria para bebês). A massagem com escova retira as células mortas, estimula a vascularização superficial, dá sensação de depurar e de aquecer, que pode induzir a um sono mais tranquilo. Pela manhã, pratique-o vigorosamente por cima das roupas para despertar o bebê.

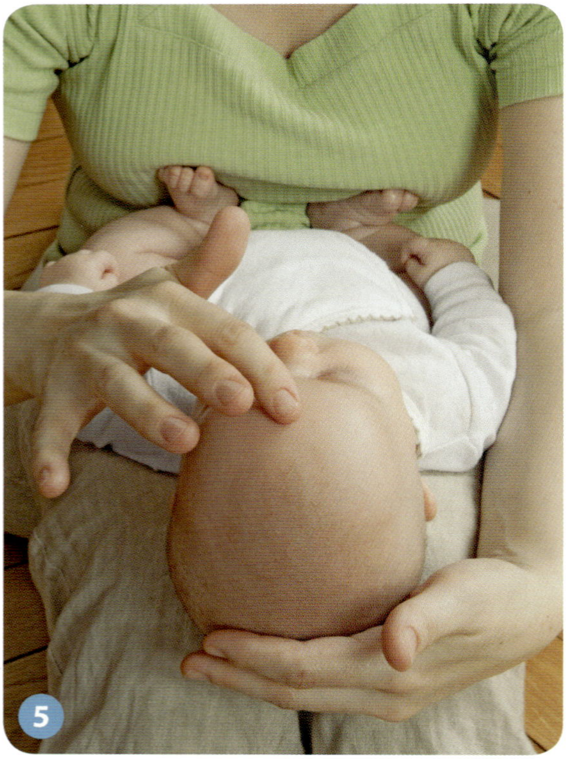

5

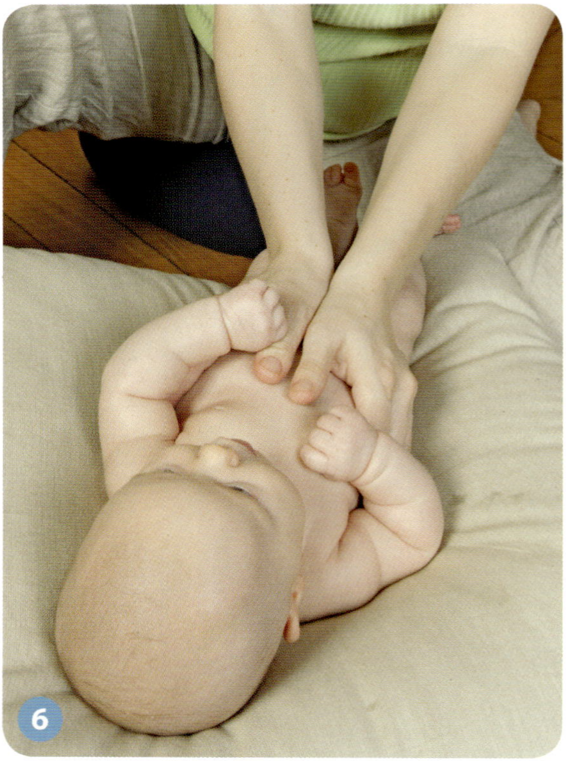

6

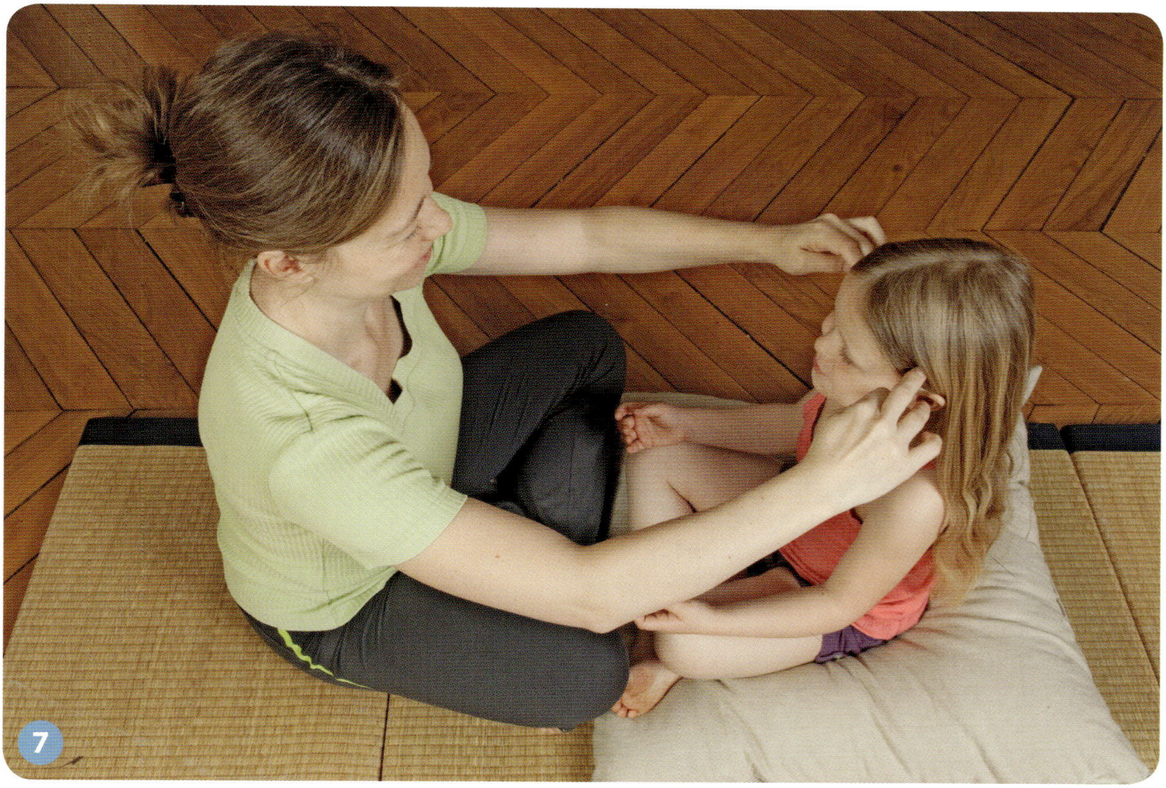
7

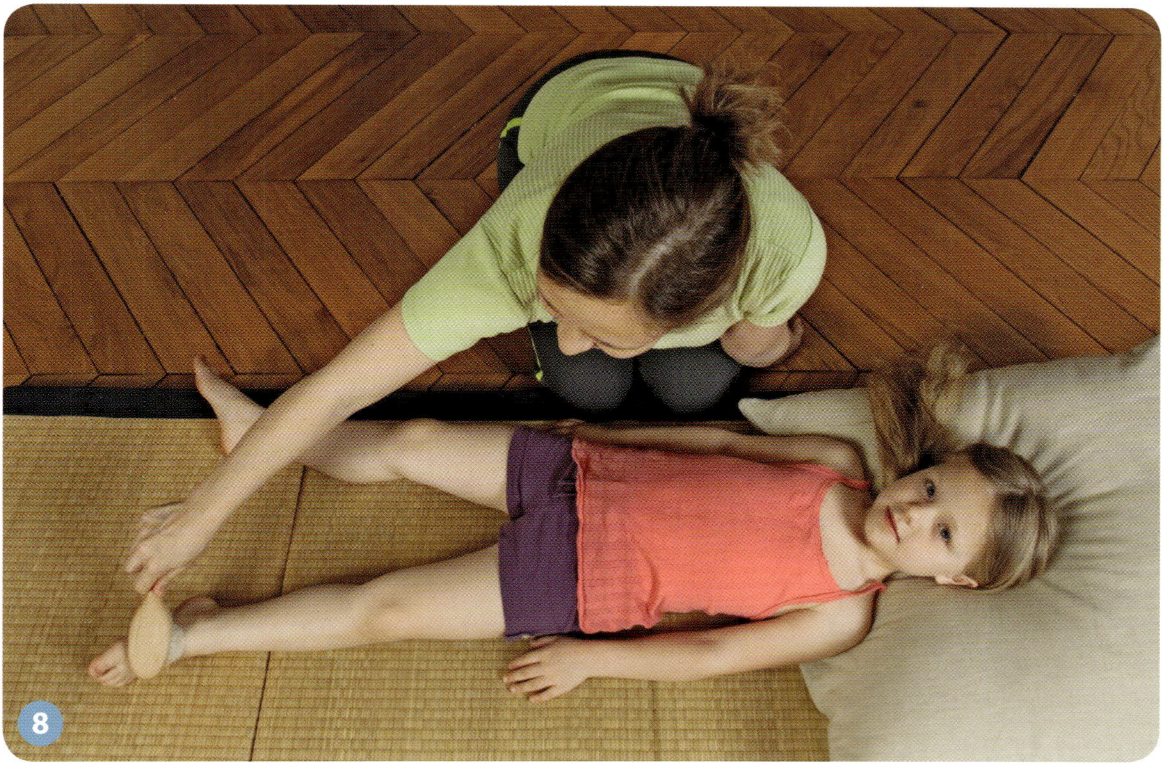
8

PARA SABER+

Brinque com os sentidos de seu bebê

Se o toque é um dos sentidos mais desenvolvidos no bebê, será divertido associá-lo aos outros sentidos para tornar o momento da massagem completo. Mas não abuse, e saiba massageá-lo com total tranquilidade, com o objetivo de fazê-lo sentir seu toque. Aqui estão, portanto, algumas propostas para temperar (em pequenas doses) a sessão de massagem...

A visão

Não hesite em olhar o bebê nos olhos durante a massagem. Observe também a parte que está massageando, isso o incitará a seguir seu olhar e a tomar consciência do próprio corpo. Você poderá, por exemplo, prolongar o movimento para dar uma dimensão mais importante a seus membros: seu bebê seguirá seus gestos e seu olhar como uma coreografia, um espetáculo que lhe dará informações preciosas sobre a colocação do próprio corpo no espaço.

A audição

No ventre da mãe, o bebê estava cercado de ruídos: ao mesmo tempo que o massageia, você pode conversar, cantar e fazer pequenos barulhos ("cloc", "gu-gu", "pop"...), mas também e sobretudo imitar os "arrulhos" do seu bebê (o que é perfeitamente indicado e adaptado ao seu bom desenvolvimento, e não deve fazer você se sentir idiota, longe disso!). Conte o número de dedos ou nomeie a parte do corpo massageada. Quando mais o bebê crescer, mais ele apreciará essa associação de sons. Por fim, você pode colocar uma música suave, não necessariamente uma canção infantil, mas um trecho de que você goste e desde que o bebê reaja positivamente.

O sentido do equilíbrio

Embora seja responsável por nosso equilíbrio no espaço – principalmente em relação ao solo –, o sistema vestibular é um conjunto de órgãos pouco conhecido. Solicitado permanentemente durante a gravidez, ele deve ser estimulado de modo especial nos primeiros meses, uma vez que o bebê ainda não consegue sair do lugar sozinho. Durante a massagem, o que conta é o modo como você vira o bebê, como o pega no colo: faça-o lenta e suavemente (veja "Como carregar o bebê?", pág. 10). A melhor maneira de trabalhar o sistema vestibular continua sendo carregar o bebê em um *sling* (veja "Carregar em *sling*", pág. 14).

Sentidos muito sensíveis

Não superestimule o bebê. Trate de acariciá-lo e massageá-lo o mais lentamente possível, ajustando a pressão das mãos (nem demais, nem de menos) e abanando-o suavemente, sem exagerar... Ao lhe falar, baixe o tom de voz, e evite os locais muito ruidosos. Quando se aproximar dele, avance suavemente, em especial se ele está acomodado no chão. Por fim, não o jogue para o ar e, acima de tudo, faça movimentos calmos, lentos e suaves...

O olfato

Um perfume ou um ambiente olfativo criado por algumas gotas de baunilha ou flor de laranjeira em chumaço de algodão ou em papel mata-borrão colocado perto de onde você está tornam a massagem perfeita. Evite incensos, pois podem conter elementos tóxicos, ou óleos essenciais, muito fortes. Um perfume que lhe parece suave tende a ser muito agressivo para o bebê, da mesma forma que uma luz viva é desagradável para ele que saiu da penumbra.

Todos os sentidos

Como estimular todos os sentidos ao mesmo tempo? É bem simples: ninando seu bebê. Balançar, cantarolar, embalar falam a todos os sentidos: movimento, música e espaço. Junte alguns gramas de perfume (de baunilha ou flor de laranjeira natural). Não é de admirar que a amamentação seja consensual, pois ela concentra um número de sinais que o bebê conhecia antes do seu nascimento: o calor, o paladar, os barulhos e o ritmo do coração, o líquido, o toque dos braços que o envolvem e o embalam. Por fim, o banho poderá lembrar ao bebê as horas agradáveis de sua vida intrauterina sobre todos os planos: calor, líquido e leveza.

Você poderá acrescentar à água do banho um pouco de água de lavanda ou de flor de laranjeira, bem como um pouco de farinha de aveia (veja "O banho e suas finalizações", pág. 106).

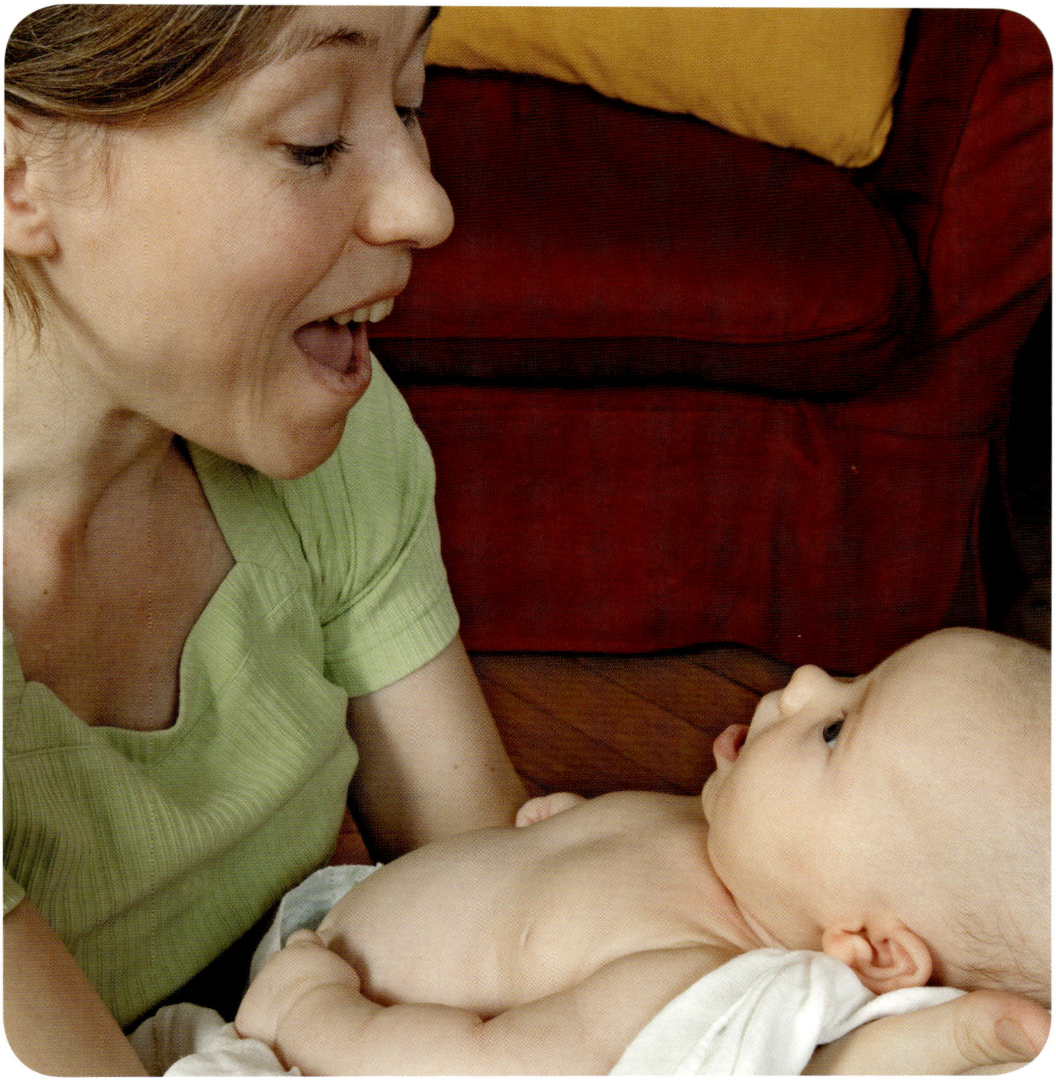

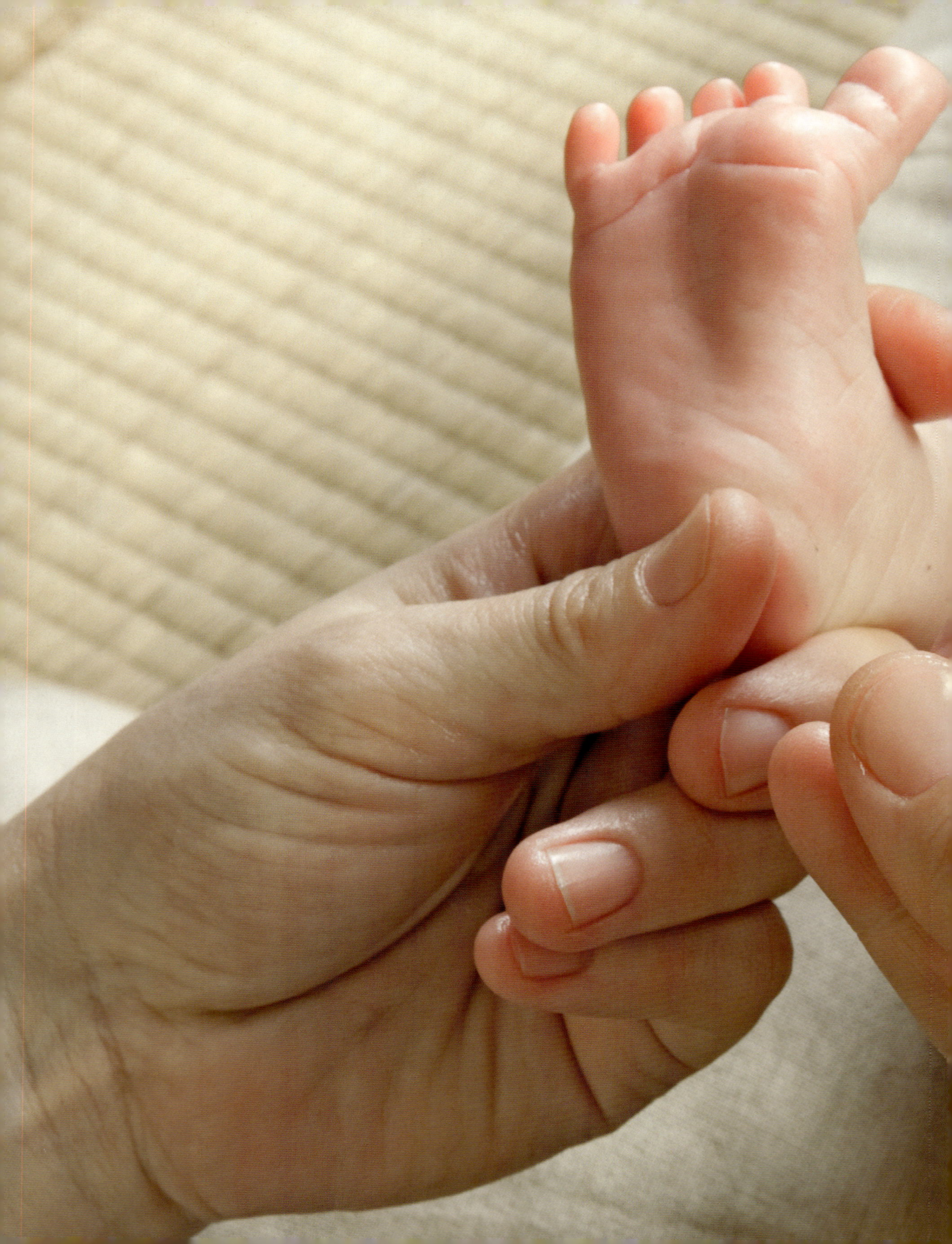

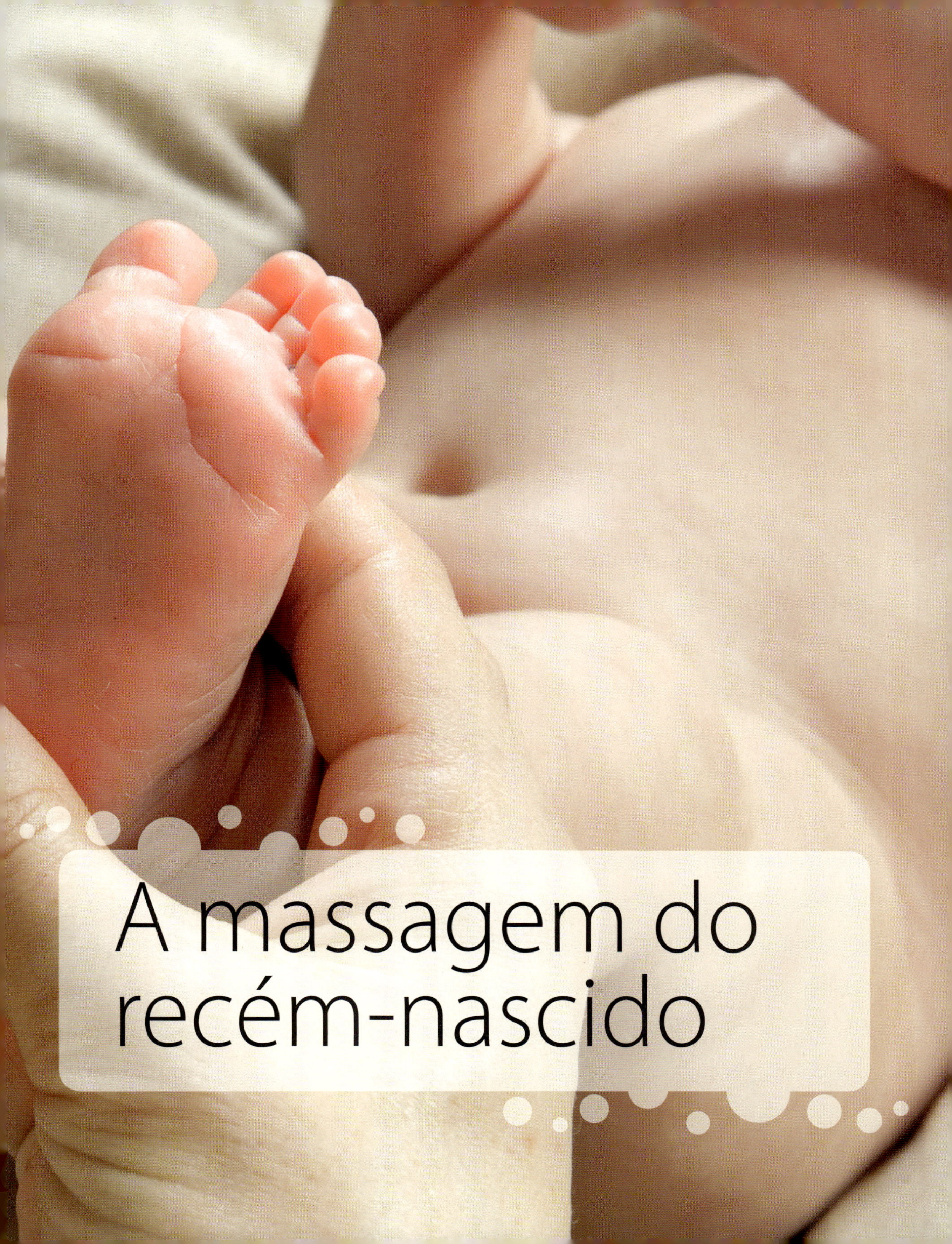

A massagem do recém-nascido

As características do recém-nascido

A massagem no recém-nascido deve levar em conta suas características: até cerca de 2 ou 3 meses, o bebê apresenta reflexos ditos primários ou arcaicos que, no nascimento, testemunham sua boa saúde neurológica. É melhor, então, não estimular esses reflexos durante a massagem, porque o bebê ainda não sabe controlá-los, e isso pode perturbá-lo. Eis algumas indicações para melhor conhecê-los e aprender a evitá-los.

Reflexo de Moro

O recém-nascido abre os braços quando é colocado com rapidez sobre uma superfície plana, ou quando tem a impressão de que vai cair no vazio e não sabe como conter os movimentos de seus braços. Esse reflexo pode ser observado quando massageia o bebê no tórax e no esterno. É por isso que você deve evitar essa área caso perceba que o bebê reage, abrindo os braços. Você pode utilizar um *cocoonababy* ou uma toalha enrolada em torno do corpo do bebê para envolvê-lo e dar-lhe sensação de segurança.

① Reflexo de agarrar

O bebê fecha a mão e segura fortemente o dedo ou qualquer objeto assim que sente o contato com a sua pele. É impossível escapar a esse reflexo, que diminuirá em torno dos 2 ou 3 meses, mas não desaparecerá por completo (seus cabelos vão descobrir o que é isso quando o bebê tiver por volta de 5 meses). Você pode, entretanto, limitá-lo, pegando sua mão o mais suavemente possível para que abra os dedos. É inútil oferecer-lhe objetos ou atar um chocalho à sua mão. Isso só o perturbaria.

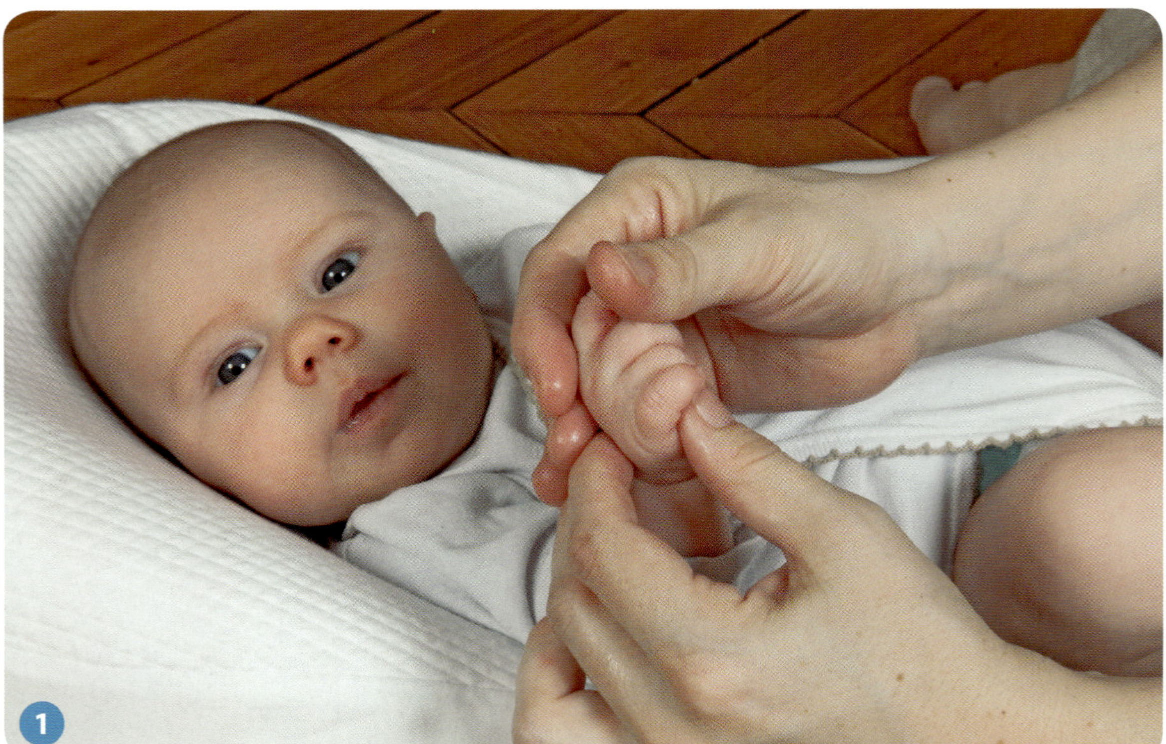

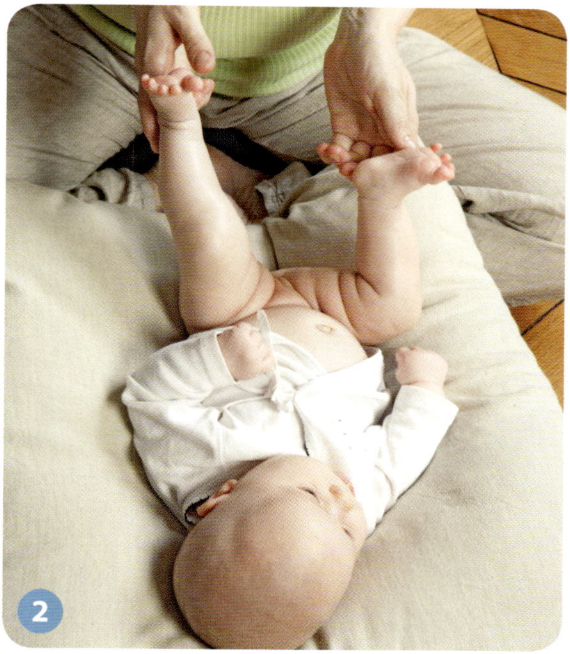

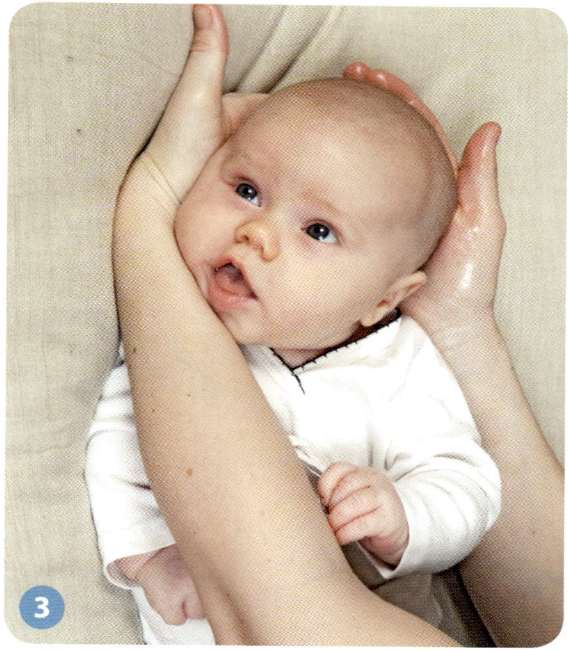

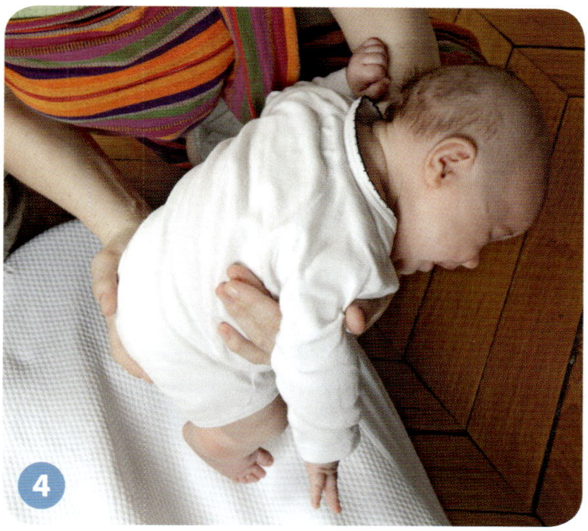

② Reflexo de caminhar

Quando a planta dos pés entra em contato com o chão, o bebê ensaia passos alternados. Este reflexo surge também quando você apoia a mão contra a planta dos pés do bebê ou quando você o coloca em pé sobre suas pernas. Este reflexo deve ser evitado, pois tonifica os músculos das costas que devem ser deixados em repouso nos primeiros meses. Experimente massagear segurando o tornozelo para evitar que o bebê empurre sua mão, mas separe os dedos como se estivesse abrindo uma flor.

③ Reflexo de mamar

Quando se toca levemente o rosto do bebê, ele volta a cabeça para o lado do estímulo. Este gesto deve ser evitado durante a massagem, pois pode fazê-lo pensar que é o momento da amamentação, salvo se você desejar justamente estimular seu apetite...

④ Tonicidade geral

Outra característica do recém-nascido é ter tendência a braços e pernas hipertonificados, às vezes, até mesmo rígidos, a tal ponto que você não conseguirá esticá-los ou mesmo dobrá-los. Não force nunca. Diminua os movimentos e o bebê relaxará aos poucos. Em contrapartida, se o tronco estiver hipotonificado, você não será capaz de sustentar costas e cabeça. Aqui também nada de anormal; isso se reverterá com o tempo. Durante a massagem, leve isso em conta, evitando principalmente deixar a cabeça sem apoio; sustente-a, portanto (veja "Como carregar o bebê?", pág. 10).

Algumas regras antes de começar

As primeiras massagens feitas no bebê são uma descoberta recíproca. Aqui estão algumas dicas que vão ajudá-la a se aventurar sem riscos.

Suavidade acima de tudo

Nunca force nada. Busque desenvolver seu bebê ao mesmo tempo que o massageia e o alonga. Seus movimentos devem levar em conta o grau de abertura dos membros e a reação do recém-nascido. O melhor é deixar seus braços ao longo do corpo em vez de tentar abri-los.

Massageie o bebê com toda a palma da mão, lentamente, e acaricie as áreas mais sensíveis. Pare de massagear se ele começar a se contorcer para todos os lados, demonstrando que (ainda) não aprecia a massagem. Paciência! Não tenha pressa.

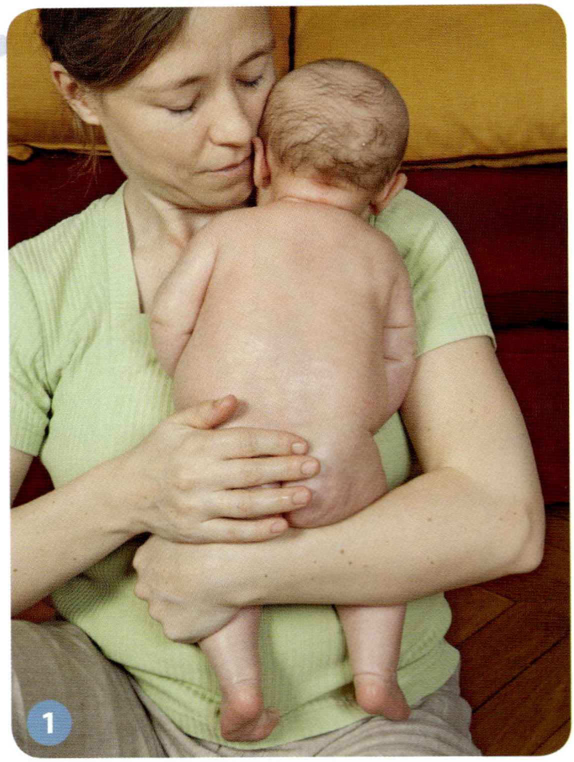

1

① e ② Áreas do corpo a serem massageadas

No recém-nascido, as áreas do corpo mais acessíveis à massagem são aquelas já estimuladas durante a gestação e em contato permanente com a parede uterina, mas também aquelas que a mão da mãe acariciava quando descobriu estar grávida. São as costas ①, os pés, os joelhos, a cabeça, o bumbum, os ombros e as mãos ②. As outras partes: o esterno, o tórax, a barriga, a parte interna de braços e pernas, o contorno da boca e o rosto, ou o crânio, as mais sensíveis. Nessas áreas, prefira a carícia à massagem. Se você for mãe de um bebê que demonstra não gostar de massagens, aconselhe-se com o pediatra. Por fim, a palma das mãos e a planta dos pés devem ser acariciadas, roçadas ou massageadas o mais suavemente possível.

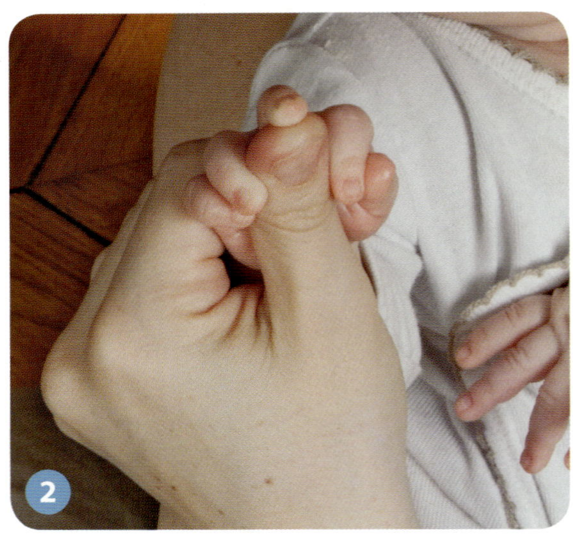

2

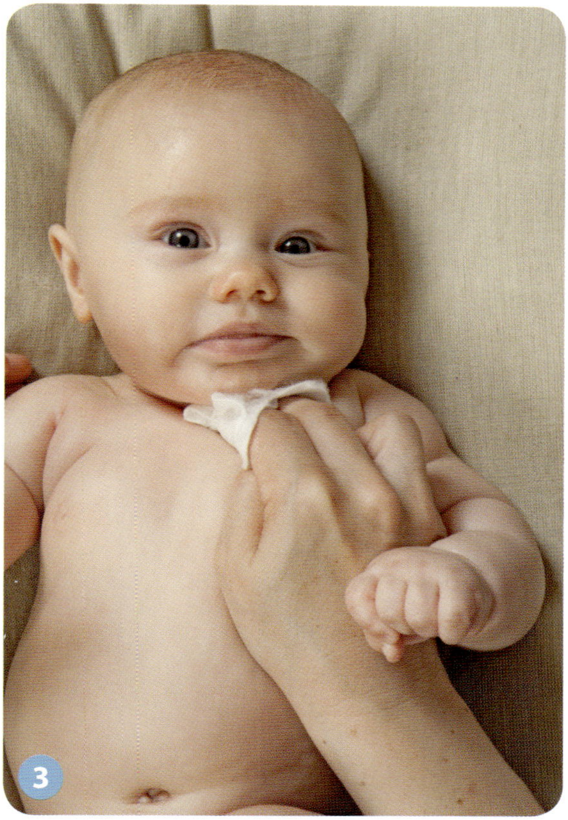

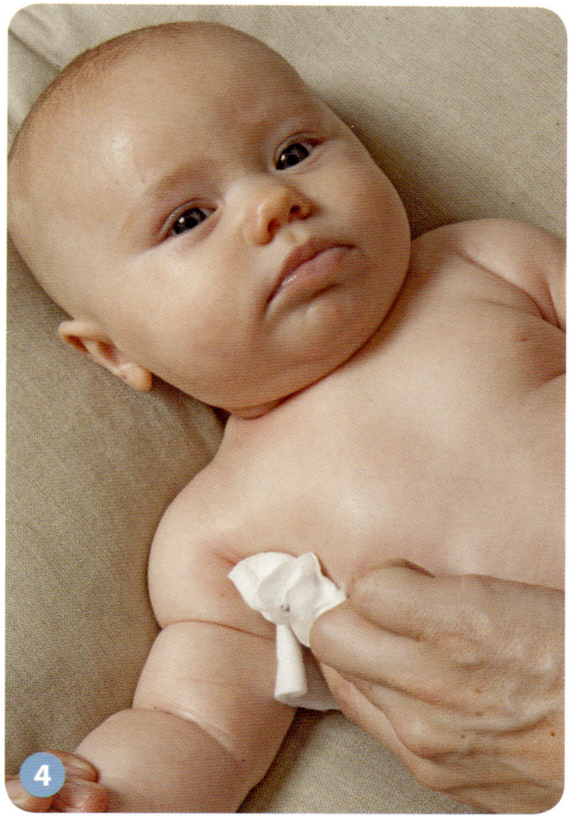

③ a ⑤ Uma limpeza meticulosa

As dobrinhas do bebê estão sujeitas a reter impurezas (leite, dejetos, células mortas...). Programe uma limpeza atenta dessas pequenas dobras e não só do bumbum. Passe por todas as dobras (pescoço, joelhos, axilas, cotovelos, orelhas e entre os dedos e os artelhos) um chumaço de algodão embebido em água morna e sabonete, que você deve enxaguar em seguida. Depois da massagem, não se esqueça de retirar o excesso de óleo, com um tecido macio, a não ser que você pretenda dar-lhe um banho em seguida, pois a água eliminará o óleo que a pele não tiver absorvido.

Seu bebê é o melhor indicador

Observe as reações do seu bebê durante e após a massagem. Esta será a melhor garantia de uma sessão bem-sucedida. É ele quem lhe dirá, pouco a pouco, o que ele precisa, e você ganhará autoconfiança e a confiança do seu bebê.

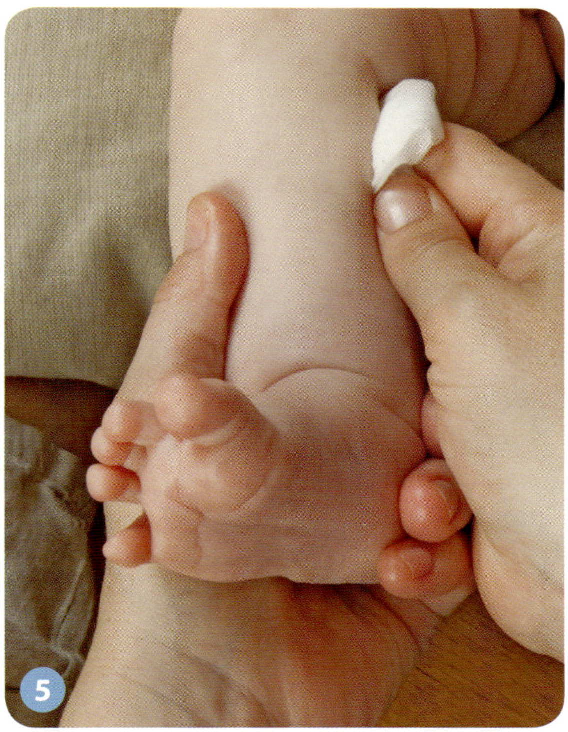

Para ajudar na digestão

O novo ritmo do bebê ao nascer, imposto pela necessidade de se alimentar, a sensação de fome e o tempo de passagem dos alimentos pelo intestino, é complexo. Apresentamos a seguir algumas propostas para facilitar a digestão.

① e ② Estimular o apetite

Mamar no peito (ou na mamadeira) é as vezes aleatório e difícil nas primeiras semanas. Para estimular o bebê durante ou antes da mamada, você pode massagear as costas dele de alto a baixo, por cima das roupas, com a mão espalmada ①. Em seguida, massageie o contorno da orelha entre os dedos e passeie os dedos pelo rosto até a linha dos lábios, tamborilando levemente os dedos. Este gesto vai estimular o desejo de mamar. Durante a mamada, não hesite em acariciar o contorno da orelha ② e o rosto na altura do maxilar para impedir que o bebê durma enquanto suga o seio ou a mamadeira, para que ele aproveite bem a mamada.

Por fim, para minimizar os movimentos "parasitas" de suas mãos e de seus braços (que empurram o seio quando ele faz o gesto de abocanhá-lo), coloque um de seus braços sob um seio e segure o outro suavemente com uma das mãos. Geralmente essa posição acalmará seu bebê, mas se ele se agitar não insista e relaxe o abraço.

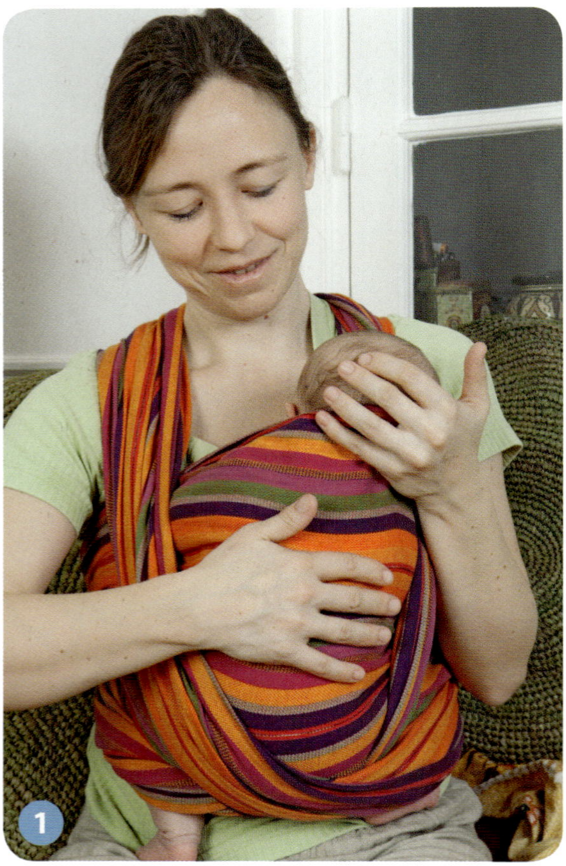

1

Você sabia...?

O feto é nutrido permanentemente pelo cordão umbilical, enquanto o recém-nascido deve aprender muita coisa ao mesmo tempo: mamar, engolir, digerir e evacuar. Estas operações são às vezes dolorosas. Entre 4 e 12 semanas, o choro do lactente é frequentemente devido a "cólicas".

A normalização da digestão é gradual, e nos primeiros tempos após o nascimento o bebê frequentemente evacuará a cada mamada. (É o reflexo "gastrocólico".) Ele pode também se contorcer de modo bastante significativo. Pode ocorrer de o bebê não evacuar durante certo tempo (um, dois e até três dias). Não se preocupe; isso não significa que ele esteja constipado (verifique a consistência das fezes), mas não hesite em consultar seu médico em caso de dúvida.

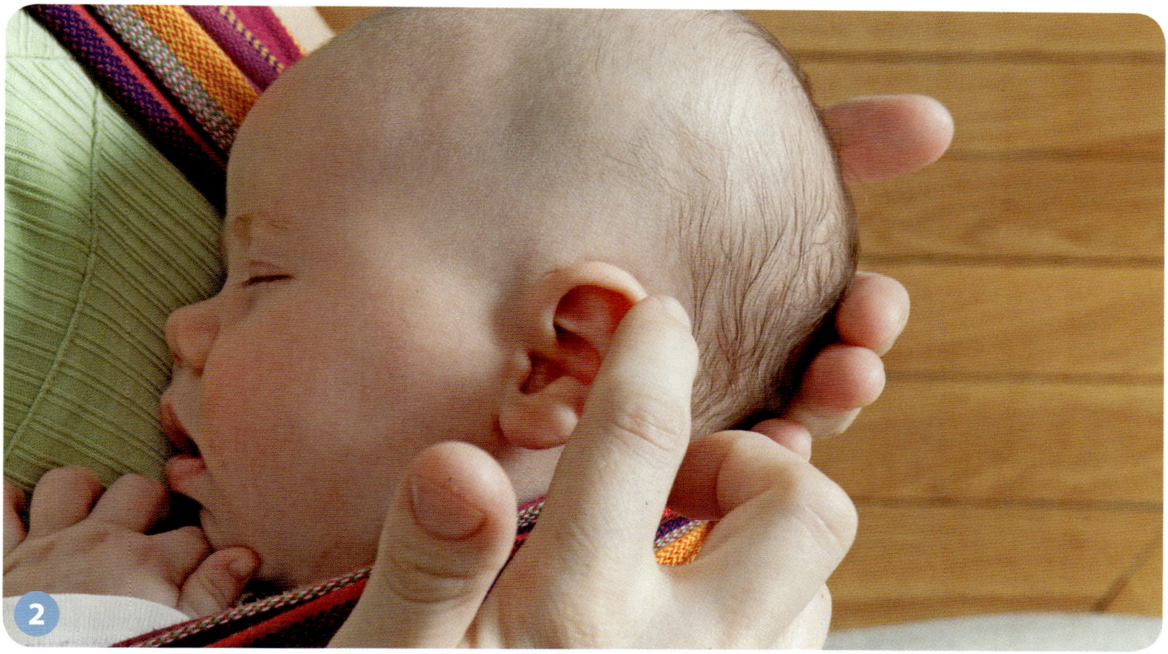

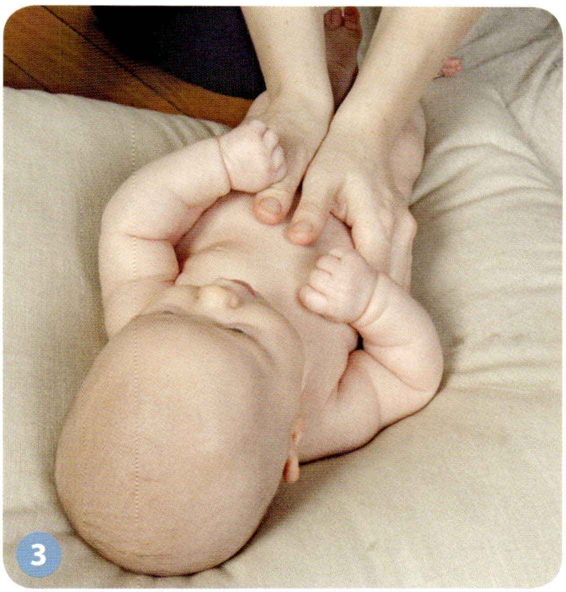

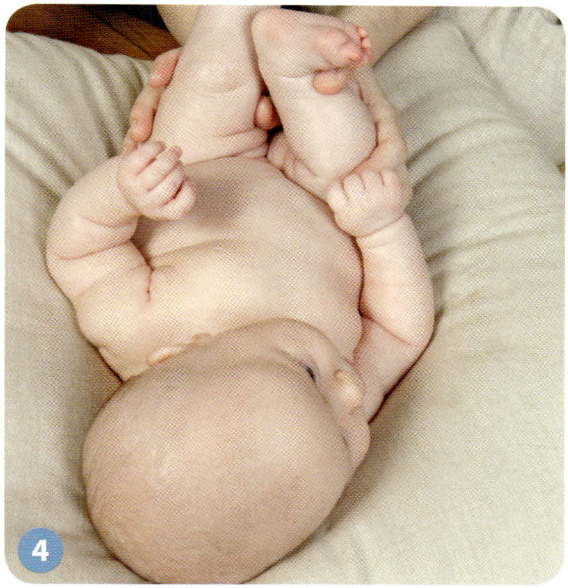

③ Proporcione calor

Nem sempre é necessário fazer muitos movimentos, visto que o bebê é ainda muito sensível. Mãos bem aquecidas colocadas sobre a barriga por alguns minutos fazem as vezes de uma bolsa de água quente, acalmam o intestino e estimulam o fígado e a vesícula biliar, dois órgãos fundamentais para a digestão.

④ Um pouco de ginástica

Segure as pernas do bebê entre as mãos e ajude o bebê a "pedalar", dobrando alternadamente uma perna e depois a outra. Não force, sobretudo se sentir que seu bebê resiste; aja suavemente. A lentidão de movimentos terminará por vencer sua resistência.

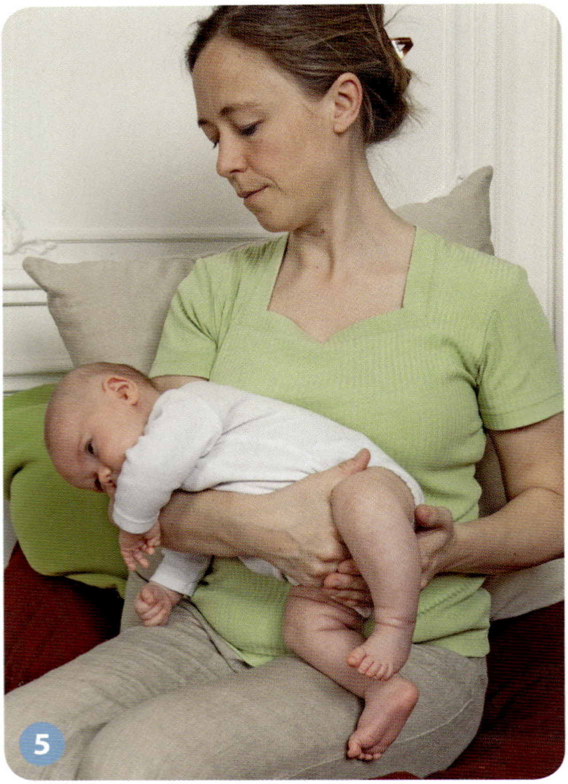

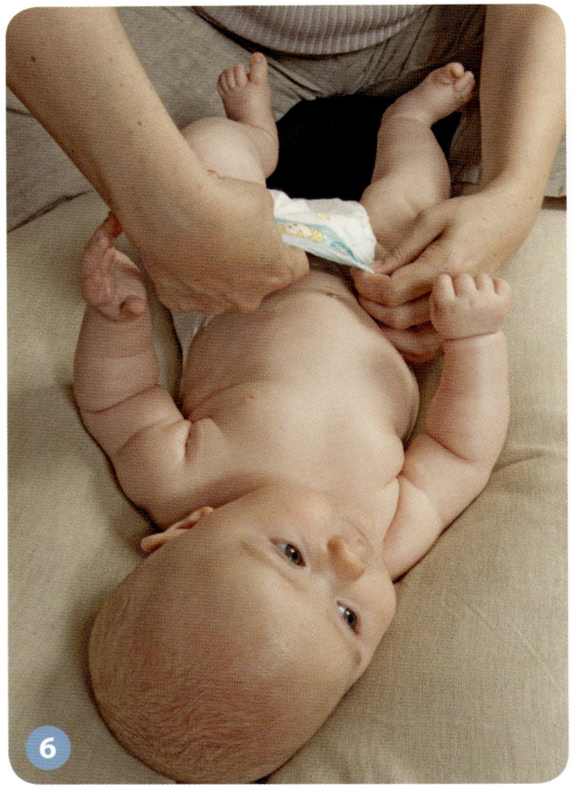

⑤ Postura da pantera

Para atenuar as cólicas, coloque o bebê de bruços sobre o seu braço, como um felino sobre um ramo de árvore, a cabeça próxima do seu cotovelo, a bacia bem encaixada na sua mão: você poderá assim massagear muito facilmente a parte inferior das costas. O contato da barriga do bebê com o seu braço estimulará a digestão.

⑥ Afrouxe a fralda

Uma solução simples, em que nem sempre se pensa. Lembre-se de que a principal respiração dos recém-nascidos é abdominal. Ela massageia naturalmente a barriga do bebê. Se a fralda estiver muito apertada, vai impedir esse movimento natural e também o dobrar das pernas, que favorece o funcionamento do intestino. Deixe, portanto, espaço suficiente entre a fralda e o bebê. Pela mesma razão, evite vesti-lo com roupas muito apertadas perto da cintura.

⑦ Massagem com as pernas dobradas

A pressão das pernas sobre o ventre ajuda a acelerar a digestão. Posicione o bebê contra você e eleve seus joelhos acima da bacia ou dobre-os contra o seu ventre. Coloque uma das mãos sob os pés do bebê e a outra no bumbum ⑦. Com a palma da mão aquecida e umedecida com óleo, faça uma massagem circular na parte inferior das costas e na altura do sacro.

Além da massagem

Para ajudar na digestão, quando o bebê se contorce, por exemplo, lembre-se de colocá-lo em posição com as pernas dobradas. Isso o ajudará a expelir as fezes, pois é a melhor posição para facilitar o trânsito intestinal. É também uma postura relaxante e calmante, que lembra a posição fetal.

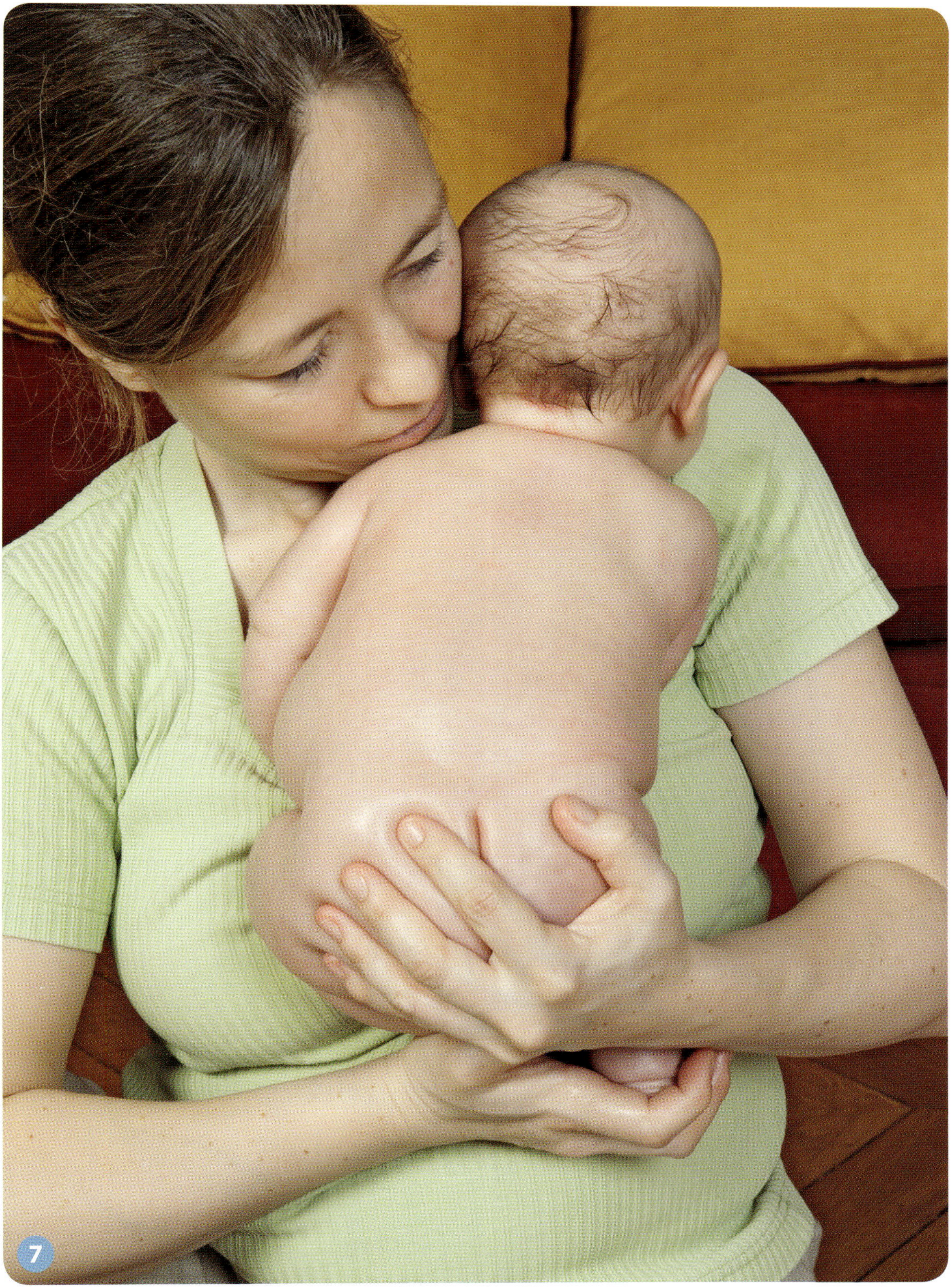

Ajude o bebê a dormir

Os recém-nascidos dormem entre 14 e 20 horas por dia. Privilegie, portanto, massagens suaves, envolventes, que exerçam pouca pressão para facilitar o sono. Eis alguns gestos propícios a um sono profundo e reparador.

① Limpe as dobrinhas

Uma das dificuldades que impedem o bebê de pegar no sono reside no fato de que ele pode ter coceira, principalmente nas suas numerosas dobrinhas. Dê a elas uma atenção especial à noite, antes de colocá-lo para dormir; à tarde, ao acordar; mas também antes ou após o banho. Depois de haver aquecido as mãos com o óleo, deslize os dedos na altura do pescoço (nas laterais, depois na frente e na região da nuca, tomando cuidado para não pressionar a parte anterior do pescoço), em torno das orelhas, sob os braços, na dobra do cotovelo, em torno dos punhos e entre os dedos. Na parte inferior do corpo, fique atenta ao umbigo, às múltiplas pregas da virilhas, à parte de trás dos joelhos, ao contorno dos calcanhares e sobretudo à junção dos artelhos. O bebê estará, assim, livre de partículas incômodas.
Nas primeiras semanas pode acontecer de a pele descamar em certas áreas (calcanhares, pés, mãos, orelhas); o óleo vai ajudar a dissolver essas substâncias, suavemente, sem que haja necessidade de esfregá-las ou ensaboá-las. Além disso, o óleo vai proteger e hidratar a pele.
Se preferir, faça essa limpeza com um algodão úmido e um pouco de sabonete, que você deverá ter o cuidado de enxaguar em seguida.

② a ⑥ Relaxe as pernas

Você pode aproveitar o momento da troca da fralda para massagear as pernas do bebê, ou fazer isso a qualquer momento do dia. Posicione as mãos na altura da virilha ②, insistindo nas dobras da frente com os polegares ③; desça suas mãos para trás, até o bumbum, e deslize-as até a parte de trás dos joelhos ④, insistindo nas dobras; continue até os calcanhares ⑤, em movimento espiralado, e termine na planta dos pés, sempre com suavidade. Feche as mãos sobre os pés da criança ⑥, pressionando levemente.
Repita esses movimentos duas ou três vezes, sempre muito lentamente. Isso faz a energia, o sangue e a linfa circularem, libera as toxinas e proporciona um sono reparador.

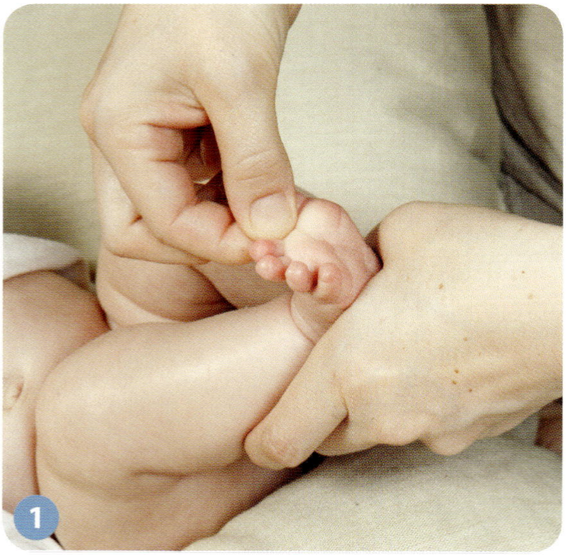

1

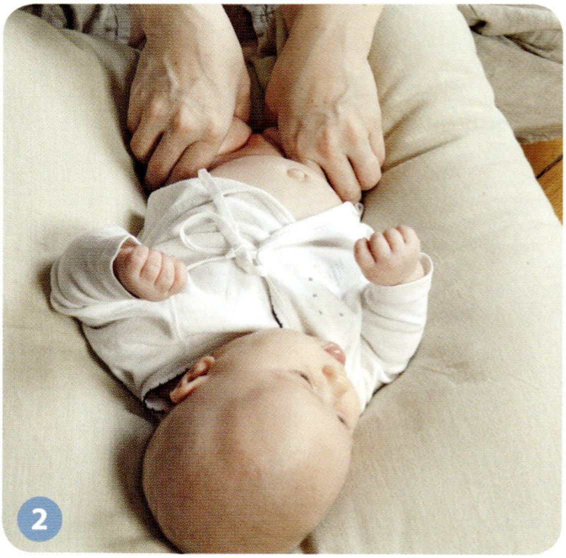

2

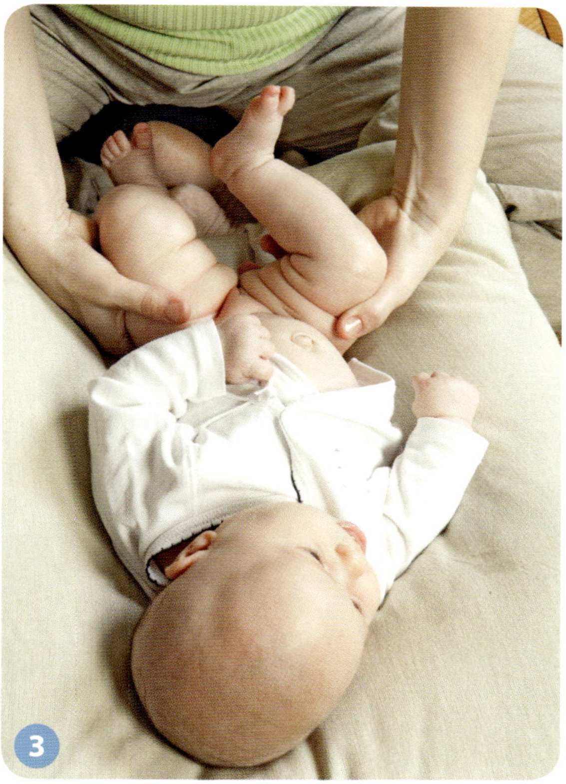

3

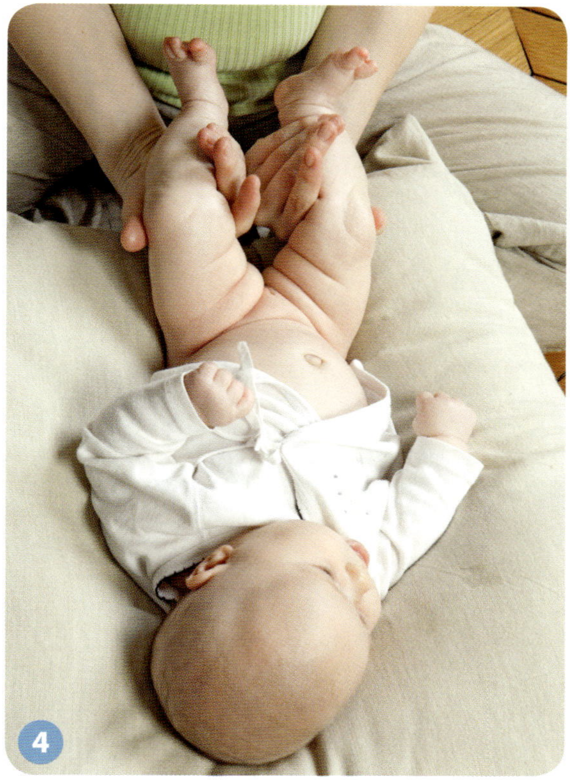

4

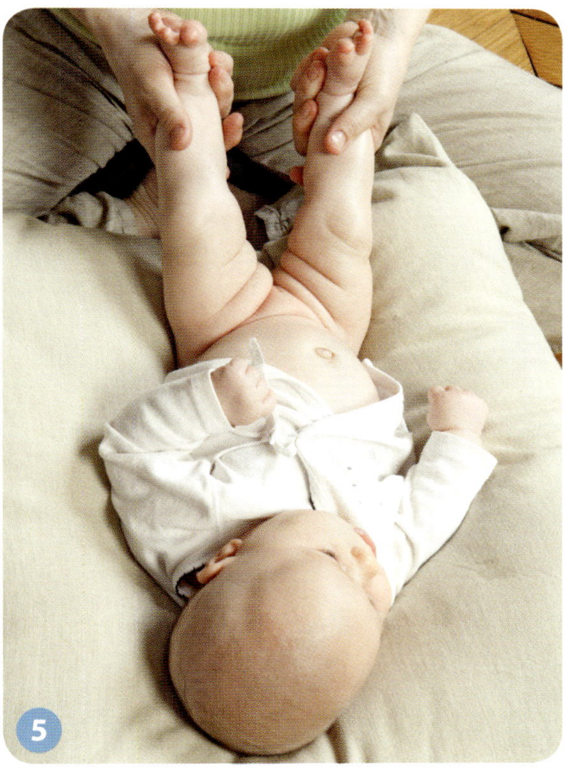

5

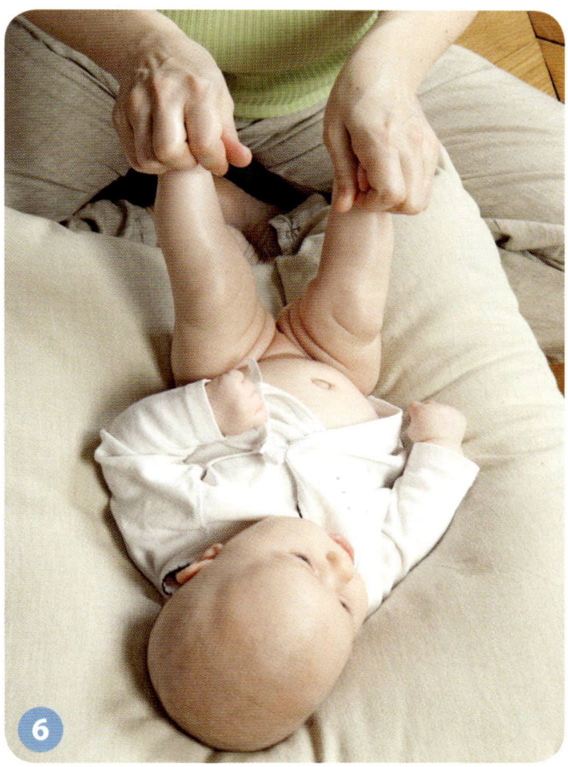

6

⑦ a ⑩ Massageie as costas

Seus movimentos são tônicos quando você quer acordar o bebê, mas aqui eles devem ser suaves, lentos e repetitivos, percorrer a coluna vertebral, e ser realizados com toda a mão espalmada. Para evitar colocar o bebê de bruços, o que exigiria um grande esforço, coloque-o de lado ⑦. Aplique óleo na pele do bebê, se ele estiver despido (caso contrário, massageie diretamente por cima da roupa ou por cima do *sling*).

Deslize uma mão após a outra das costas até o sacro ⑧ e ⑨. A mão inativa se posiciona sobre o pé, para manter uma ligeira torção das costas. Termine deslizando os dedos até a base do pescoço, na altura da dobra ⑩.

Conselho

A coluna vertebral no recém-nascido também é lugar de circulação privilegiada (nervosa, linfática, sanguínea). A massagem das costas vai favorecer o sono tanto quanto a digestão.

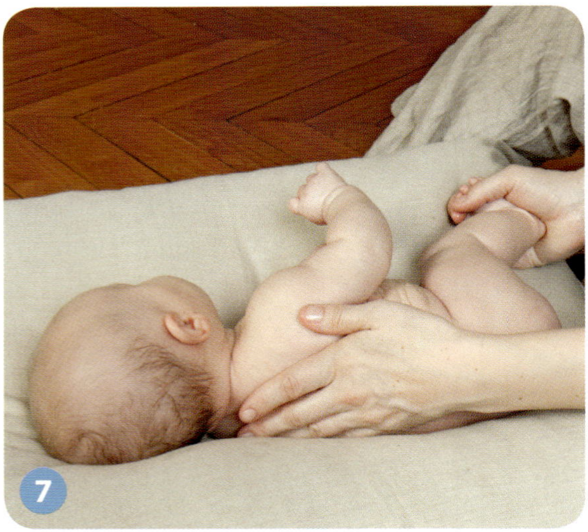

7

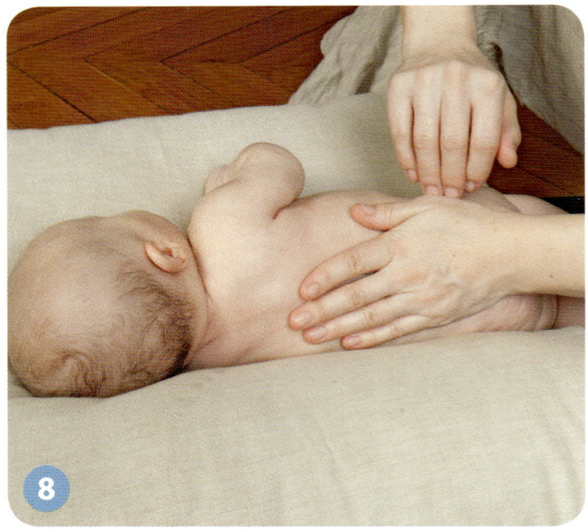

8

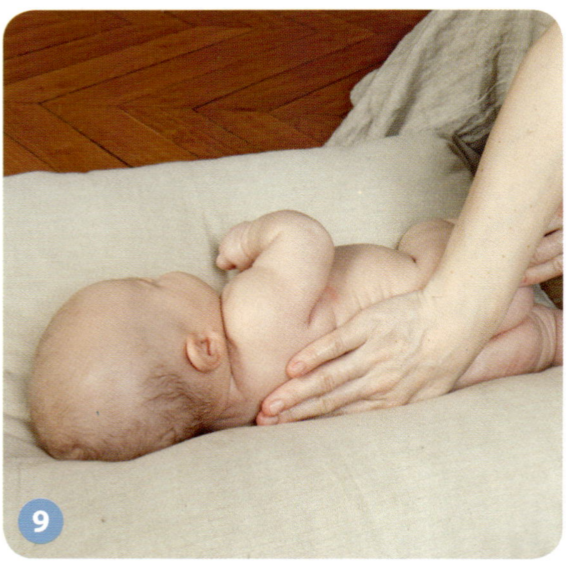

9

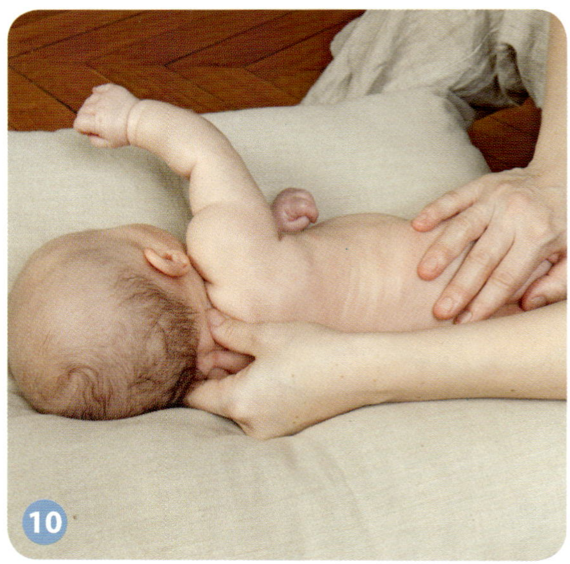

10

⑪ e ⑫ Relaxe o rosto

O couro cabeludo e o rosto são repletos de receptores táteis e constituem uma superfície muito importante no recém-nascido. São também zonas privilegiadas para favorecer o sono. Após ter aquecido as mãos umedecidas com o óleo, sustente suavemente a cabeça do bebê com uma das mãos e com a outra execute movimentos suaves e circulares sobre toda a superfície do couro cabeludo ⑪ e ⑫.

Se o couro cabeludo estiver, às vezes, recoberto de crostas de leite, que ao secar podem provocar coceira, o óleo vai amolecê-las e fazer com que se dissolvam aos poucos. Acaricie também toda a superfície da fronte.

⑬ e ⑭ Hipnotize seu bebê

Carícias "hipnóticas", repetitivas (de cima para baixo, da esquerda para a direita ou em círculos) sobre certas zonas do corpo – do meio da fronte até a ponta do nariz, na cabeça ⑬ e ⑭, nos joelhos, nos ombros, nos pés e na barriga – acabarão por fazê-lo adormecer. Outra opção é movimentar somente o polegar, enquanto o restante da mão permanece estático sobre o corpo.

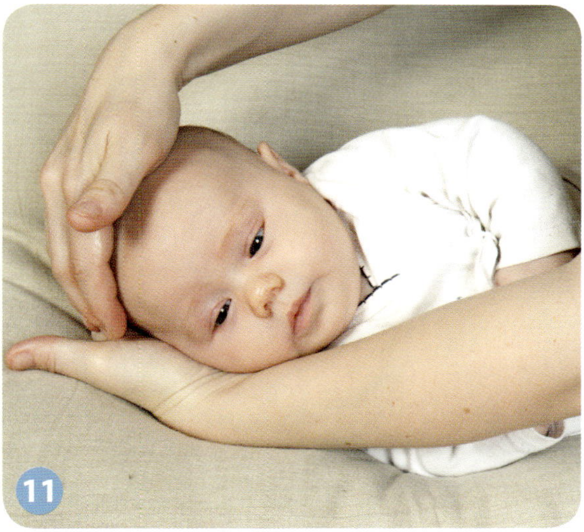

11

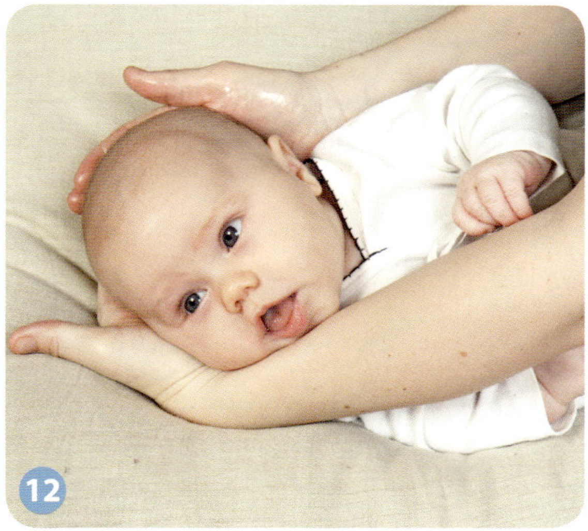

12

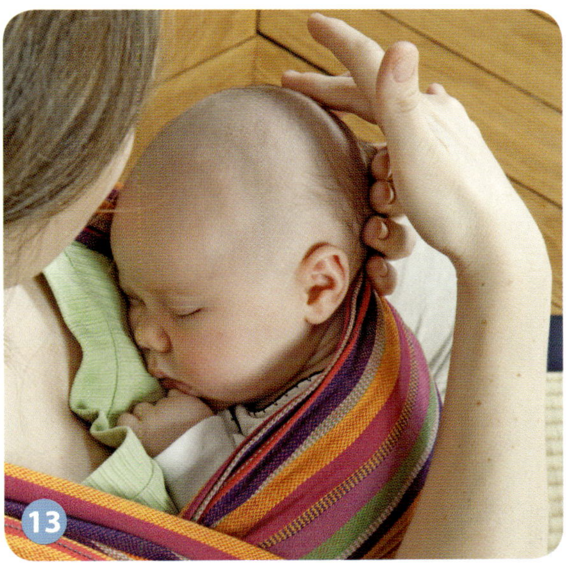

13

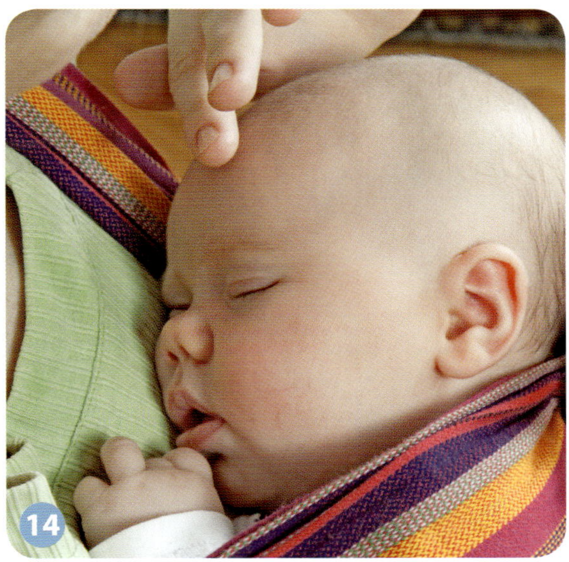

14

O despertar dos sentidos

Seja inventiva, brinque com a sensibilidade em pleno desabrochar de seu recém-nascido, porque ela está pronta para despertar! Adote o tipo de toque mais apropriado ao momento que você escolher para a massagem e que estiver de acordo com as reações de seu bebê. Mas cuidado para não exagerar e superestimulá-lo. Aqui estão alguns exemplos de massagens suaves, especialmente adaptadas aos lactentes.

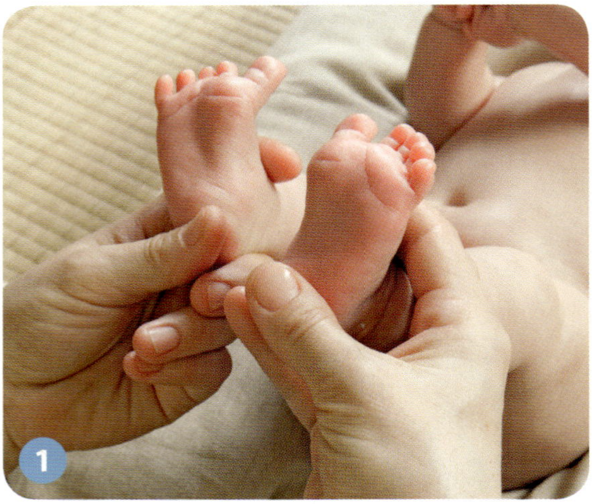
1

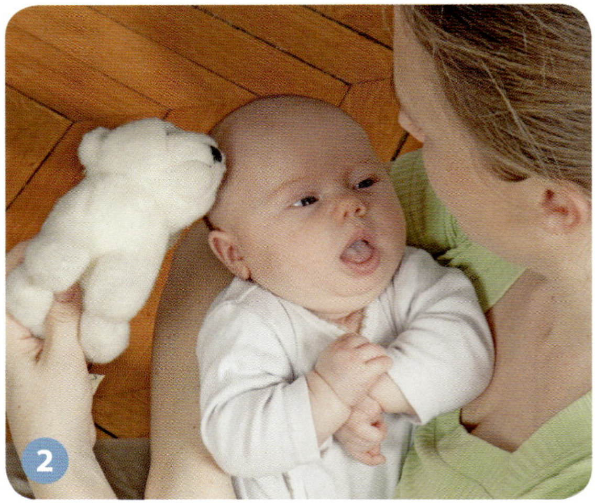
2

① As mãos e os pés

São as áreas mais importantes do corpo do ponto de vista tátil. Elas possuem cerca de 50% dos receptores táteis (veja "As funções da pele", pág. 90).

Num primeiro momento, passe os polegares, um após o outro, sobre a planta dos pés do bebê, ao mesmo tempo que segura o tornozelo entre os outros dedos ①. Cuidado para não pressionar demais e trabalhe o mais suavemente possível.

Refaça esses movimentos com as mãos. Com frequência, por reflexo, o bebê vai agarrar seu dedo ou encolher os artelhos. Seja paciente. Se você for devagar, ele acabará por abrir os dedos e os artelhos como as pétalas de uma flor.

Com a parte macia do polegar, divirta-se em traçar linhas como as de uma folha de árvore sobre toda a superfície das mãos e dos pés do bebê e termine na ponta de cada artelho ou de cada dedo.

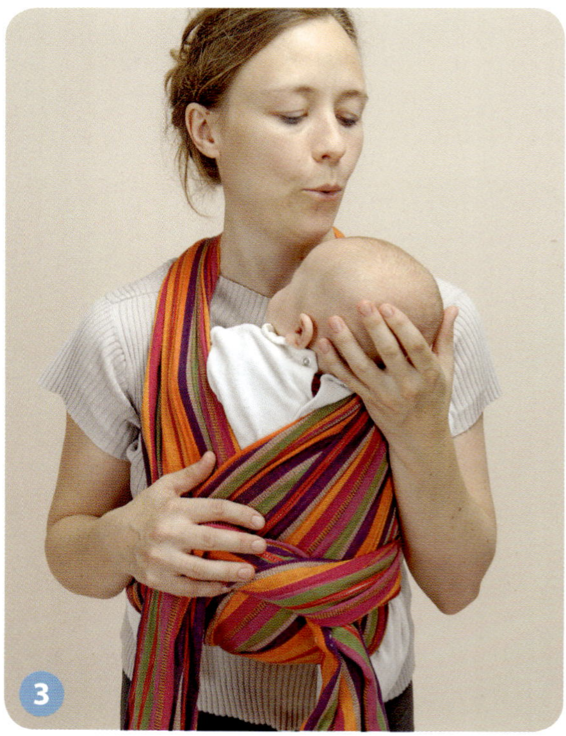
3

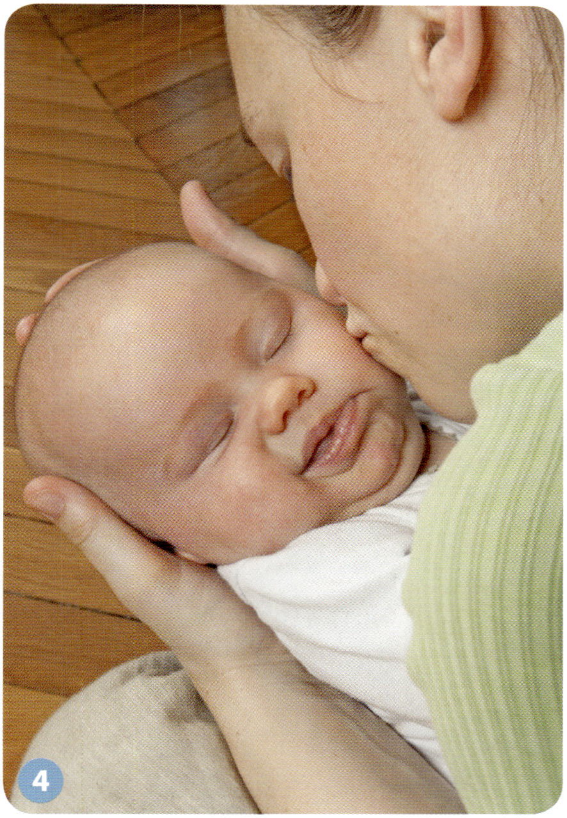

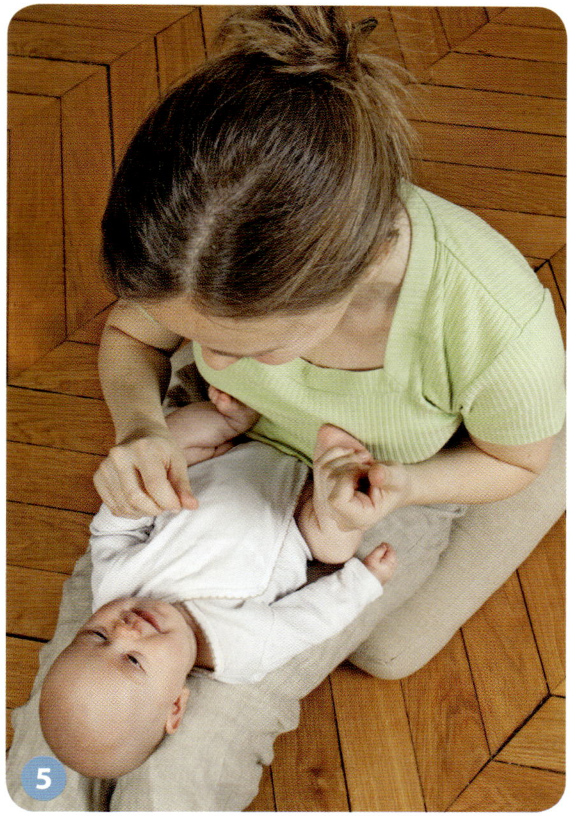

② e ③ Toque de leve, sopre e abane

Com uma pluma, um bichinho de pelúcia ② ou um pincel de maquiagem, grande e macio (de seda, se possível), acaricie suavemente certas áreas do corpo: o rosto – não perto demais da boca! –, a cabeça, os pés...
Com seu sopro ③ ou um leque, abane suavemente o bebê: no verão, ele reagirá com pequenos sobressaltos, surpreso e divertido.

④ Abrace, roce

Assim que o bebê vê sua cabeça desaparecer para lhe dar um beijo na barriga ou nos pés, ele tem informações interessantes, e sensação agradável, sobre a posição de seu corpo no espaço.
Ao seguir você com os olhos, ele vai compreender que o que sente está ligado a esse movimento, e se habitua a "antecipar". O mais divertido são os seus cabelos, que vêm roçá-lo. Utilize-os como um espanador, que ele pode ver e sentir ao mesmo tempo (mas só faça isso se os seus cabelos estiverem bem limpos).

⑤ Crie laços

Quando você toca uma área do corpo do seu bebê com as duas mãos, ajuda a criar laços entre as diferentes partes do corpo. Uma das mãos pode permanecer estática, enquanto a outra massageia; as duas podem se movimentar juntas ou ficarem estáticas. Você pode também percorrer todo o corpo por meio de pressões suaves e sucessivas nas mãos, nos pés e até no alto do crânio.
Assim, você vai se divertir em pousar as mãos sobre diversos lugares ao mesmo tempo: os pés, a cabeça e a barriga, a mão direita e o pé esquerdo... ou o inverso. Mil combinações são possíveis.

Carregue, envolva, embrulhe

Tocar é também carregar, envolver o bebê, para que ele reencontre os limites que conhecia no ventre da mãe e seja embalado por seus movimentos. Estes conselhos vão permitir que você o tranquilize facilmente durante as primeiras semanas e colaborar para que ele pegue no sono.

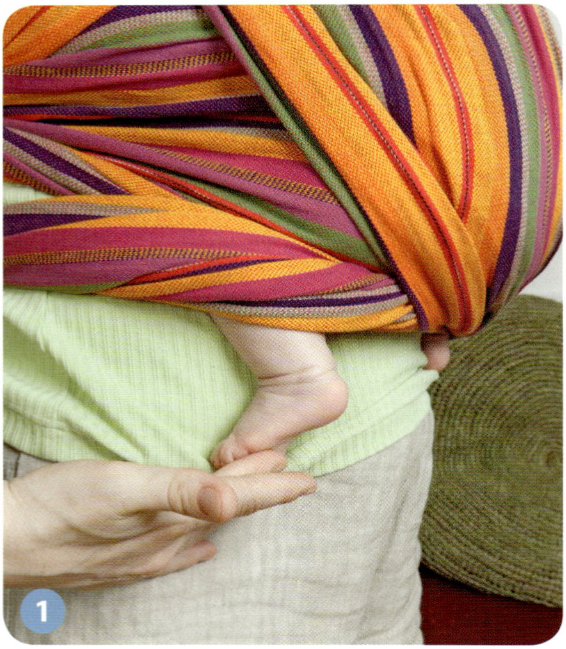

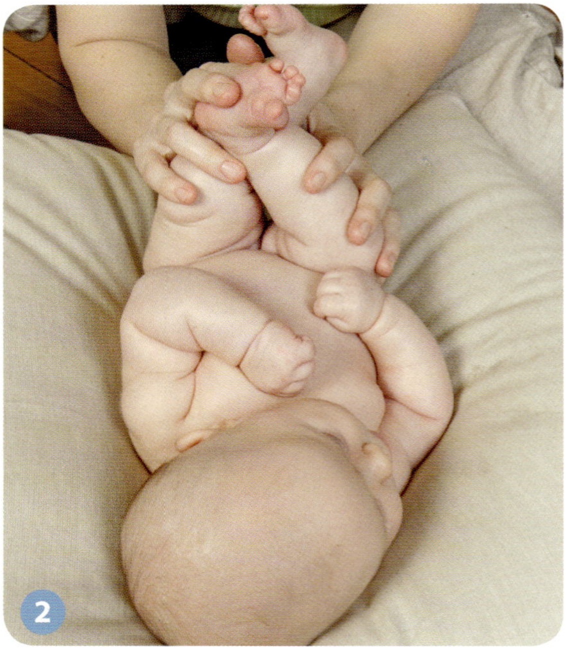

① Carregue em *sling*

Nada mais prático do que carregar o bebê em um *sling*. Ele não apenas vai facilitar que você carregue e embale o bebê, mas permitir que se dedique a outras atividades sem ficar focalizada no sono – imperativo – do seu filho. Isso vai ajudá-la a descontrair, a pensar em outra coisa... e o bebê adormecerá seguro, revivendo a mesma simbiose de que desfrutava em seu ventre. (veja "Carregar em *sling*", pág. 14).
No *sling*, não hesite em acariciá-lo, tocá-lo, conversar com ele como fazia quando ainda estava em seu ventre ①.

② Envolva o bebê

É possível devolver ao recém-nascido as sensações que ele teve no decorrer de sua vida intrauterina, restringindo seus movimentos. Com ambas as mãos, apanhe os antebraços, os pés ou os quatro membros ao mesmo tempo e traga-os contra sua barriga ②. Isso terá um efeito calmante sobre o bebê e evitará que seus movimentos desordenados no espaço vazio o perturbem. Faça esses movimentos, por exemplo, quando o bebê se enerva ao mamar, quando parece assustado ou agitado, e envolva especialmente as mãos ou as pernas.

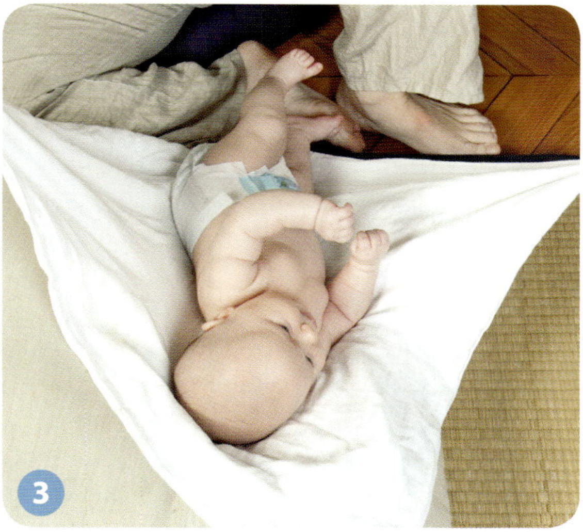

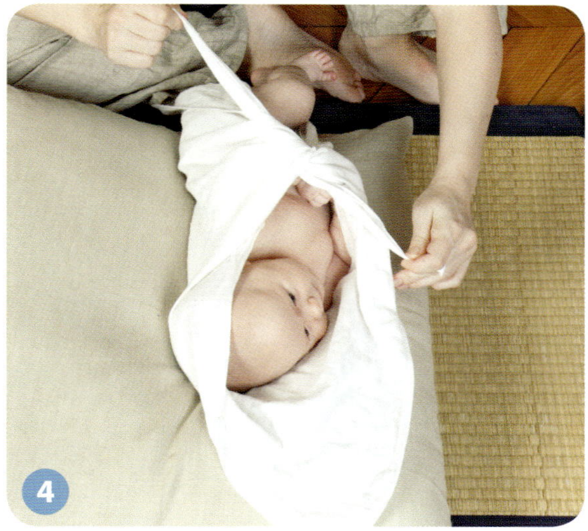

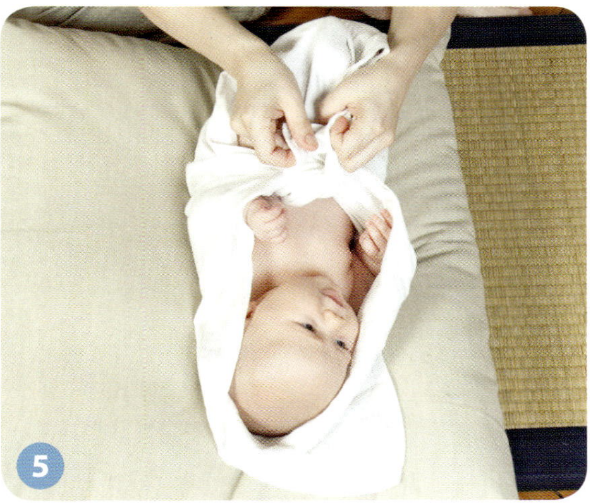

③ a ⑥ Embrulhe o bebê

Deite o bebê de costas sobre um quadrado de tecido macio. Faça coincidir as pontas laterais com a direção dos braços e as outras duas com a altura da cabeça e das pernas ③. Reúna as pontas da direita e da esquerda e dê um nó ④.

Apanhe em seguida a ponta inferior, passando-a sobre as pernas cruzadas do bebê para prendê-la ao primeiro nó ⑤.

O bebê se encontra, assim, como no ventre de sua mãe. Esse "embrulho" o tranquiliza, pois faz com que ele reviva as sensações da vida intrauterina, que o acalmam ⑥.

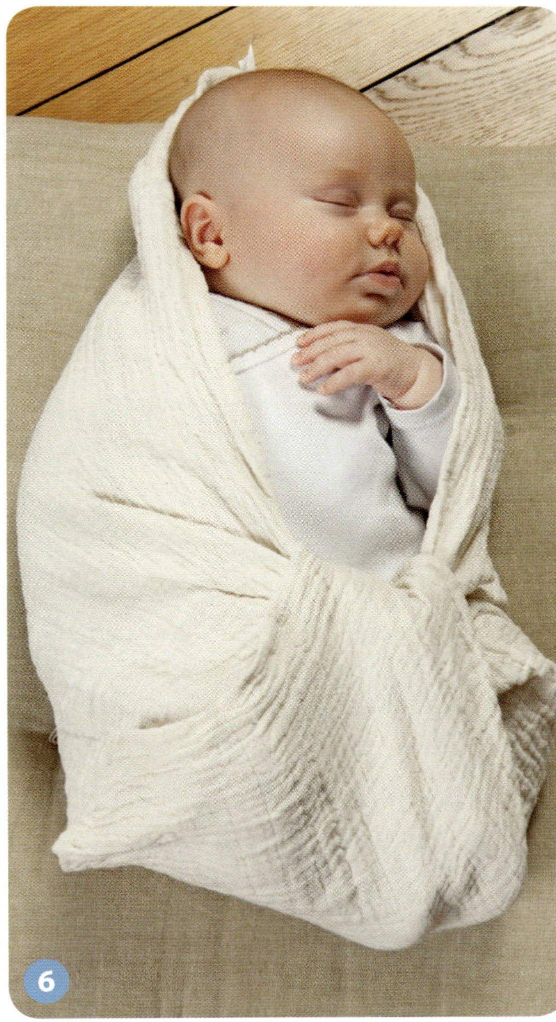

Para um sono reparador

O sono é, sem dúvida, o assunto mais sensível em se tratando do recém-nascido, e muitos pais aguardam com impaciência sua primeira noite de sono completa... O toque e o sono estão intimamente ligados. Aqui apresentamos algumas providências possíveis, aliando segurança e conforto para todos.

O colchão

O contato, o material e a forma do colchão vão desempenhar um importante papel na qualidade do sono do bebê. Aconselha-se vivamente colocar o bebê para dormir de costas, sem travesseiros ou outros materiais macios, que atrapalhariam sua respiração. Um saco de dormir para bebês é ideal durante os primeiros meses, pois, quando ele começar a se movimentar (por volta dos 4-5 meses) esse "sobrepijama" o deixará mover-se à vontade. O colchão não deve ser firme demais. Em alguns bebês há o risco de plagiocefalia (achatamento do crânio), uma vez que eles ainda não conseguem virar a cabeça para os lados, ou pode ser que venham a ter um torcicolo, pois os ossos do crânio são ainda muito maleáveis nos primeiros meses; portanto, mude o bebê de posição com regularidade, posicionando-o ligeiramente de lado. Além disso, um colchão firme demais pode provocar tonicidade muito grande nos músculos das costas. Aconselhe-se com um osteopata. Você pode também usar o colchão descrito a seguir.

O cocoonababy

O *cocoonababy* é um colchão concebido inicialmente para bebês prematuros, para uso em maternidades, e adaptado aos bebês nascidos no tempo ideal e até por volta de 4 meses. Esse colchão de forma oval e de cerca de 10 cm de altura possui um oco central especialmente previsto para a musculatura e o crânio dos bebês. Esses colchões são vendidos em lojas especializadas em artigos de bebê e em loja de equipamentos hospitalares. Por ser um colchão pequeno, ele pode ser colocado na cama entre os pais, à noite, garantindo a todos segurança, conforto e proximidade.

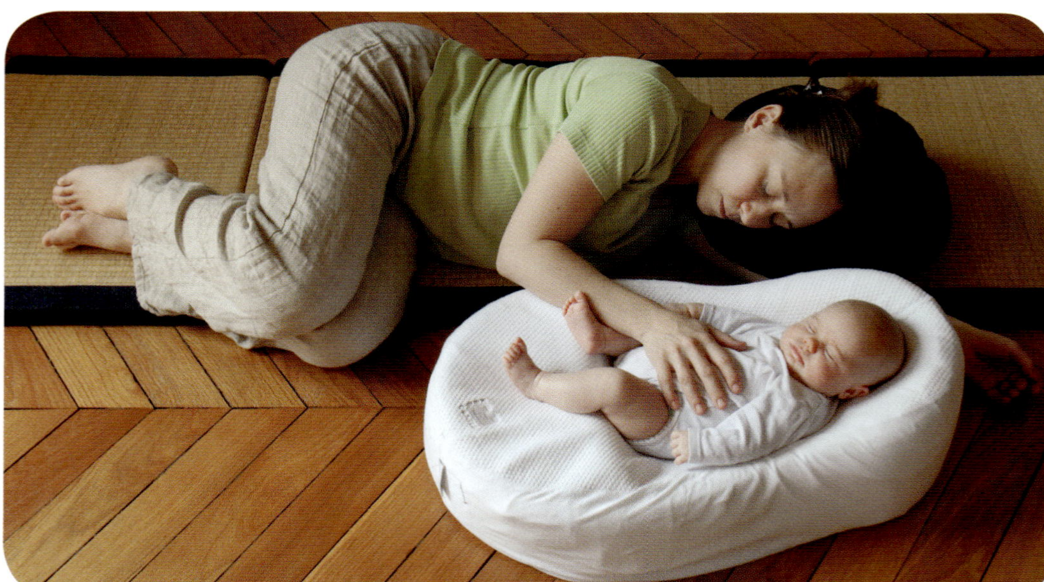

Nos primeiríssimos tempos, você pode dormir serenamente junto do bebê, tocá-lo e pegá-lo facilmente sem ter de se levantar, além de poder transportar o colchãozinho pela casa para ter o bebê sempre por perto.

A cama cododo

Outra opção interessante: aberta em um dos lados, ela fica no mesmo nível de sua cama. Assim, você pode pegar e pôr o bebê para descansar à noite, sem ter de se locomover.

Providências

Se você optar por um berço de bebê clássico, utilize materiais nobres: látex natural, lã, linho e algodão orgânico com madeira sem tratamento, pois elas podem conter inúmeros produtos que são tóxicos para o bebê. Para dar a sensação de envolvimento ao bebê, coloque uma toalha enrolada em torno do corpo dele; isso restringirá os movimentos de braços e pernas, reduzindo assim a ocorrência de gestos que atrapalham o sono.
Em seguida, você pode optar por um colchão plano, pois o bebê começa a se virar na cama. Há no mercado um colchão que permite ao bebê respirar mesmo com o nariz voltado para o colchão, graças a uma camada alveolada que deixa passar o ar, evitando assim qualquer risco de hipertermia. Esse sistema garante não só a segurança do bebê, como também uma boa higiene da pele e uma oxigenação excelente, graças à evaporação do suor. Acabaram-se os bebês molhados pela transpiração durante a noite!
Outras materiais nobres, como a lã, asseguram, em menor medida, essa função de ventilação e absorção.

A massagem e o ritual da noite

Para aliar toque e sono, crie um pequeno ritual no final do dia, e isso ajudará seu bebê a reconhecer a hora de dormir – e talvez ele efetivamente durma a noite toda!
A higiene associada à massagem pode ser o ponto de partida.

- Faça uma limpeza do pescoço com algodão e sabonete e depois enxágue. Troque a fralda e as roupas e faça uma leve massagem nos pés antes de dar o seio (ou a mamadeira).
- No dia seguinte, varie, começando por uma massagem completa das pernas, seguida de um banho morno, da troca e do aleitamento (ou da mamadeira).

Assim o bebê terá a sensação de plenitude, graças à pele renovada, ao bem-estar devido à massagem, ao contato das roupas secas e limpas, além do estômago ficar bem satisfeito. Mas o bebê deve estar saciado sem ter-se alimentado demais, pois isso provoca refluxo e compromete a qualidade do sono.
E por que não carregá-lo depois em *sling*? O bebê talvez não vá dormir imediatamente, após essa sequência de cuidados, mas ficará predisposto ao sono.

Não hesite em demonstrar inventividade, visto que você pode variar de um dia para o outro, a partir dos mesmos princípios básicos, sem exigir de si mesma o impossível: toque, carícias e cuidados fazem parte do programa, que vão depender de seu humor e de sua disponibilidade, para além do humor e do bebê.

Hábitos saudáveis

Evite deixar o bebê adormecer enquanto mama – seja no seio ou na mamadeira –, mesmo que isso possa parecer muito eficaz... Quando ele tiver terminado de se alimentar, é preferível embalá-lo ou mantê-lo contra o peito, falar com ele, colocar as mãos na barriga ou nos pés. Isso o fará dormir novamente, sobretudo à noite (pontuada de pequenos despertares) sem depender de um objeto, mamadeira ou seio, ou de um hábito muito sistemático, além da sua presença calorosa. É aconselhável que o bebê durma de barriga para cima. Não hesite em colocá-lo em seu quarto durante os primeiros meses, a fim de manter contato constante com o recém-nascido, que assim estará seguro.

A massagem do bebê

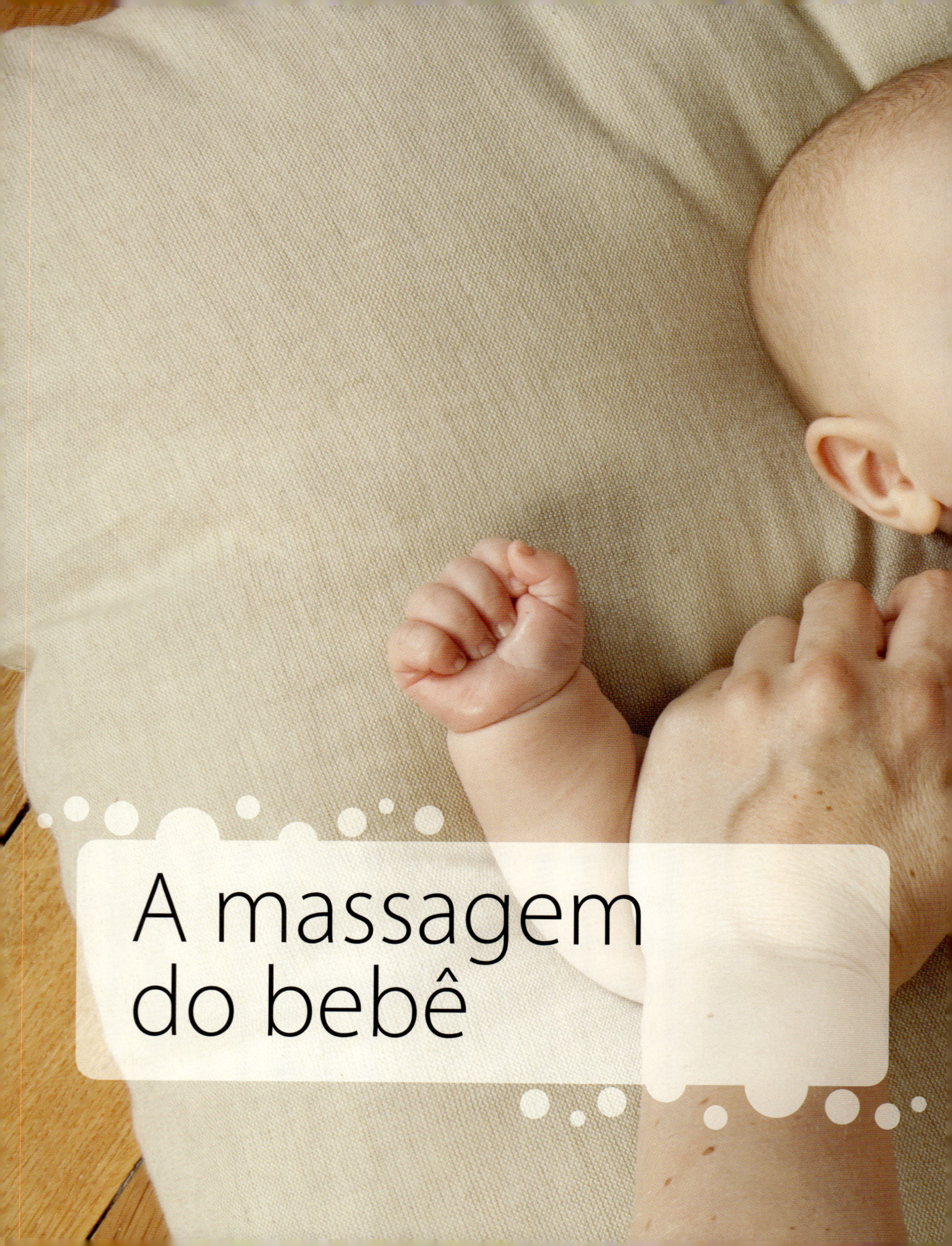

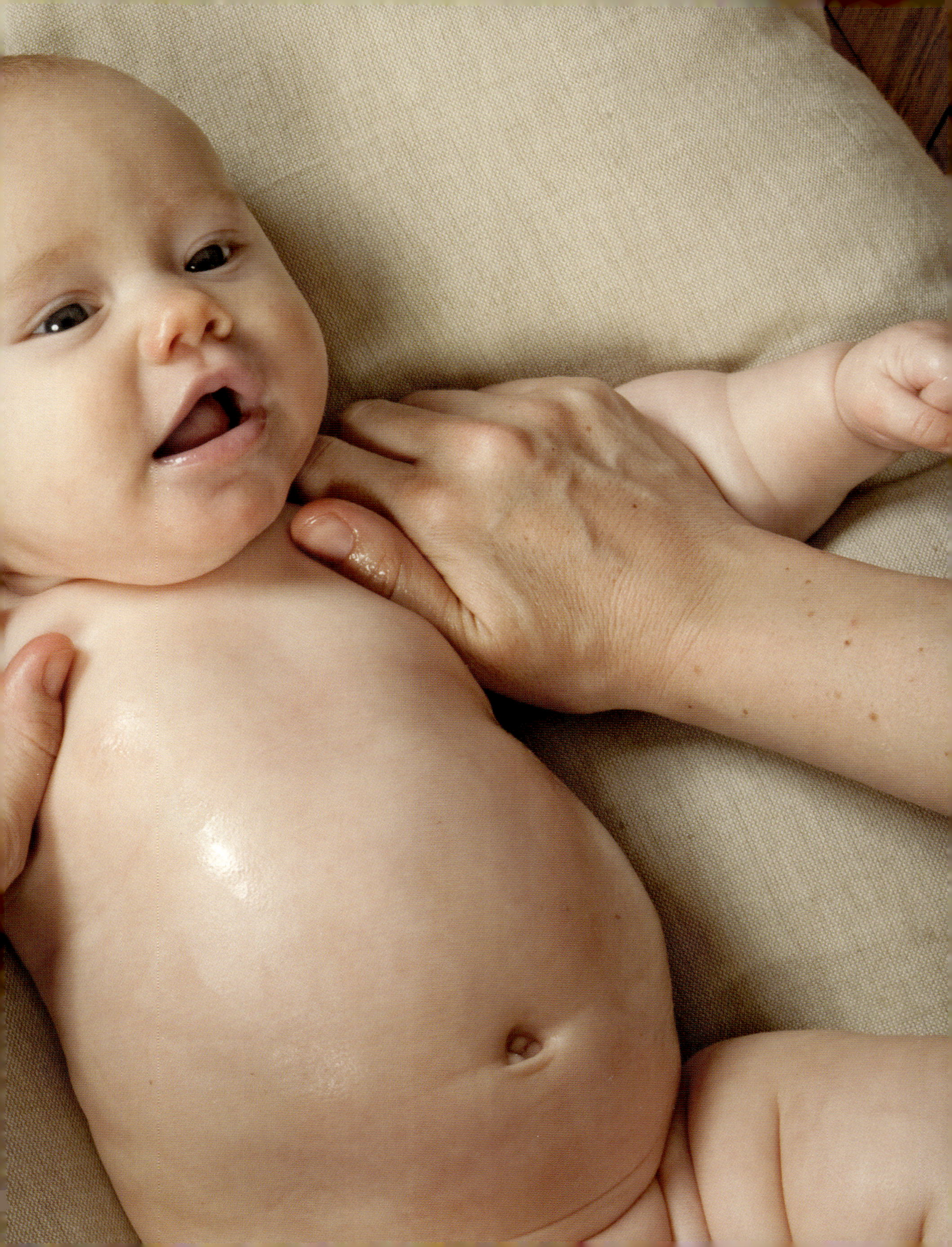

Massagens adaptadas

Eis algumas indicações sobre o desenvolvimento dos bebês, que guiarão você em relação ao tipo de massagem mais apropriada agora que ele tem mais de 2 meses. Saiba que seu bebê será o seu melhor guia e que você será a pessoa mais indicada para massageá-lo e para reconhecer suas necessidades.

Guarde estes conselhos

- Comece a praticar as massagens e os gestos apresentados neste capítulo assim que seu bebê tiver atingido 2 meses.
- Não dê mamadeira antes de massagear o bebê. Importante: nunca o alimente enquanto o massageia.
- No primeiro ano, não ultrapasse 20 minutos de massagem e observe a reação do bebê após cada sessão: se ele dorme bem ou se seu sono é, ao contrário, agitado...
- De acordo com o temperamento do bebê – explorador, tranquilo ou observador –, será preciso adaptar seus gestos e, talvez, não insistir se ele não parar de se mexer. É preferível que ele engatinhe do que permaneça parado enquanto você o massageia.
- Aprenda a reconhecer os sinais que o bebê envia. Para isso, você precisa de apenas duas competências, simples, mas primordiais: sinceridade e atenção. Saiba que você é a pessoa mais indicada para massagear seu filho. Afinal, você vive 24 horas por dia com ele, é por você que ele espera ser compreendido. Tenha confiança em si mesma e em sua capacidade como mãe.
- Se o bebê não gostar de muita massagem, não insista, mas não hesite em manter "contato", praticando uma massagem expressa (veja "Massagem expressa", pág. 94) após o banho, por exemplo.

De 2 a 4 meses

Os reflexos primitivos desaparecem e os gestos do seu bebê se tornam mais precisos. Ele começa a brincar com as mãos, a coordenar o gesto e a visão, a "comer" seu punho ou um dedo, o que provavelmente ele fará durante a massagem e que o manterá ocupado.
Alguns bebês não gostam de ficar de bruços, e será preciso, então, recliná-los contra o seu corpo ou deitá-lo sobre suas pernas para poder massagear suas costas.

De 4 a 7 meses

Esta é a idade em que a massagem será mais apropriada. Com efeito, o bebê ainda não sai do lugar, mas ele toma consciência de suas possibilidades físicas, e delas é gerada uma certa frustração, que a massagem terá o papel de amenizar. Ela vai ajudá-lo a tomar consciência de sua força e dos limites do seu corpo. Durante a massagem você poderá, por exemplo, ficar de lado: você pode segui-lo graças à massagem em torção (veja p. 100).
Nessa idade, o bebê gosta de ficar de bruços (mas isso depende de cada um) e levanta firmemente a cabeça, esticando-se. A massagem das costas será bem-vinda.
Por fim, ele leva objetos à boca, entre eles, os próprios pés... acompanhe-o.
Não o coloque sentado se ele não fizer isso sozinho, a não ser que ele esteja recostado em você: as costas contra o seu ventre ou devem estar apoiadas no seu ombro. Não o faça realizar abdominais, mesmo que ele eleve a cabeça para frente: deixe-o encontrar suas próprias formas de locomoção e siga seus movimentos durante a massagem; não

o coloque como você gostaria que ele estivesse, mas adapte-se a sua motricidade ativa.
O bebê dorme cada vez menos, suas refeições se estabilizam, e será mais fácil fazer-lhe uma massagem completa.

De 6-7 meses a 10-12 meses

O bebê começa a querer se movimentar, subir, rolar em todos os sentidos, engatinhar ①, ou ainda, em alguns casos, pôr-se de pé. É depois de engatinhar que o bebê consegue alcançar o estágio de sentar-se com estabilidade. Cuide para não colocá-lo sentado antes de ele mesmo tomar essa iniciativa, pois ele correria o risco de cair para trás ou ainda se esquecer de engatinhar!
Você pode agora massageá-lo em todos os sentidos, sentado ou deitado sobre os seus joelhos, apoiado em você e não mais apenas deitado à sua frente. Com certeza, ele vai adorar escapar de suas mãos! Você poderá favorecer a tomada de consciência de braços e pernas opostos utilizando massagem em diagonal, seja a partir do tórax, quando o bebê está deitado de costas, seja a partir do meio das costas, quando ele está de bruços. Com efeito, o engatinhar exige um complexo trabalho de coordenação, pondo em jogo o corpo caloso; essa estrutura constituída de fibras nervosas que une os dois hemisférios cerebrais tem um papel muito importante, pois ela rege todos os nossos movimentos de coordenação no espaço, seja o engatinhar ou o andar ereto, assim como todos os gestos de cooperação das mãos. Você poderá também ajudar o bebê a criar esses laços tão importantes pelo toque.

De 10-12 meses a 2 anos

Seu filho muda de lugar, põe-se de pé com vivacidade, começa a caminhar ou prefere continuar engatinhando. É a idade da descoberta e do deslocamento autônomo. Sua atenção é captada pela exploração, e certos bebês não apreciarão mais o lado estático da massagem, enquanto outros buscarão, ao contrário, a tranquilidade proporcionada por uma boa massagem ao final do dia ou após o banho. Depois de tantas descobertas e gasto de energia, às vezes frustrações, ele vai apreciar, talvez, poder centrar-se novamente. É também a época da fala. Convide-o a pedir a massagem, mas saiba aceitar sua recusa categórica!

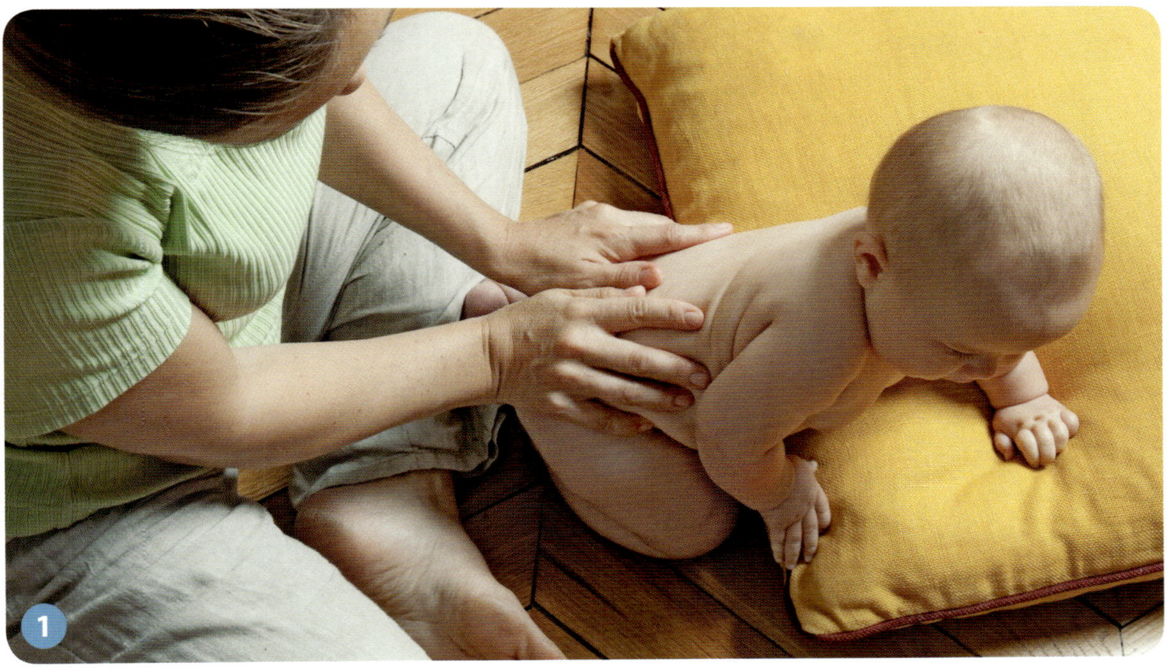
1

Precauções e preliminares

Você precisará cuidar de certos aspectos, em particular a maneira como a massagem vai se desenvolver. As preliminares também têm a sua importância, pois elas indicam ao bebê o momento da massagem e ainda permitem que você se prepare bem e permaneça concentrada do início ao fim da sessão.

① Instalação

Coloque ao alcance da mão tudo de que você vai precisar, para não ter de se deslocar no meio da massagem: almofadas, toalhas, *body*, roupinhas e fraldas limpas, óleo ou creme, aquecedor, tecidos e algodão de limpeza, sabonete e água, cobertor leve e forro para a cama.

Feche as portas e as janelas, que podem criar correntes de ar, apague as luzes muito intensas ou faça com que o bebê não pegue sol direto.

② O começo

Depois de se instalar confortavelmente e estar aquecida, coloque suas mãos sobre os joelhos ou tórax do bebê e emita o som "Om" da ioga, se isso lhe agradar (pronuncia-se exatamente assim, "Ooommm"). É um bom ponto de partida para chamar sua atenção, pois os bebês são frequentemente "hipnotizados" por esse som poderoso do qual ele sente também as vibrações pelas mãos da mãe.

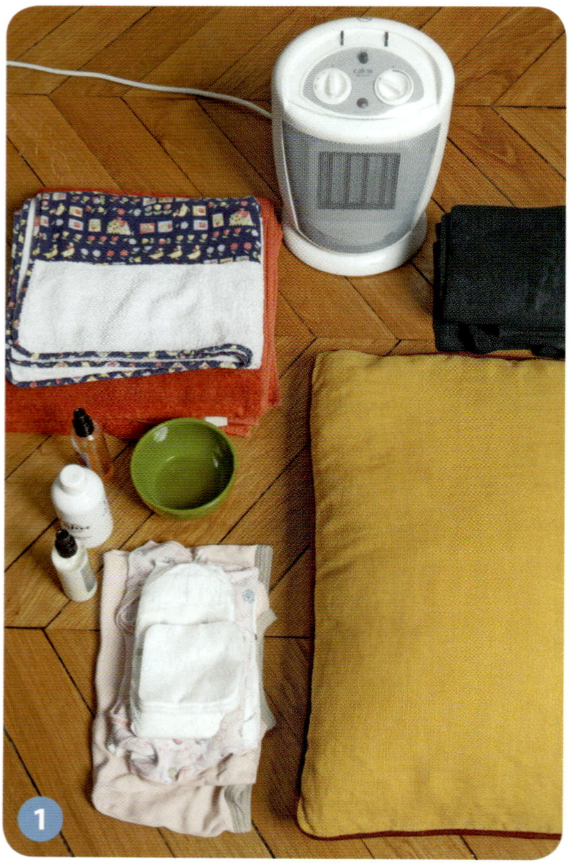

1

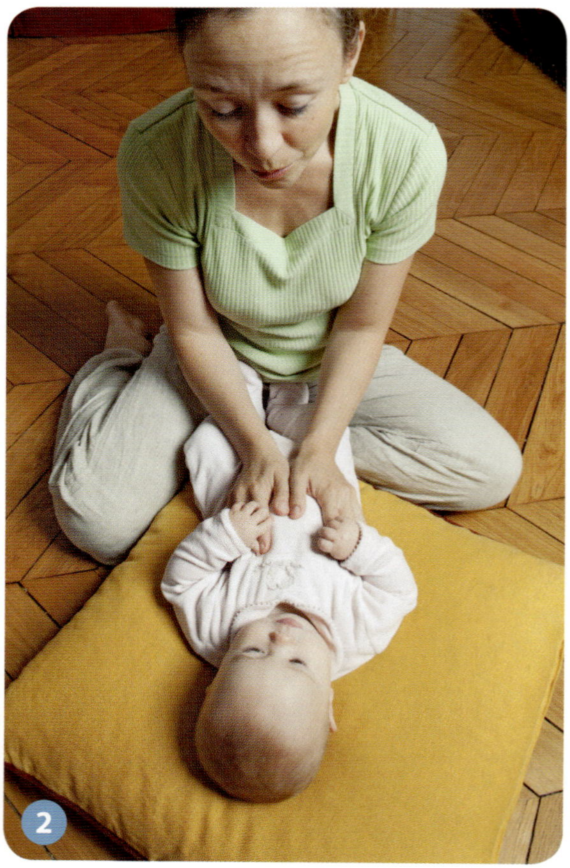

2

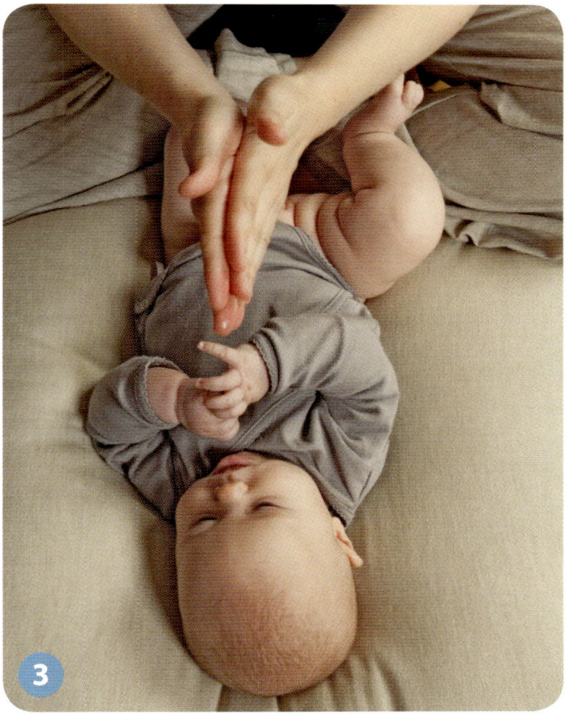

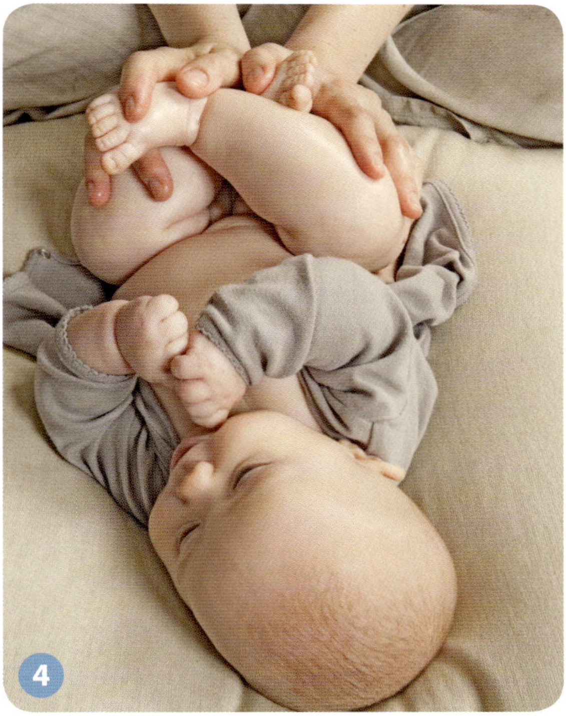

③ A sequência

A sequência da massagem – pernas, ventre, tórax, braços, costas, cabeça – é dada a título de sugestão. Pode ser modificada de acordo com seu desejo e o do bebê. Entretanto, ela segue certa lógica, pois, para tirar as roupinhas do bebê suavemente, começa-se em geral por baixo. Deve-se evitar começar pelo tórax e barriga, áreas geralmente muito sensíveis. Começar pelas pernas tem, portanto, dupla vantagem: a de manter o tórax aquecido enquanto você testa a reação do bebê, na parte inferior, e a de ter as mãos bem aquecidas pelas massagens das pernas, menos sensíveis, antes de tocar a barriga.

④ Transição

Para cada parte do corpo, você encontrará um movimento global que permite reunir uma parte do corpo antes ou depois de ter feito todos os detalhes, e assim fazer a ligação entre cada área ou entre o lado esquerdo ou o direito. Isso transmite uma sensação de plenitude e de conjunto. Você não deve hesitar em reproduzir esses gestos sempre que necessário no correr da sequência.

Conselhos

- Você pode deixar a fralda aberta sob as nádegas do seu bebê.
- Lembre-se de regularmente repor o óleo nas mãos durante toda a massagem.
- Não levante as nádegas do bebê, para que as costas permaneçam sempre em contato com a almofada.
- Não massageie sempre com a mesma mão, alterne entre a mão direita e a esquerda como mão diretora (aquela que massageia), e a mão passiva (aquela que segura).
- Para dar amplitude à massagem, pense em prolongar cada movimento no espaço, se o gesto se prestar a isso, como se você puxasse fios imaginários (em particular na ponta dos dedos e dos artelhos). Isso dará ao bebê uma sensação de plenitude e grande conforto. Você poderá acrescentar barulhinhos divertidos a cada dedo massageado.

Os membros inferiores

É uma região fácil de massagear, principalmente no momento da troca, e por isso é apresentada em primeiro lugar. Pense em alongar seus movimentos e mantenha-se bem firme no gesto, mas cuide para que as costas do seu bebê esteja sempre sobre a almofada.

① e ② Movimento global

Após ter trocado a fralda do bebê, suspenda o *body* até o umbigo, apanhe um pouco de óleo e esfregue vigorosamente as mãos. Coloque, em seguida, as mãos sobre as pernas do bebê ①. Passe, então, as mãos de um lado e de outro da bacia, envolva o bumbum, depois as coxas, e deixe suas mãos escorregarem até a ponta dos pés ②. Repita esse movimento uma ou duas vezes.

Conselhos

Efetue cada movimento aqui descrito em uma única perna (até os artelhos) antes de passar à outra perna. Não se esqueça de intercalar os movimentos de transição antes de mudar de perna (veja pág. 67).

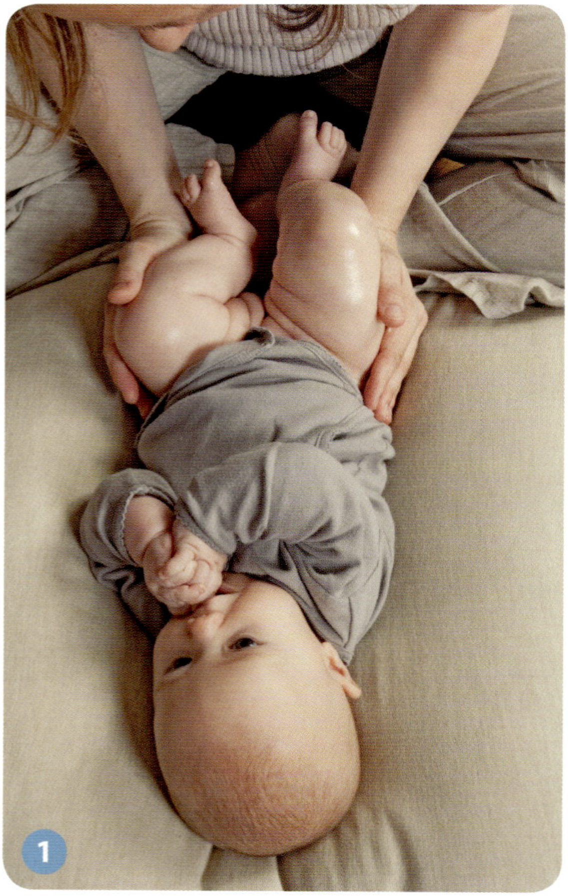
1

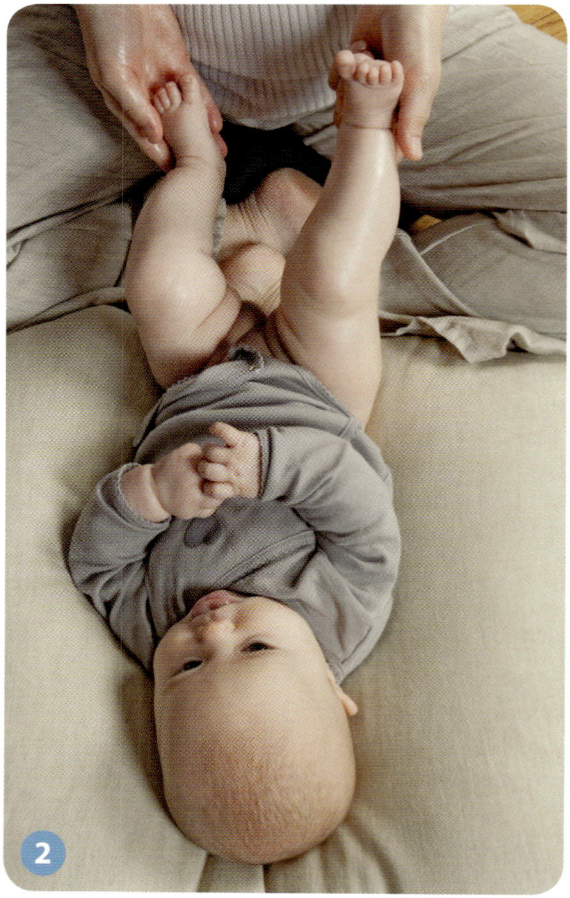
2

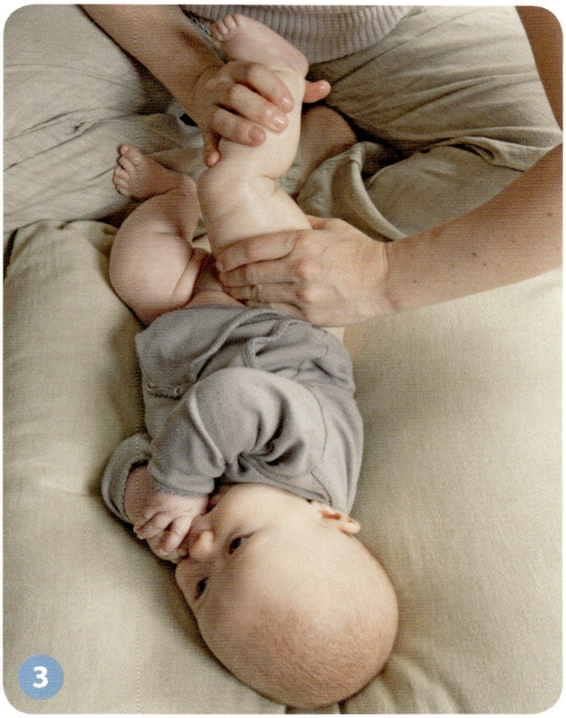

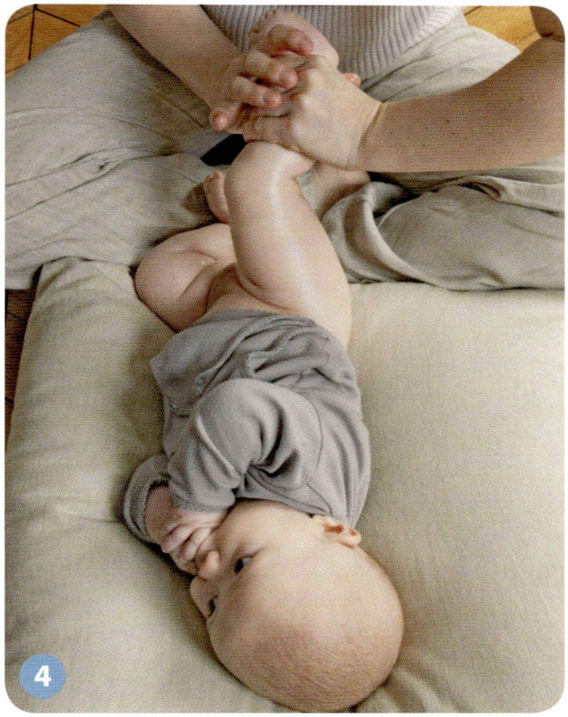

③ e ④ Movimento do "bracelete"

Segure um tornozelo com uma das mãos e deslize os dedos da outra mão pela dobra da virilha, virando para a esquerda se estiver trabalhando com a mão direita ③ e para a direita se estiver trabalhando com a mão esquerda. Deslize, fazendo um movimento de parafuso até o tornozelo, como se fizesse deslizar um bracelete ao longo da perna do seu bebê ④. Repita esse movimento uma ou duas vezes, mudando de mão a cada vez.

⑤ Movimento de parafuso

Segure a coxa do bebê na altura da dobra da virilha com as duas mãos, como tivesse em mãos uma luneta. Depois, em movimento de parafuso oposto das duas mãos (uma mão para a direta e a outra para a esquerda e inversamente) deslize-as ao longo da perna até o tornozelo. Refaça esse movimento uma ou duas vezes.

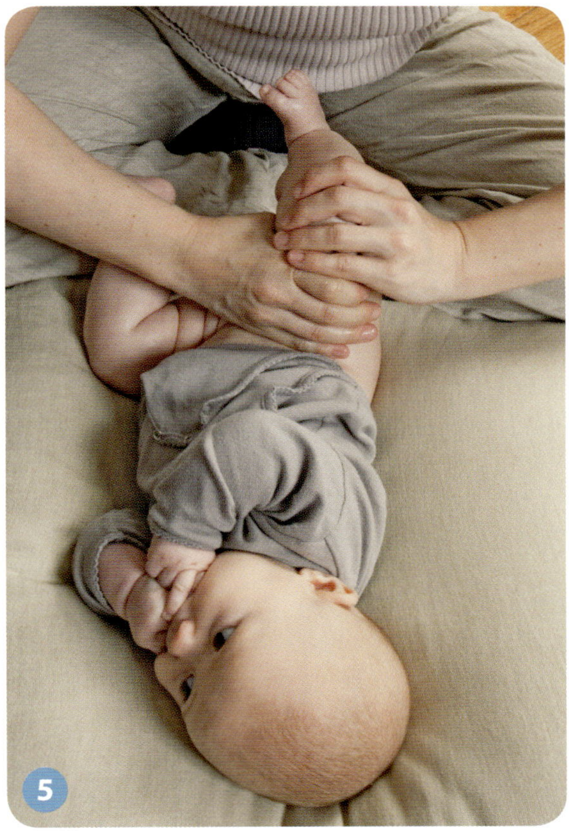

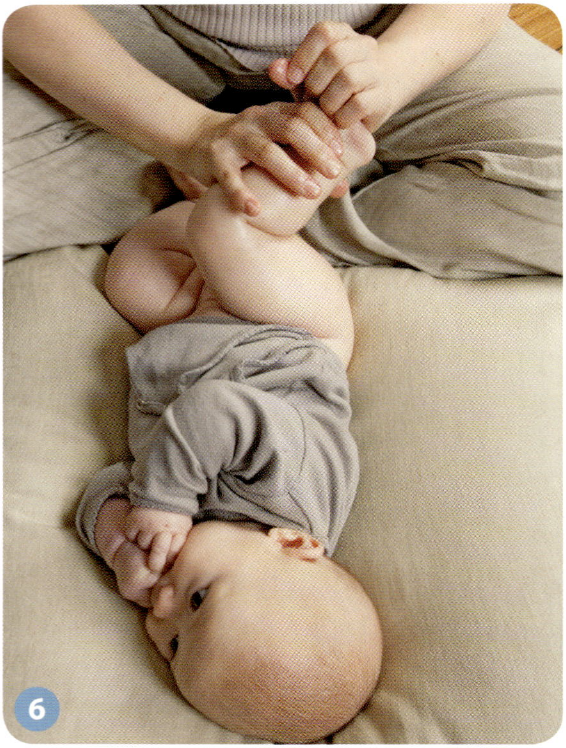

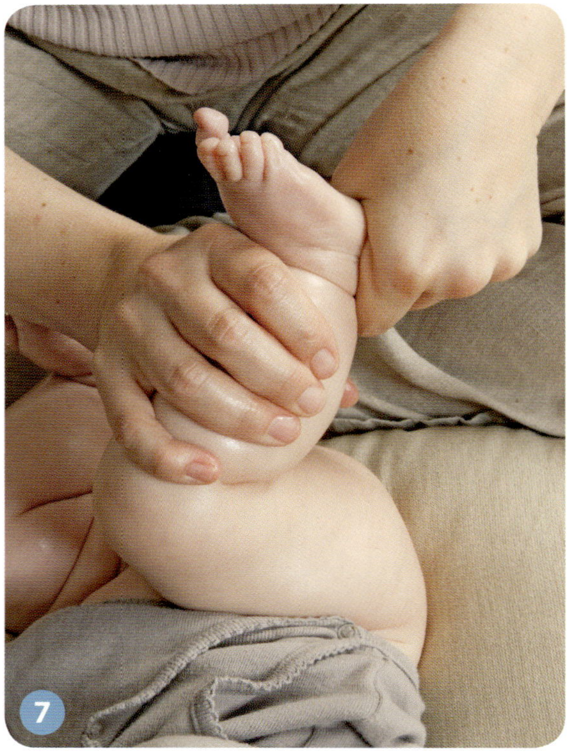

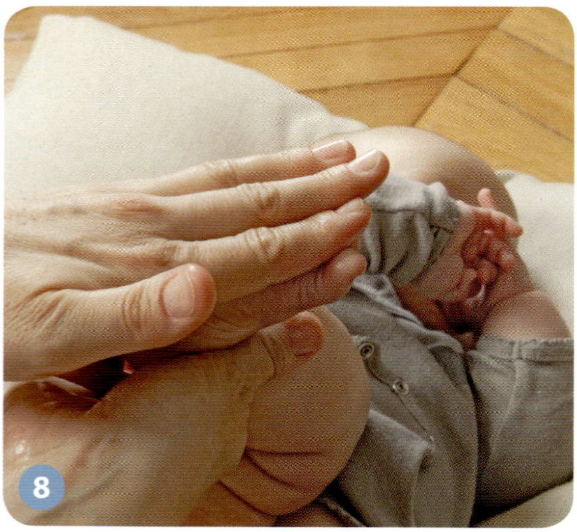

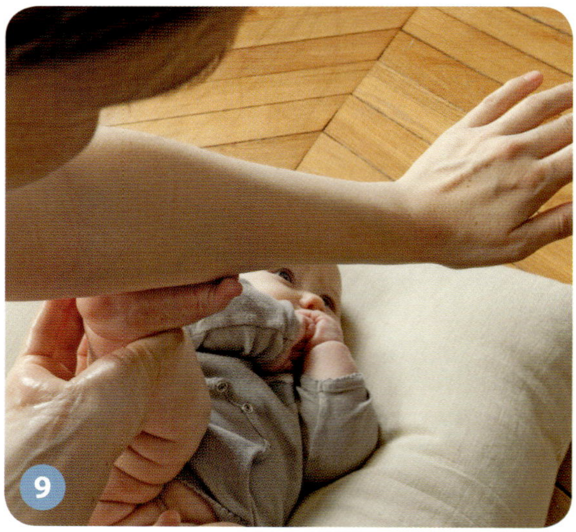

⑥ e ⑦ Tornozelo e Calcanhar

Segure um dos pés do bebê com uma das mãos e com a outra movimente num sentido e no outro ao redor do tornozelo ⑥.
Continue a massagem, fazendo movimentos circulares com a mão ⑦, como se fosse fixar um parafuso.

⑧ e ⑨ Planta do pé

Segure um tornozelo com uma das mãos e faça escorregar a palma da outra mão ⑧ até o seu cotovelo ⑨ sobre toda a planta do pé do bebê. É normal que ele retraia os dedos para melhor abri-los após a passagem de suas mãos.

⑩ a ⑫ O pé e os artelhos

Passe os polegares alternadamente sobre toda a planta do pé do bebê ⑩, indo na direção dos artelhos. Esse gesto pode ser realizado com lentidão e grande suavidade sobre toda a planta do pé, seus contornos e no dorso do pé, em torno do tornozelo, sobre o calcanhar e nos artelhos: trata-se de uma massagem completa – como demonstra a reflexologia plantar. Por fim, segure cada um dos dedos pela base, fazendo-o rolar gentilmente entre o indicador e o polegar ⑪, depois prolongue esse gesto como se puxasse um barbante na ponta de cada artelho.

Em seguida, pressione suavemente entre os dedos dos pés ⑫ como se fosse retirar uma impureza, prolongando ao mesmo tempo esse gesto. Massageie o interior do dedão do pé com o seu polegar... o bebê vai gostar disso.

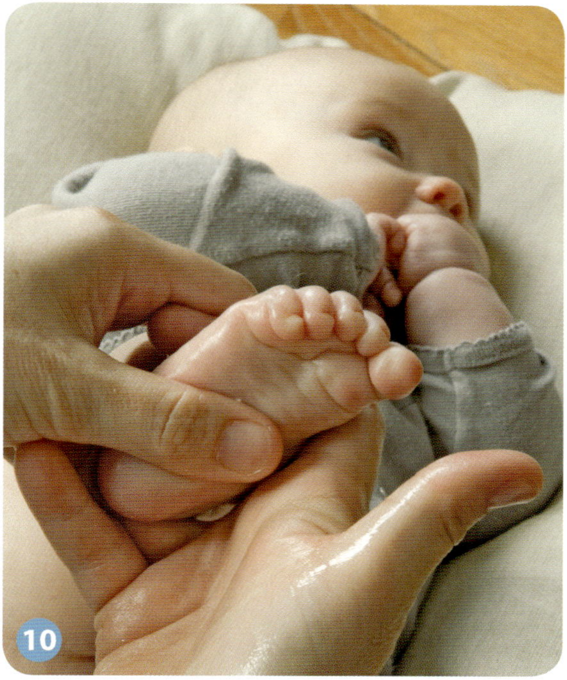

10

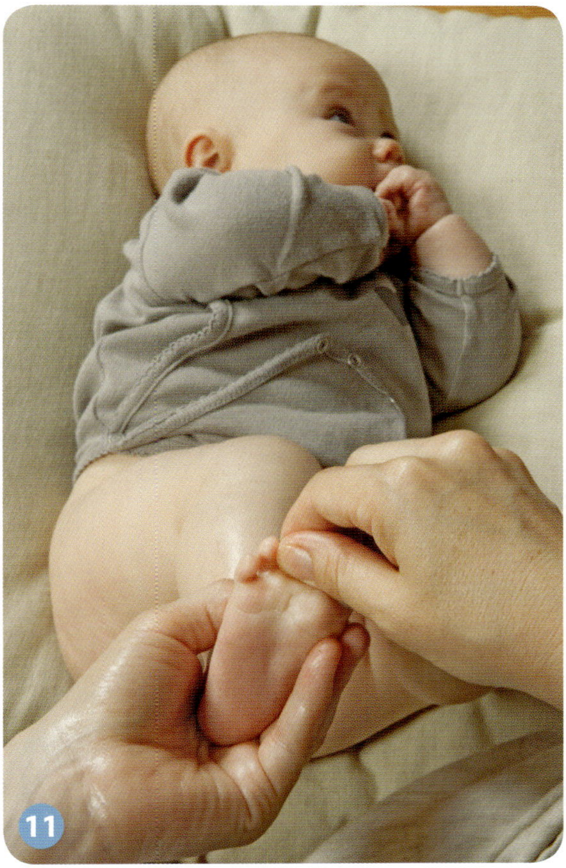

11

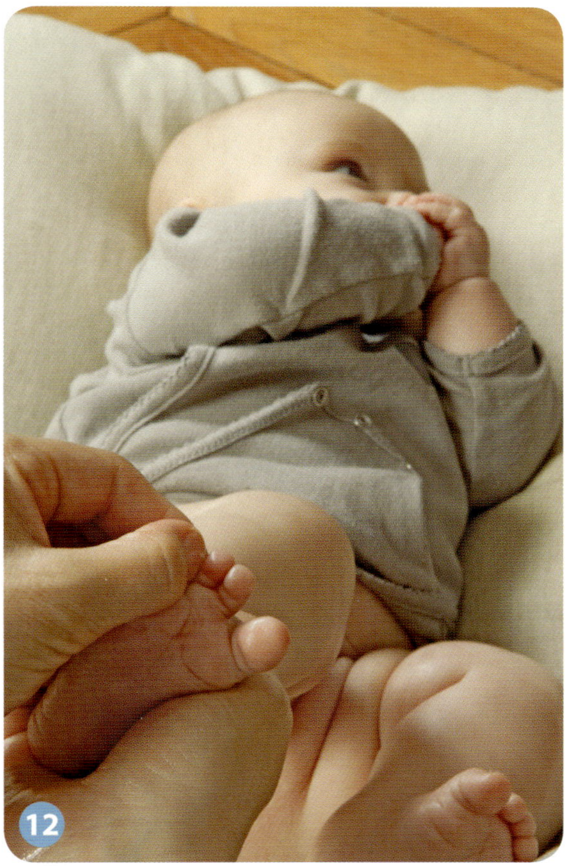

12

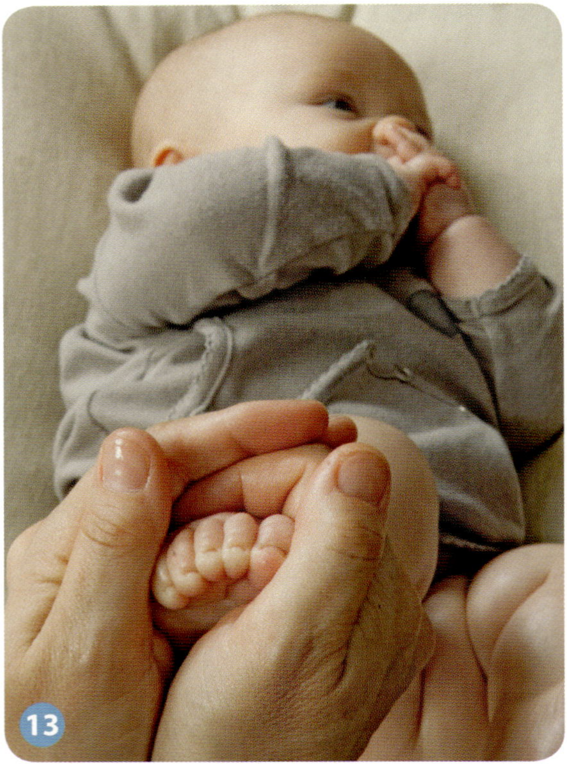
13

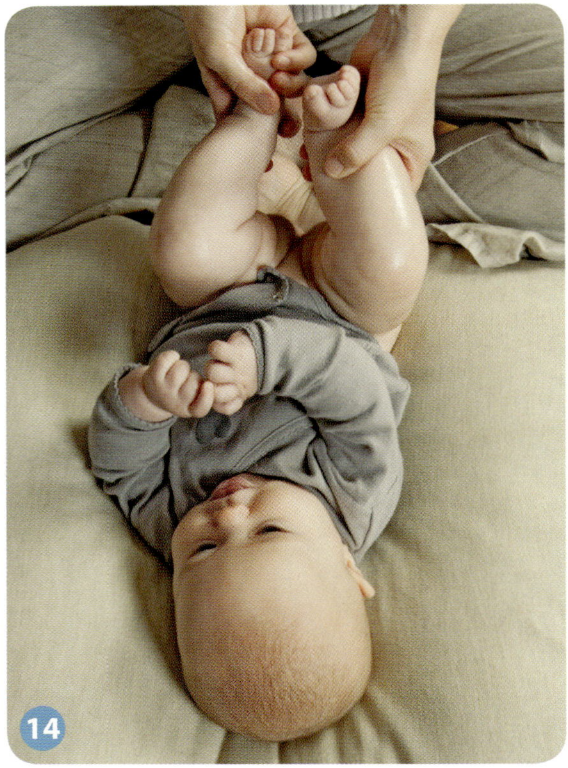
14

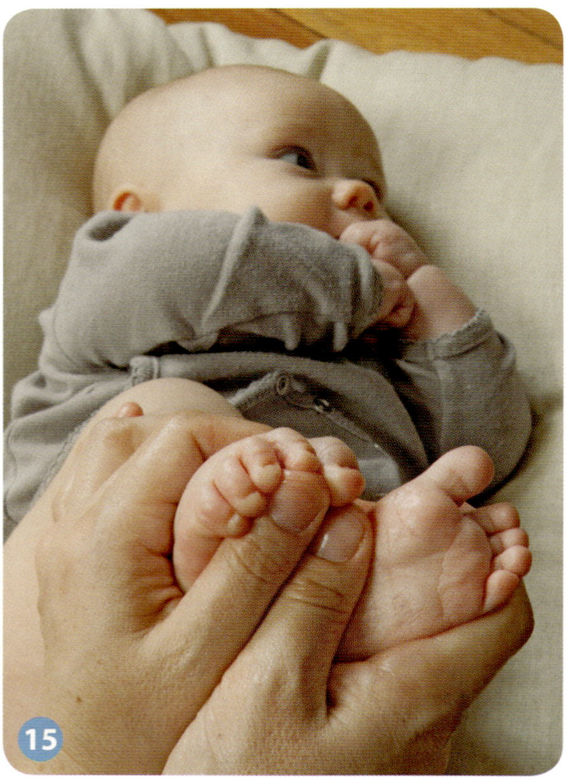
15

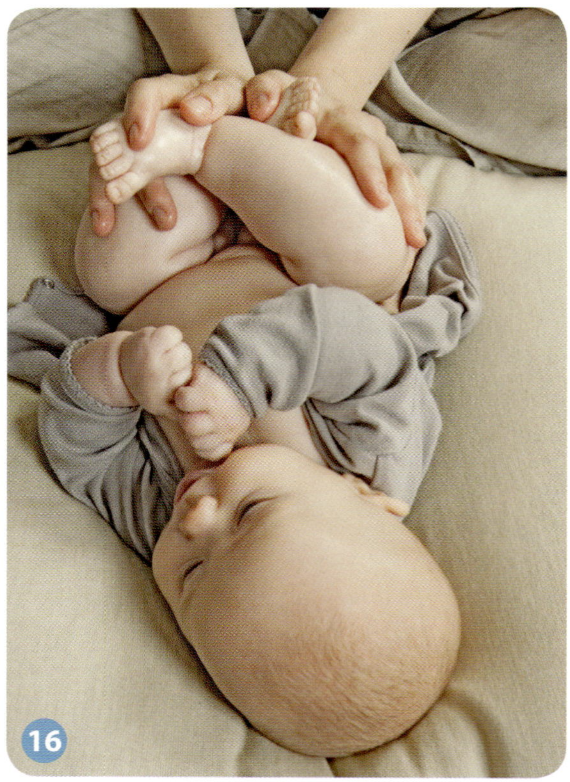
16

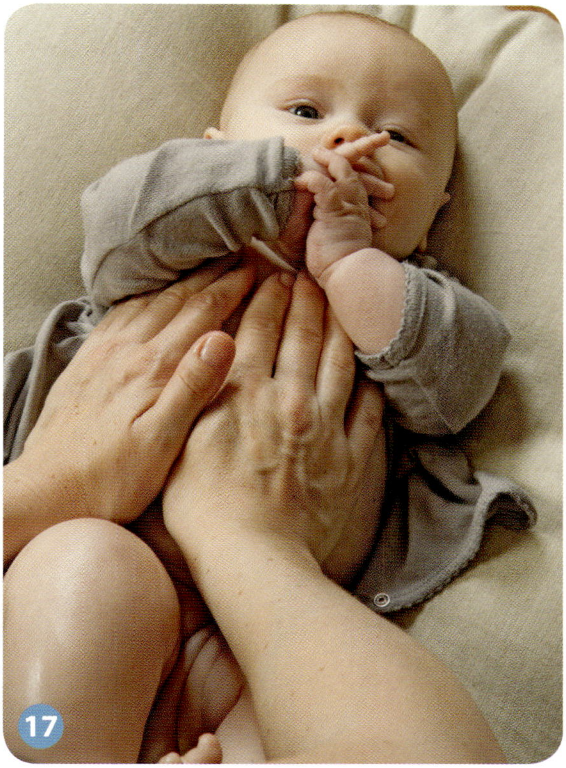

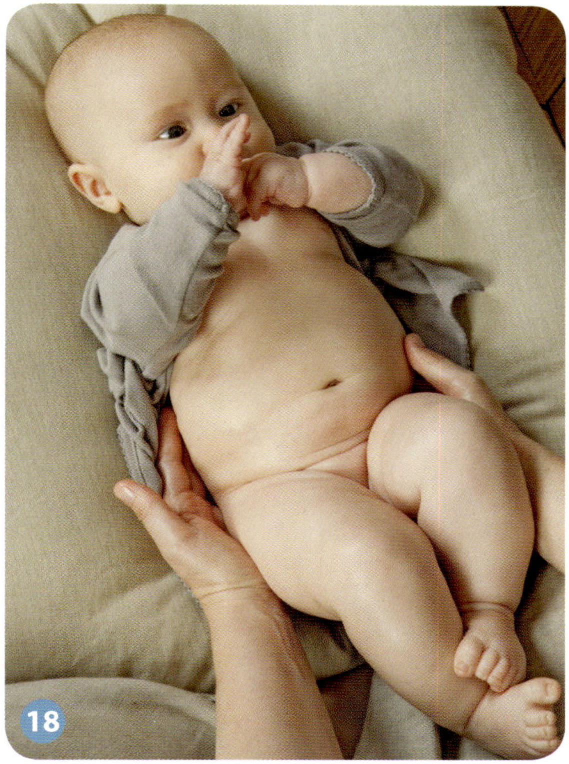

⑬ a ⑯ De uma perna a outra

Segure delicadamente um dos pés do bebê entre as mãos durante alguns segundos ⑬. Envolva a bacia do bebê com as duas mãos e deslize as mãos de volta até a ponta do pé ⑭. Massageie então a outra perna.
Após massagear as duas pernas, segure os dois pés com as mãos, pressionando-os suave e longamente ⑮. Cruze as pernas do bebê, ou simplesmente empurre-as, aproximando-as do ventre, sem curvar as costas do bebê, mas dobrando-as na altura do quadril ⑯.

⑰ a ⑲ Movimento de transição

Coloque suas mãos bem aquecidas sobre o tórax do bebê ⑰ e depois deixe-as deslizar, para um lado e para o outro, e em seguida pelas costas e pelo bumbum ⑱ ao longo das pernas até os pés ⑲, sem parar.
Prolongue esse movimento o mais que puder antes de passar para a barriga ou para o tórax do bebê.

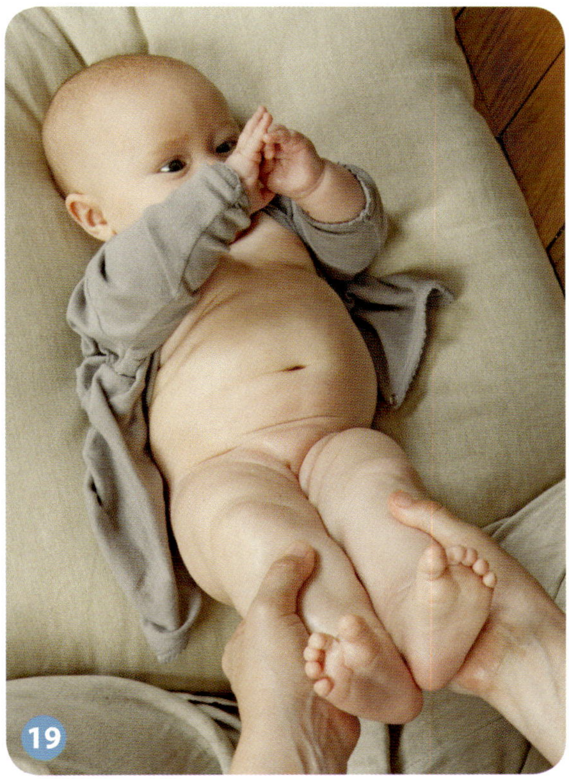

A barriga

É uma das áreas mais sensíveis do corpo do bebê, a mais frágil, a mais flexível, a que ligou o bebê à sua mãe por meio do cordão umbilical. É também o lugar da digestão, tão sensível nas primeiras semanas, e o da respiração abdominal de relaxamento. Será preciso, portanto, estar muito atenta à maneira de massageá-la.

Movimento global

Retire o *body* completamente. Esfregue suas mãos com o óleo até torná-las mais quentes que a barriga do bebê. Coloque-as recobrindo toda ou quase toda a superfície da barriga, sem pressionar. Permaneça alguns instantes sem se mover.
Quase sempre esse gesto tem por efeito acalmar, apaziguar e relaxar o bebê. Realize em seguida um suave toque global, do tórax até os artelhos, passando pela bacia.

① e ② Massageie em círculo ou em espiral

Com as mãos sobre o ventre do bebê ①, massageie em círculos no sentido horário (sentido do intestino), alternando as mãos. Comece suavemente, depois com mais firmeza, de acordo com a reação do bebê. Termine suavizando o movimento até tocar de leve a pele, após ter feito uma dezena de movimentos.
Você pode continuar a massagem com uma só mão, mas em espiral e, para limitar o efeito de balanço, segure um pé ou uma perna com a outra mão. Comece a desenhar uma espiral em torno do umbigo, aplicando todos os dedos e depois a palma da mão ② sobre o ventre. Movimente sempre no mesmo sentido, ao mesmo tempo que levanta a palma da mão até ter tão-somente a ponta do dedo médio no umbigo.

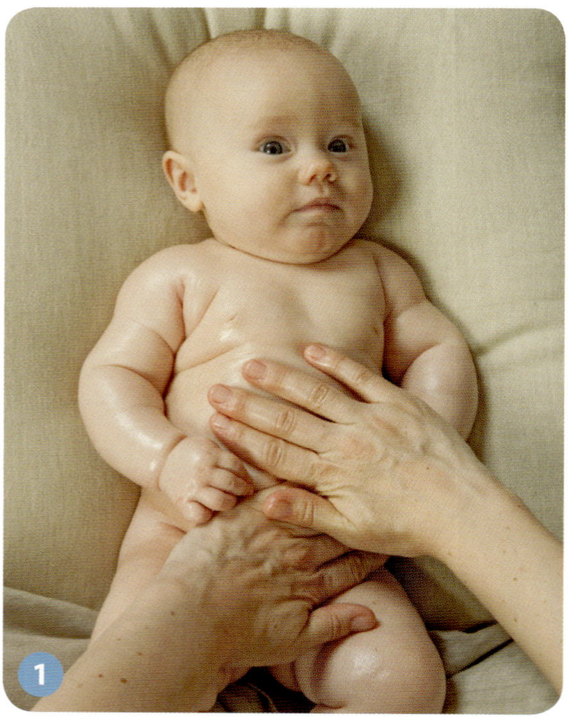
1

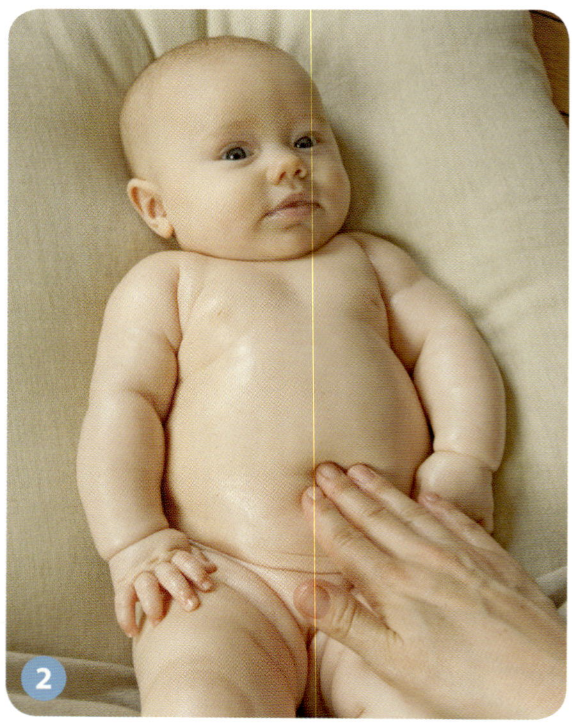
2

Relaxe a pressão o mais suavemente possível. Essa massagem pode ser efetuada também por cima do *body* se o bebê demonstrar algum incômodo digestivo (veja "Para ajudar na digestão", pág. 100).

③ De alto a baixo

Coloque a lateral do seu polegar abaixo do esterno, na altura do plexo solar, e escorregue para baixo a mão espalmada até o púbis do bebê. Repita o movimento em seguida com a outra mão, da mesma maneira. Encadeie 5 ou 6 movimentos, com alternância das mãos. Repita seis vezes.

④ e ⑤ Movimento de pinça

Com o polegar e o restante da mão direita segure a barriga do bebê ④ e pince-a ligeiramente, deslizando de cima para baixo ⑤. Repita esse gesto alternando com a outra mão e diminuindo a pressão à medida que o executa. Esse movimento pode ser praticado diretamente sobre o *body*.

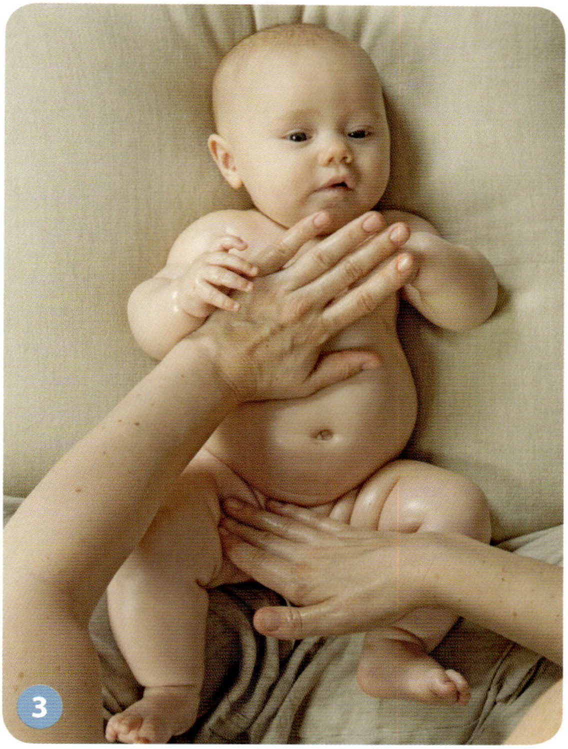

3

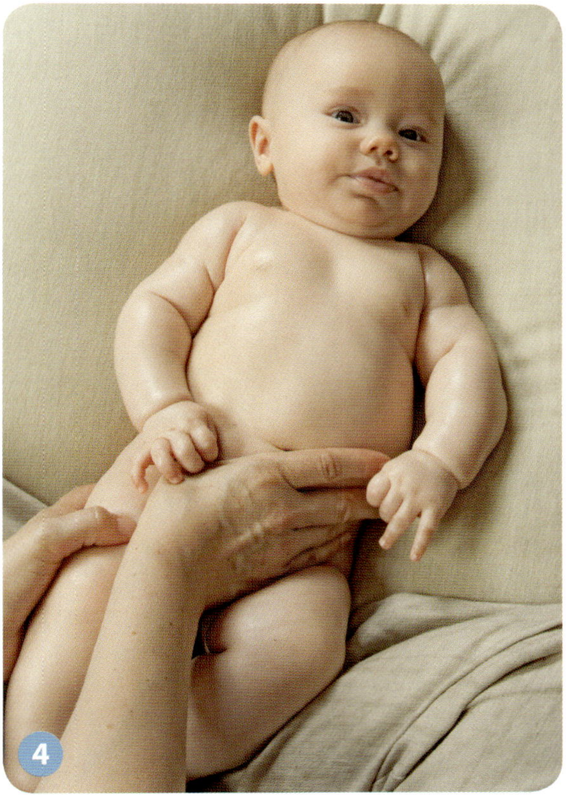

4

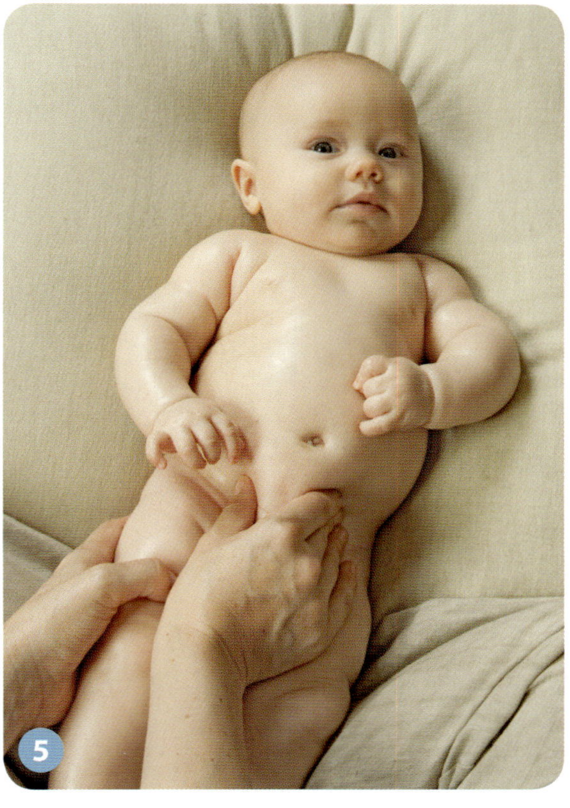

5

O tórax

É uma área sensível porque o esterno é uma zona escondida e protegida durante a gravidez, longe dos estímulos externos. É também o local das emoções (e onde fica o plexo solar), a zona da respiração e do coração. Seu bebê pode reagir por muito tempo e não gostar que você toque esse local. Não force e espere que ele literalmente abra os braços para você.

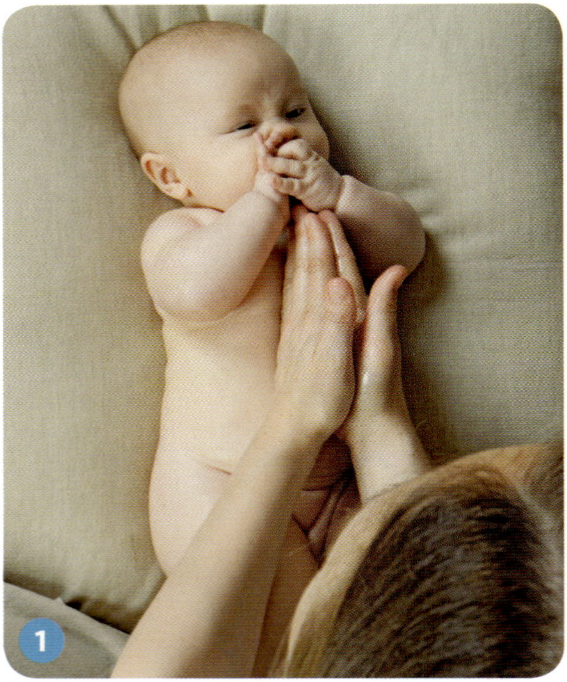

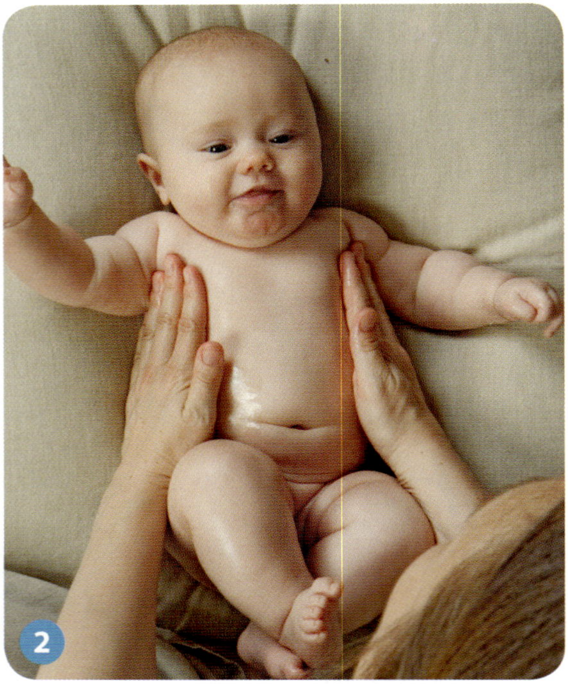

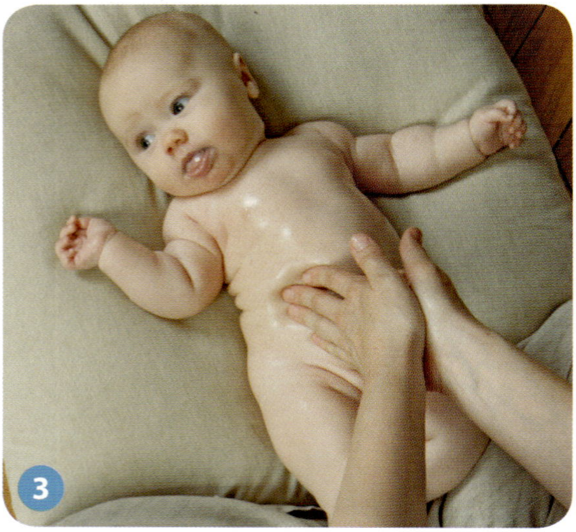

① a ③ Movimento global

Coloque suas mãos bem aquecidas sobre o tórax do bebê e observe sua reação. Se ele não fechar e não abrir os braços abruptamente, você pode continuar. Coloque as mãos postas sobre a região central do peito, bem em cima do esterno ①. Depois deslize-as para um lado e para o outro ②. Prolongue o movimento para ambos os lados, seguindo a linha das costelas e abrangendo a caixa torácica até as costas com toda a superfície das mãos. Deslize para a parte inferior, na altura da cintura, até os quadris. Volte suavemente, aplicando a ponta dos dedos sobre a barriga ③ e suba até o esterno para refazer o movimento uma ou duas vezes.

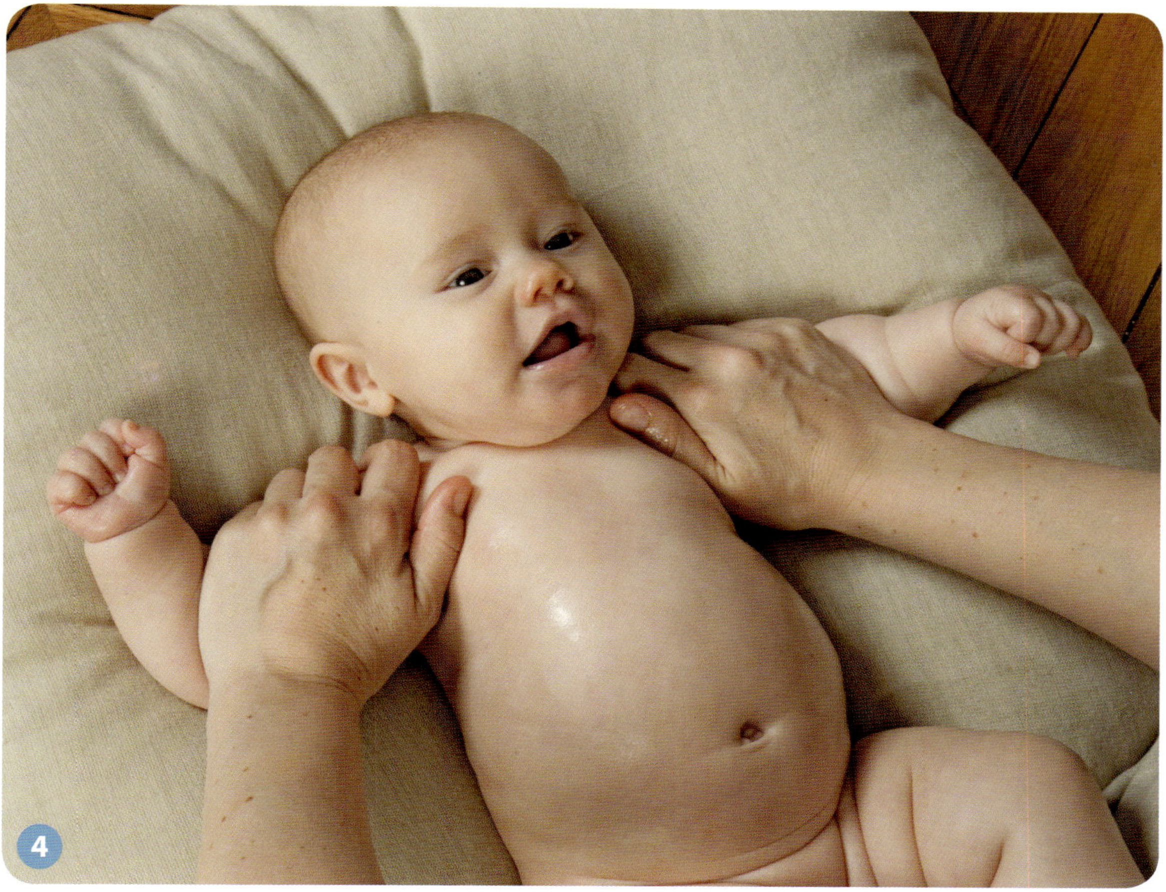

④ e ⑤ Esterno e braços

Coloque suas mãos unidas sobre o esterno como anteriormente ③, e deslize-as para cima, envolvendo os ombros do bebê ④. Depois deslize-as ao longo dos braços, abrindo-os bem e segure as mãozinhas.

Mas não tente esticar os braços do bebê caso ele se recuse a fazer isso. Seus ombros ainda são extremamente frágeis. Deixe os braços ao longo do corpo, portanto. E apenas prolongue o movimento à direita e à esquerda, ponha os braços do bebê em cruz e continue até a ponta dos dedos e além deles, como se você esticasse longos fios a partir da extremidade dos dedos ⑤. Procure segurar os ombros e os braços utilizando um movimento envolvente de parafuso.

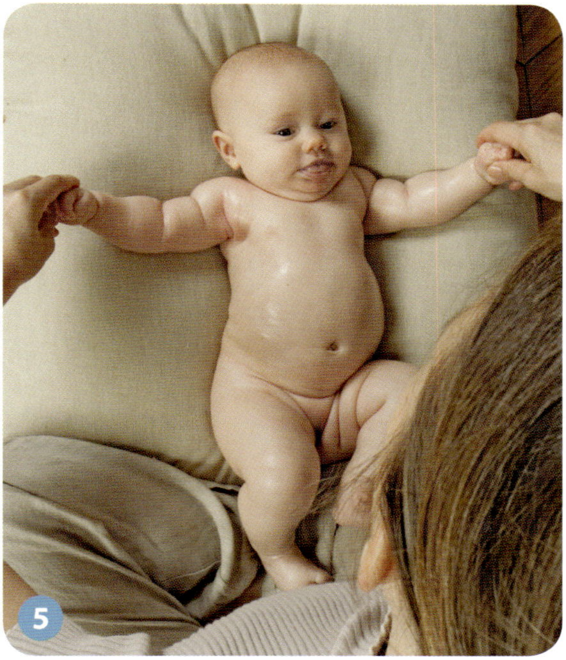

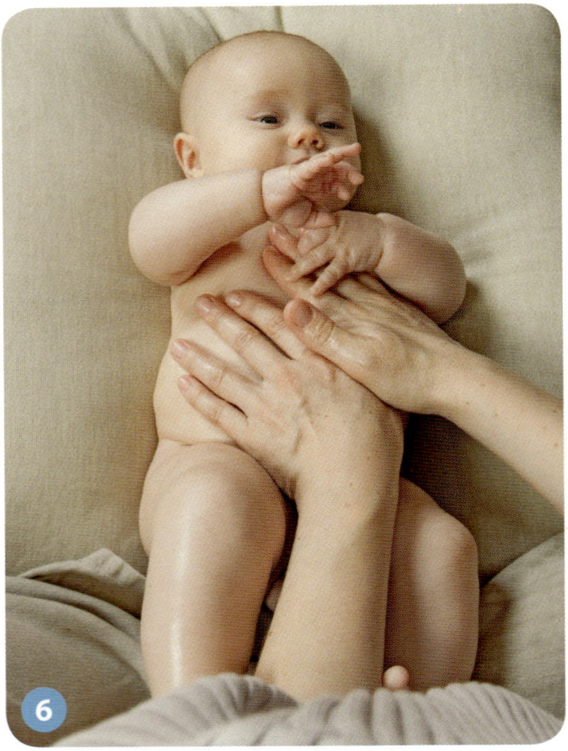

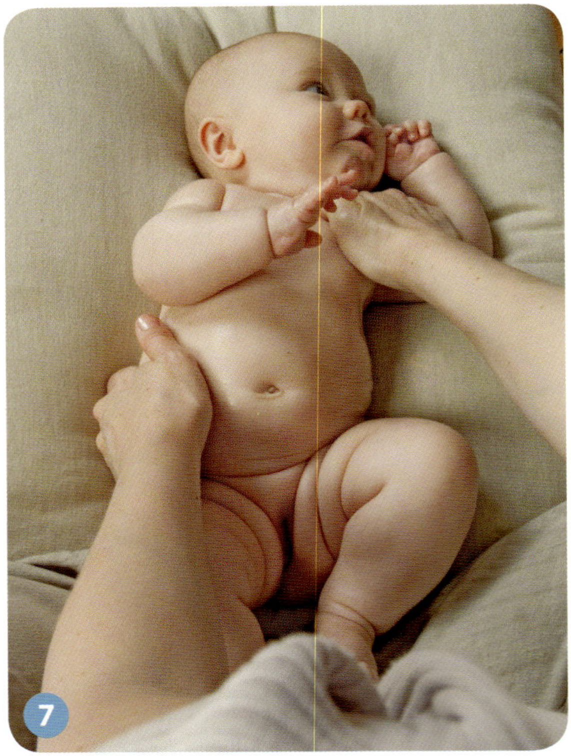

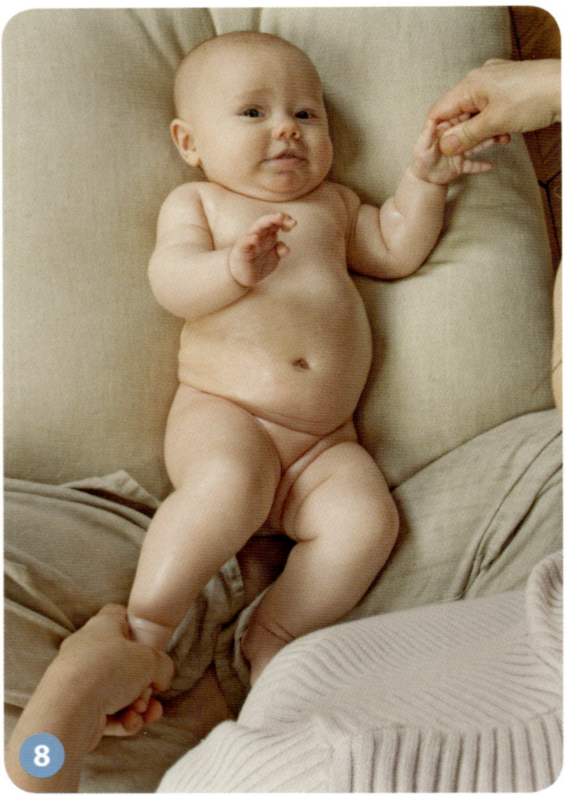

⑥ a ⑧ Esterno e braços-pernas

Com as mãos unidas sobre o esterno (como em ①), deixe escorregar a mão direita na direção do ombro esquerdo, e a mão esquerda em direção à nádega direita, num movimento diagonal ⑥ e ⑦. Prossiga até a extremidade de cada membro, dedos e artelhos, prolongando seu movimento ⑧. Depois inverta o sentido, deslizando a mão direita na direção da perna esquerda, e a mão esquerda em direção ao braço direito.

Não se esqueça!

Este movimento vai favorecer que o bebê tome consciência da relação braço e perna opostos, que utilizará mais tarde para engatinhar.

Os braços

A massagem dos braços, ligados ao sistema cardiorrespiratório pela cintura escapular (clavícula e omoplata), vai permitir melhor oxigenação e abertura da caixa torácica, e ainda proporcionará relaxamento sobre toda a extensão das costas e sobre as vértebras cervicais. A massagem das mãos vai igualmente ajudar o bebê a desenvolver sua sensibilidade, já muito significativa nessa região.

Movimento global

Coloque suas mãos bem aquecidas sobre o esterno e os ombros do bebê para testar a reação dele (veja foto ④, p. 71). Coloque um pouco de óleo nas mãos e esfregue-as bem, para aquecê-las. Depois de tê-las unido sobre o esterno, aplique toda a palma e os dedos na direção dos ombros até envolvê-los, continue até a ponta dos dedos e além, prolongando o movimento.

① e ② Movimento do bracelete

Segure o punho do bebê com sua mão oposta (o punho direito do bebê com a mão esquerda, por exemplo) ①. Deslize os dedos da outra mão, na altura das axilas e do ombro, e faça o movimento de parafuso, descendo pelo braço até o punho. Repita essa sequência uma ou duas vezes.

Termine a massagem com um movimento de enrolar e desenrolar o punho com uma das mãos, formando uma espécie de bracelete fechado ②.

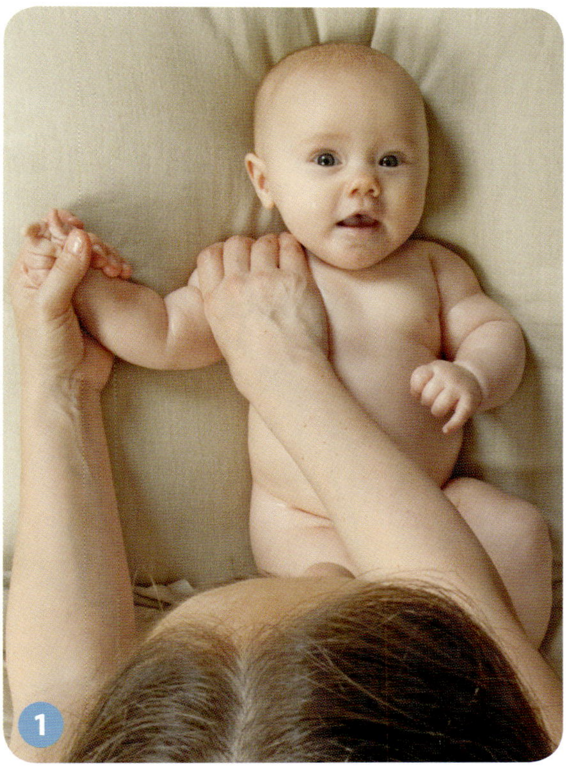
1

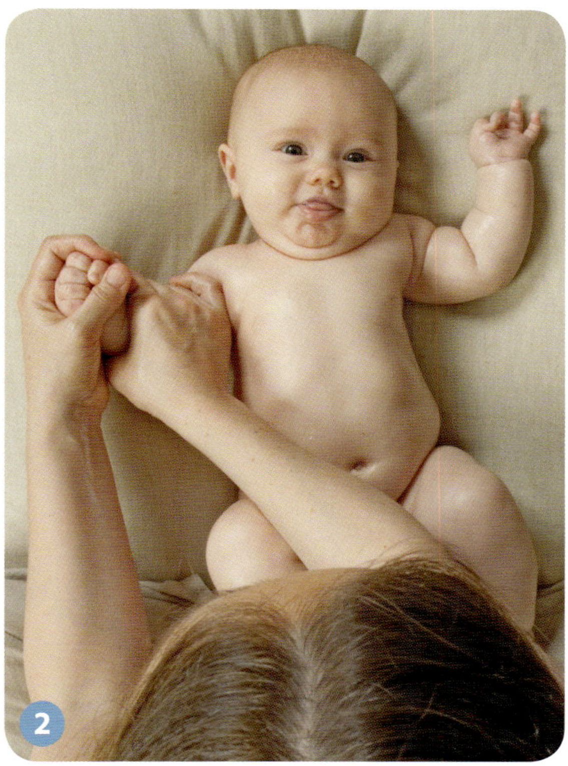
2

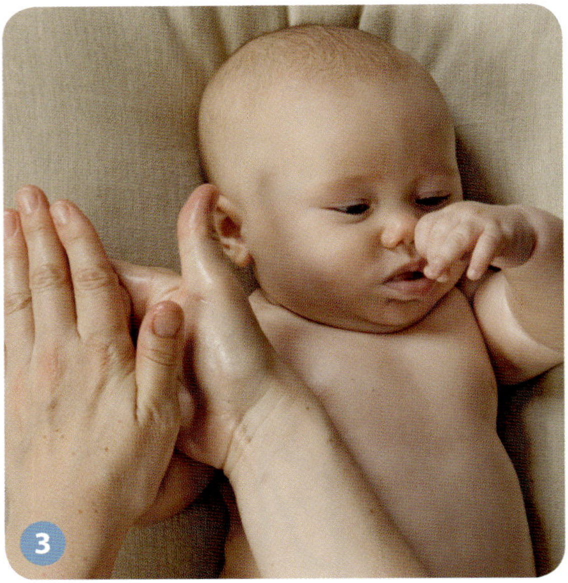

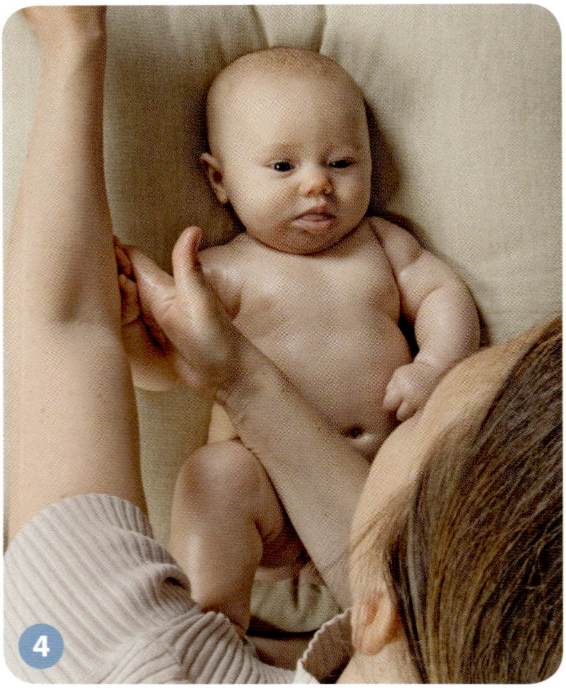

③ e ④ Deslizamento

Com a sua mão esquerda sobre a mão direita do bebê, deslize a ponta dos dedos até o seu cotovelo contra a palma da mão do bebê ③ e ④. Relaxe e observe que a mão do bebê, após ter-se fechado ligeiramente durante o movimento, agora se abre novamente, como uma flor.

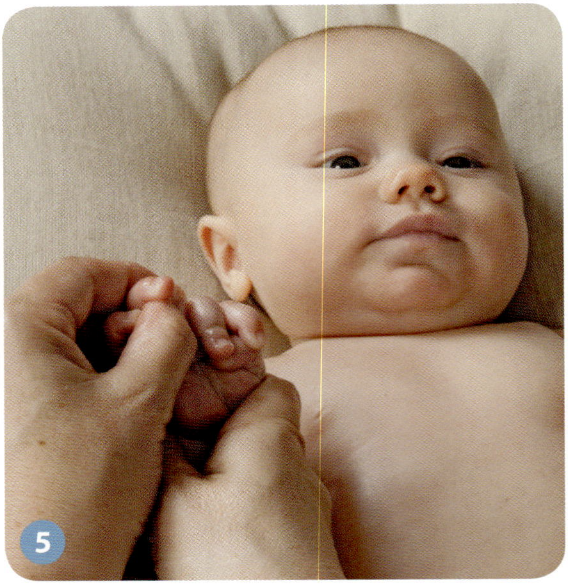

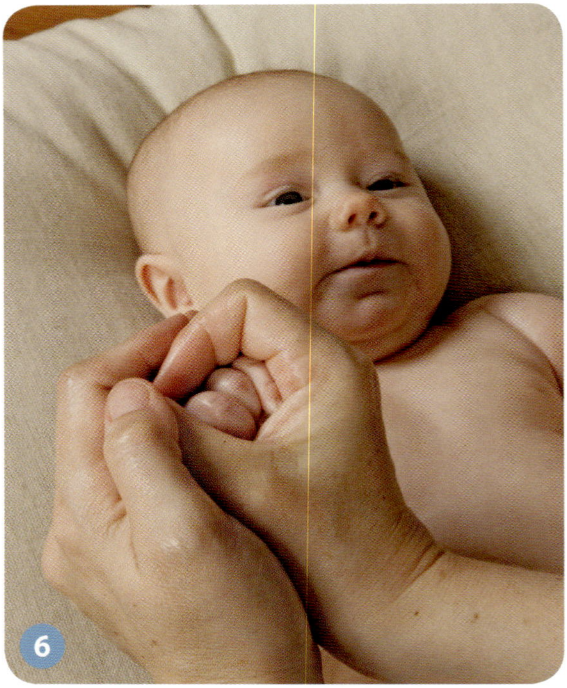

⑤ e ⑥ Massagem da mão

Se o bebê não quiser abrir a mãozinha, coloque seu polegar no centro da palma e faça pequenos movimentos circulares com a parte macia do dedo, o mais suavemente possível. Se ele quiser abrir a mão, passe um polegar e depois o outro, de alto a baixo, segurando bem o punho com os outros

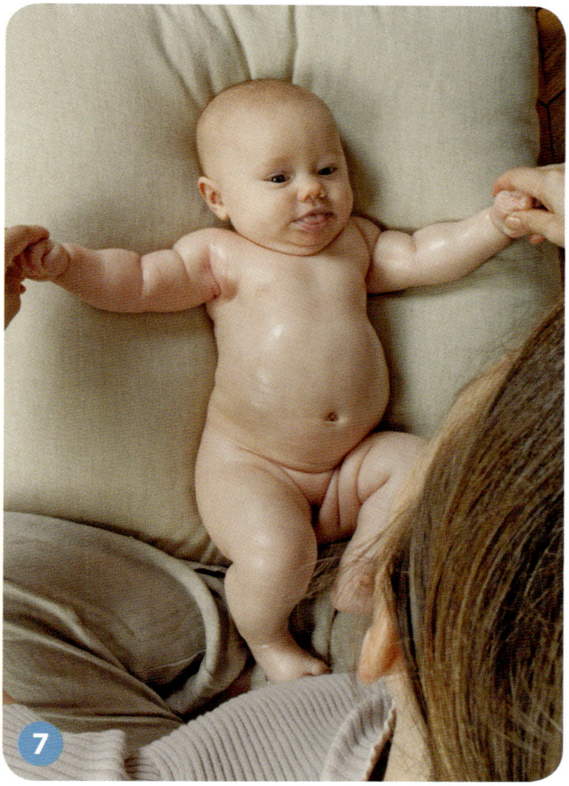

dedos ⑤. Alongue os dedos das mãos, um após o outro, lentamente, prolongando o movimento no espaço. Realize o mesmo movimento entre os dedos. Em seguida, segure suavemente o punho do bebê com as duas mãos ⑥.

⑦ Passagem ao outro braço

Faça o movimento básico com as duas mãos unidas sobre o esterno, as quais deslizam sobre os ombros, depois até a ponta dos dedos. Refaça as etapas descritas anteriormente com o outro braço (do movimento do bracelete à massagem da mão) e termine realizando novamente o movimento global nos braços.

⑧ e ⑨ Finalizações

Junte os braços do bebê na frente do peito, sem forçar, imprimindo uma leve pressão sobre o esterno ⑧. Você pode também reunir os pés e as mãos na frente do corpo mantendo-os unidos com as mãos. Balance o bebê, suavemente, da direita para a esquerda. Ele vai relaxar profundamente nessa posição fetal, tranquilizadora ⑨.

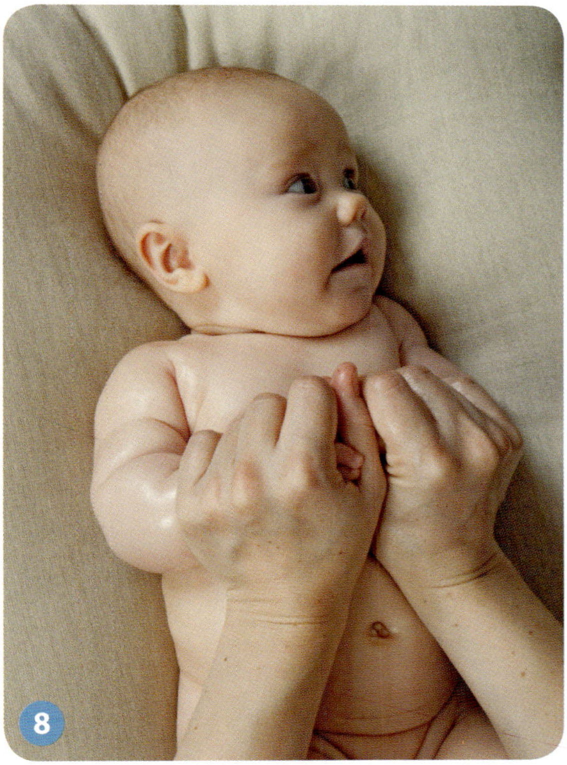

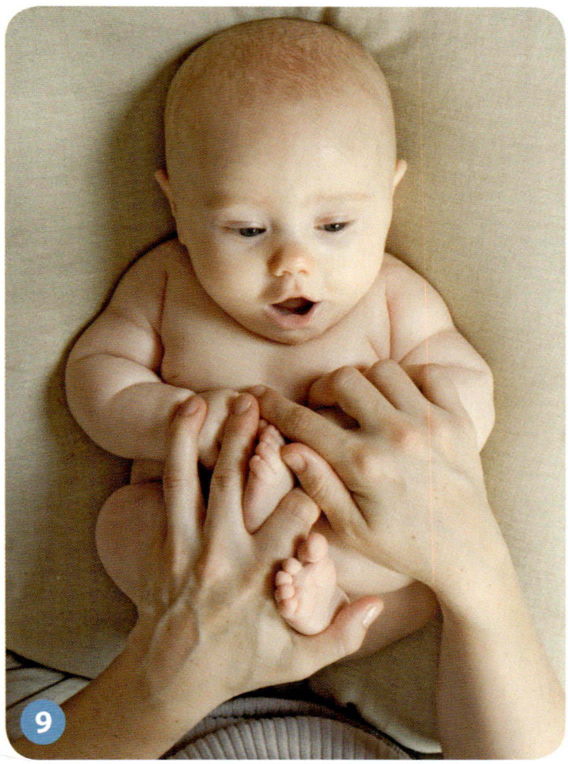

As costas

Durante a massagem, dê atenção especial a esse eixo vital, que experimenta durante os primeiros meses de vida um desenvolvimento surpreendente, permitindo ao bebê ordenar e depois coordenar seus deslocamentos, e também ficar ereto, sem tensão, com a cabeça bem alinhada.

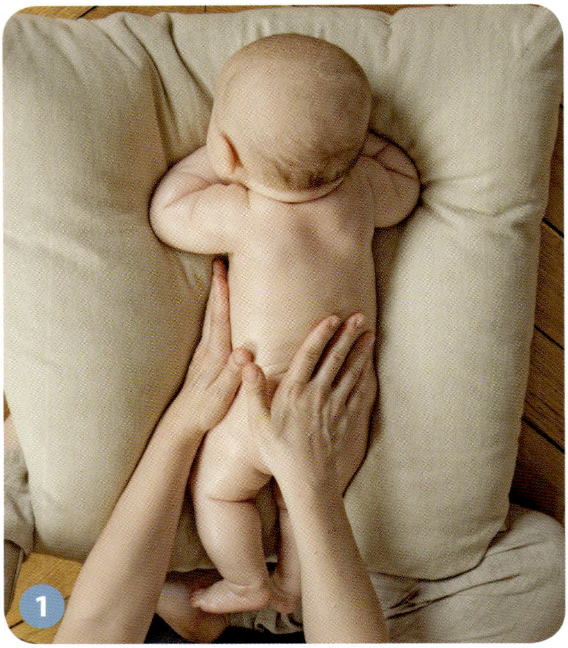

① a ③ Encontre a posição ideal

Para realizar a massagem completa das costas é preferível colocar o bebê de bruços sobre uma almofada, à sua frente ①. Se ele não gostar dessa posição, ou se ainda não sustentar muito bem a cabeça, coloque-o sobre seu ventre ou seu peito ② ou ainda sobre seus joelhos, de atravessado ③, se você estiver sentada ou reclinada.

④ a ⑥ Movimento global

Coloque suas mãos bem aquecidas sobre as costas do bebê, observando a reação dele. Depois de umedecer as mãos com óleo, coloque-as unidas sobre a parte alta do peito, na altura das omoplatas ④. Deslize para um lado e para o outro, como se abrisse as páginas de um livro. Siga a linha das costelas e, abarcando a caixa torácica à direita e à esquerda, com toda a superfície das mãos ⑤, desça ao nível da cintura até os quadris, volte suavemente com a ponta dos dedos de cada lado da coluna vertebral até o ponto de partida ⑥, para retomar o movimento uma ou duas vezes.

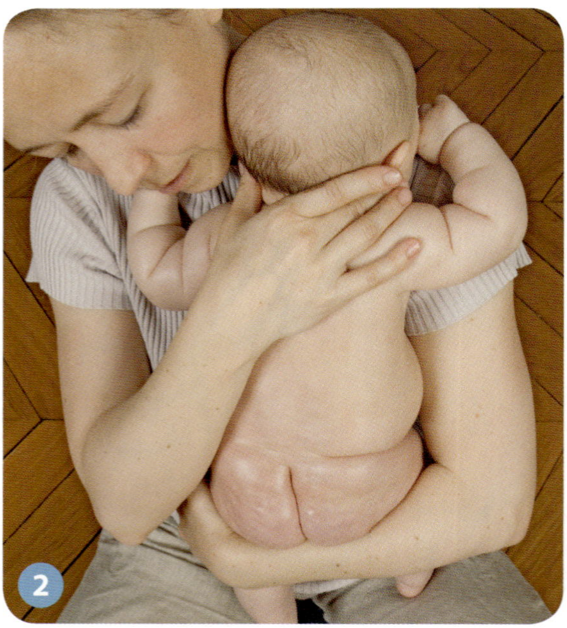

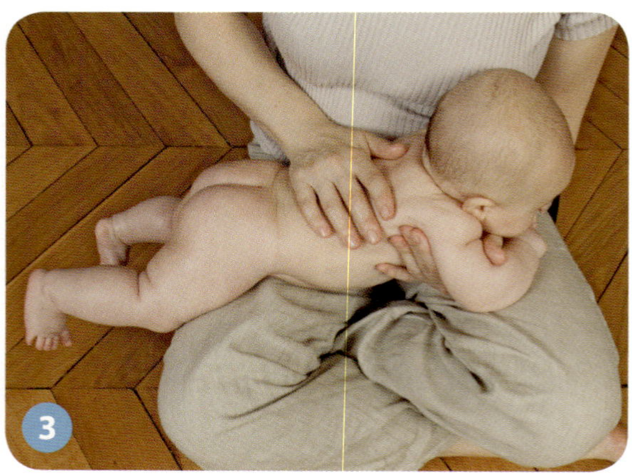

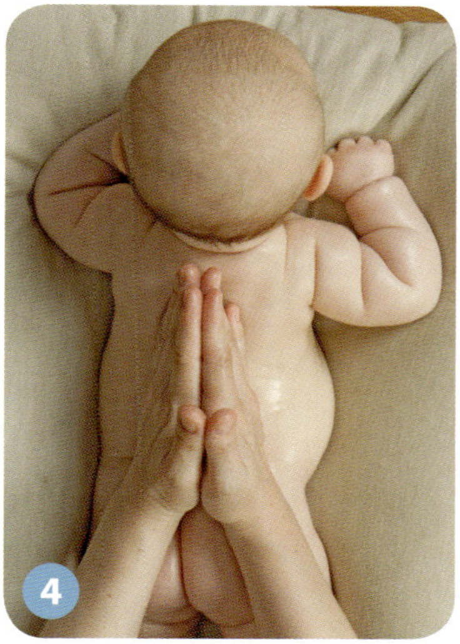

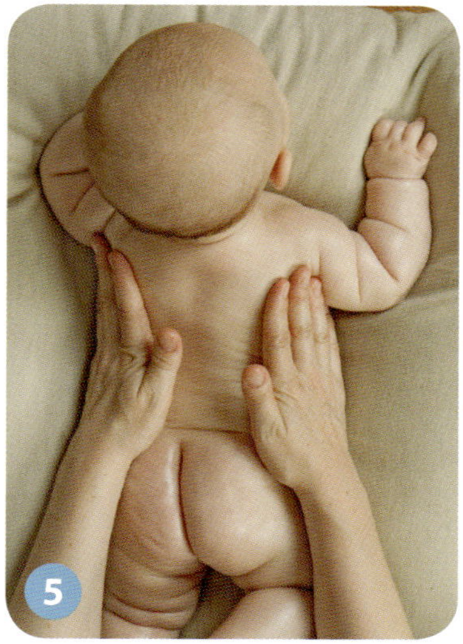

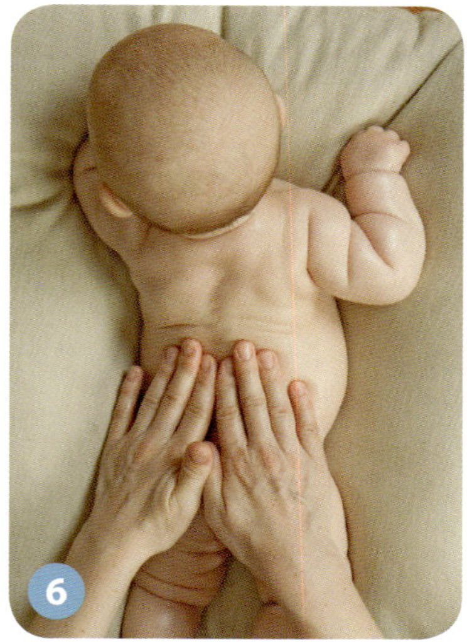

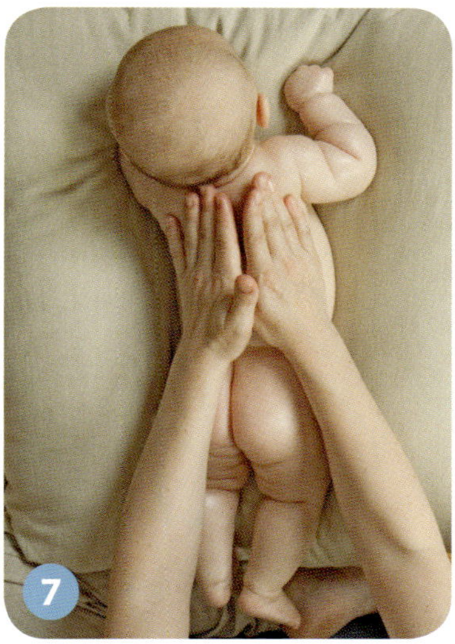

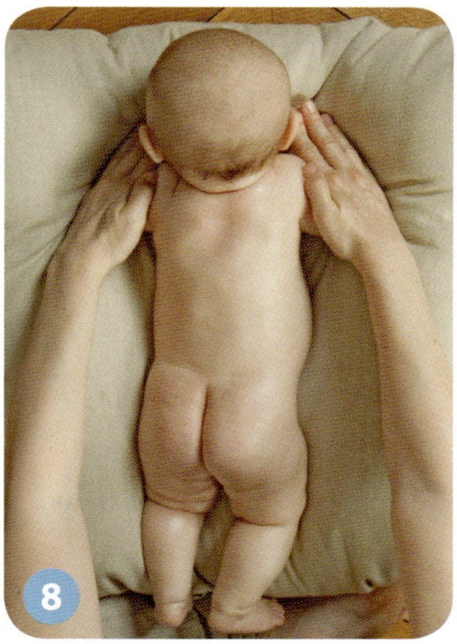

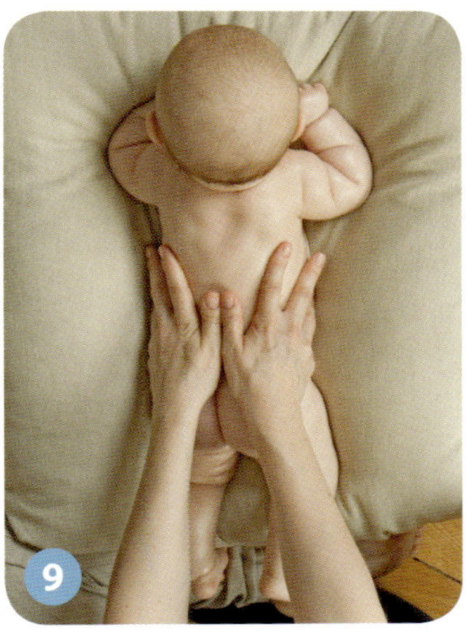

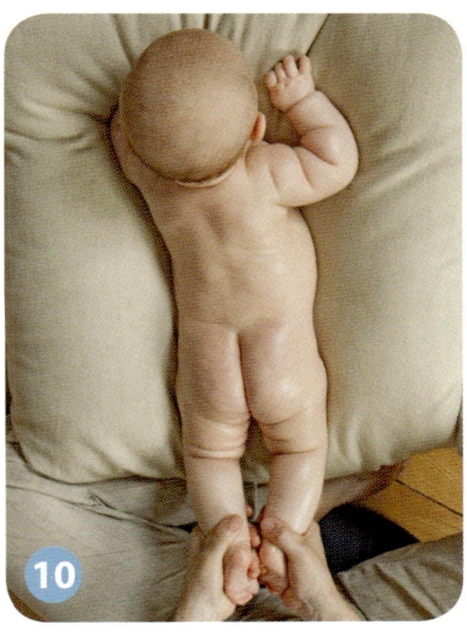

⑦ e ⑧ Costas e braços

Descanse suas mãos no alto das costas do bebê ⑦. Deslize em direção à parte alta, envolvendo os ombros com as duas mãos ⑧. Depois continue por baixo dos braços até a ponta dos dedos, como se os braços do bebê fossem mais longos.

⑨ e ⑩ Costas e pernas

Coloque novamente as mãos unidas no alto das costas do bebê, na faixa central, deslize-as para cada lado como descrito acima, envolvendo o tórax, e faça-as deslizar para baixo ⑨ sem parar na altura do quadril, desta vez. Continue até os calcanhares, depois na planta dos pés até a ponta dos artelhos, esticando fios imaginários ⑩. Repita uma ou duas vezes esse movimento.

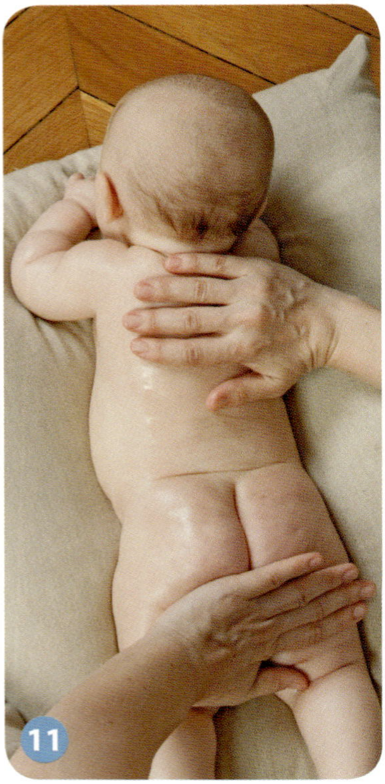
11

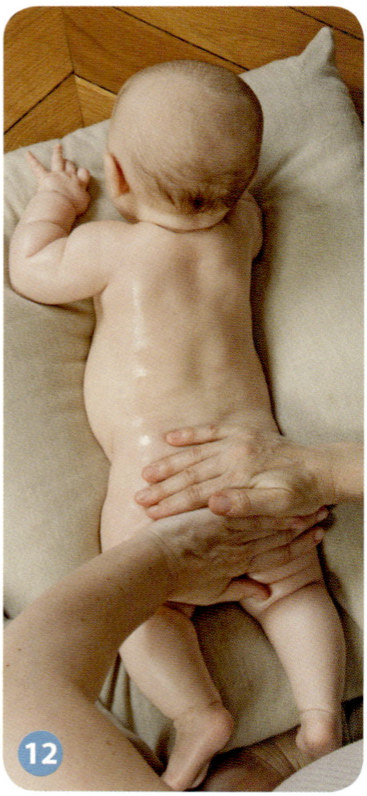
12

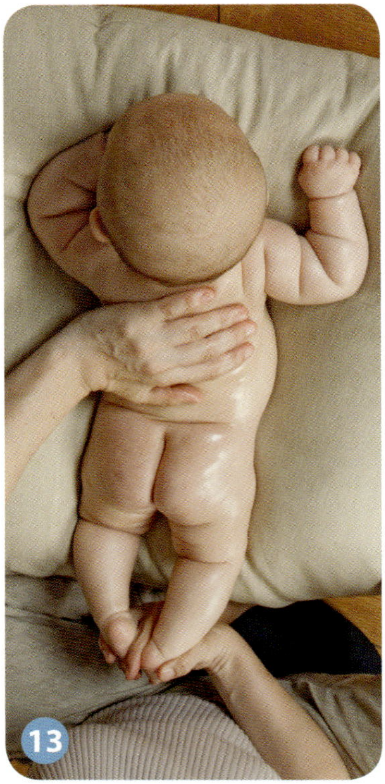
13

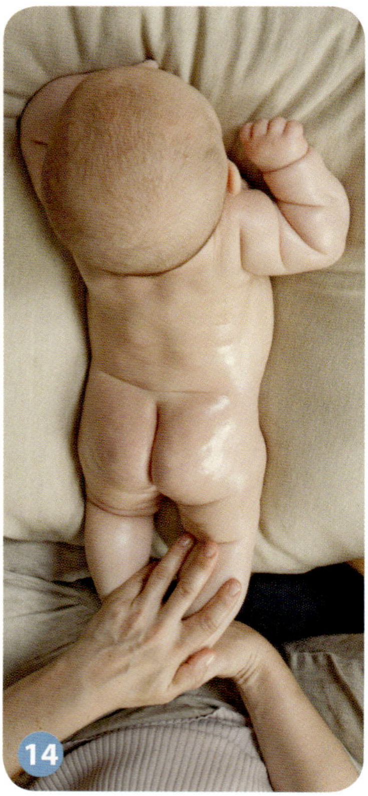
14

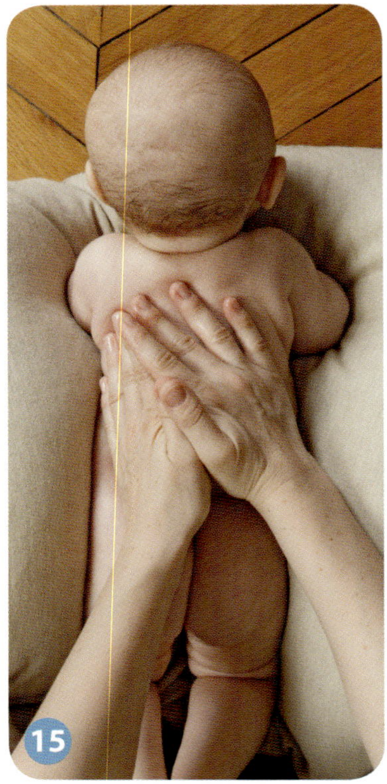
15

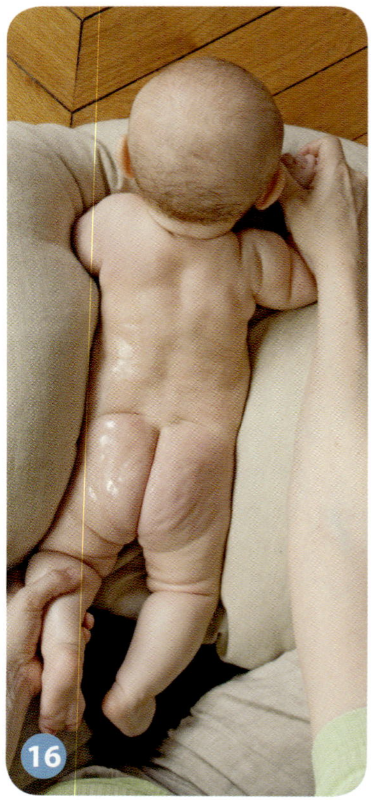
16

⑪ a ⑭ Varredura das costas e do corpo

Coloque uma mão no alto das costas do bebê e deixe-a escorregar até a parte inferior das costas; alterne com a outra mão e faça o movimento duas ou três vezes. Coloque uma das mãos sob o bumbum e a outra sob a nuca ⑪. Desça esta última até o sacro para chegar a conter o bumbum com as duas mãos ⑫.

Repita esse gesto duas ou três vezes. Em seguida, segure com uma das mãos os tornozelos do bebê, sem erguê-los ⑬. Coloque a outra mão na base da nuca e deslize-a sem parar até os tornozelos ⑭. Repita esse gesto duas ou três vezes.

⑮ e ⑯ Dorso e braço–perna

Com as mãos juntas no alto das costas ⑮, escorregue a mão direita em direção ao ombro direito do bebê e a mão esquerda em direção ao quadril esquerdo, num movimento em diagonal. Escorregue as mãos até as extremidade de cada membro ⑯ – dedos e artelhos –, prolongando o movimento.

Mude o sentido, escorregando a mão direita em direção ao bumbum direito e a mão esquerda em direção ao braço esquerdo. Termine realizando o movimento global.

⑰ e ⑱ Movimento inverso

Coloque as duas mãos espalmadas, uma ao lado da outra, atravessadas no alto das costas ⑰. Deslize-as para o lado, cruzando-as, uma para a direita, a outra para a esquerda, até tocar a almofada ou o colchonete, mantendo toda a superfície da mão sobre a pele do bebê. Em seguida, deslize-as de volta no sentido contrário ⑱.

Ao mesmo tempo, as mãos escorregam também para baixo. Há como um movimento de enrolar e desenrolar, que parte do alto indo até o bumbum. As mãos deslizam em seguida até os ombros. Repita o mesmo movimento duas ou três vezes.

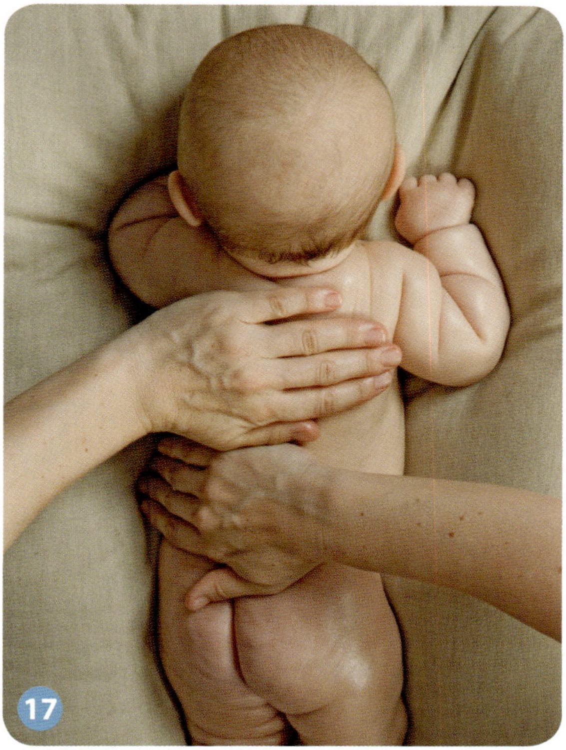

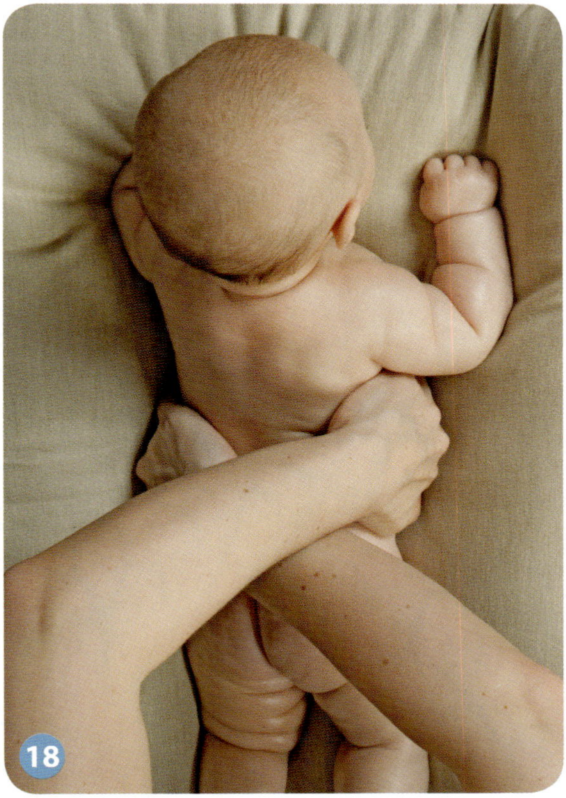

O rosto

A massagem do rosto – área extremamente sensível no bebê, porque é dotada de múltiplos receptores sensitivos do tato –, trará inúmeras informações ao bebê. Poderá ser aplicada em caso de sinusite e de rinite, ou quando crescerem os primeiros dentes.

① Movimento global

Comece por acariciar o rosto do bebê o mais suavemente possível, para distribuir o óleo por toda a superfície até as orelhas. Coloque as mãos suavemente sobre o contorno do rosto do bebê para verificar se ele está pronto para ser tocado nessa área, às vezes, muito sensível.

② e ③ As orelhas

Deslize os dedos indicador e médio em "V", de um lado e de outro de cada orelha, e depois deslize da frente para trás insistindo na base da orelha ②. Em seguida, massageie o contorno da orelha, de alto a baixo, generosamente ③. Não hesite em deslizar o dedo mínimo no interior da orelha para massagear todos os cantinhos. O bebê vai adorar isso!

Conselhos

Unte bem as mãos com o óleo. Se você encontrar pequenas áreas secas ou crostas, não esfregue, mas embeba-as no óleo. Elas sairão com o tempo. Essa série de movimentos ajudará em caso de sinusite, rinite e também de otite (aja com suavidade principalmente em torno da orelha), aliviando as áreas congestionadas.

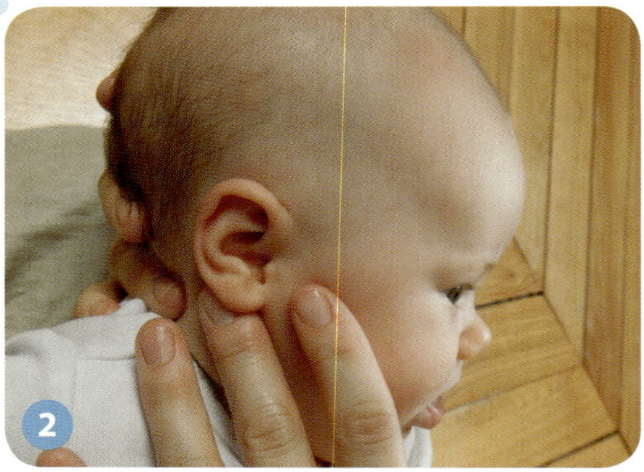

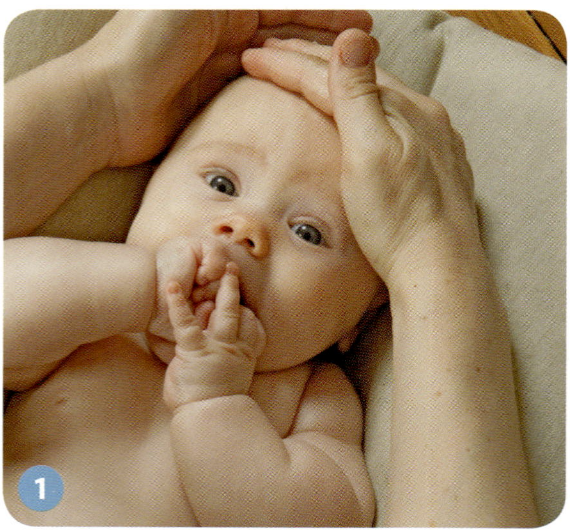

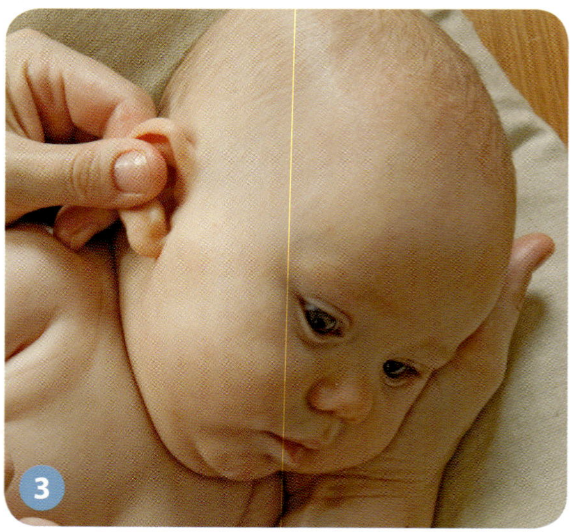

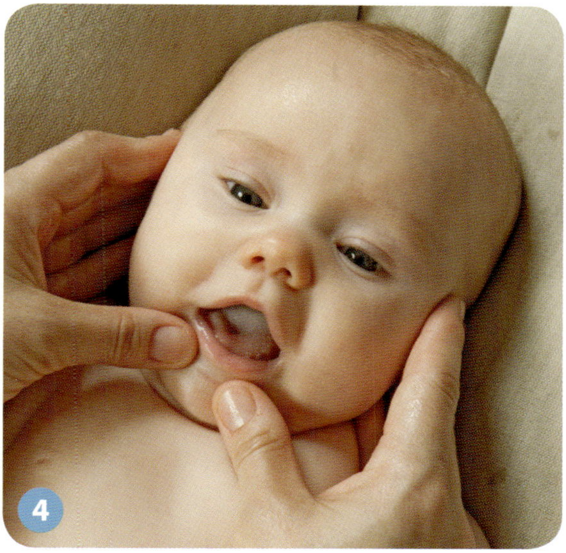

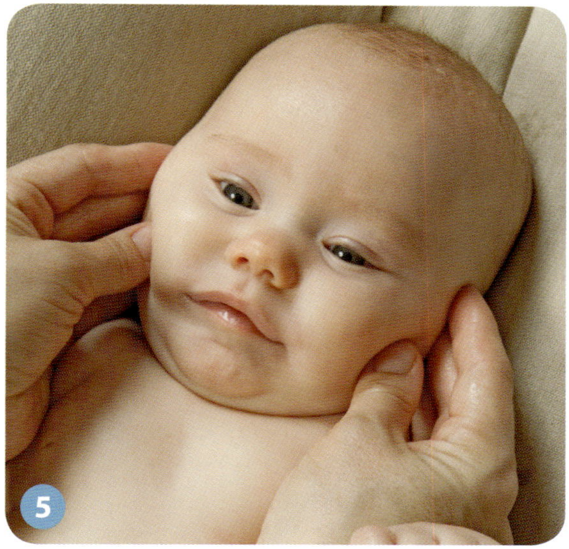

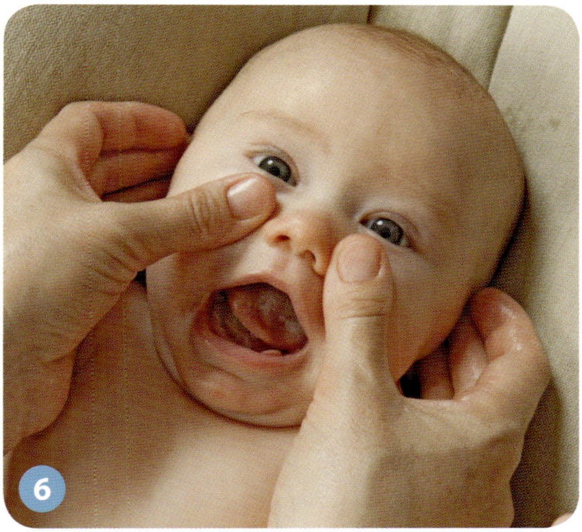

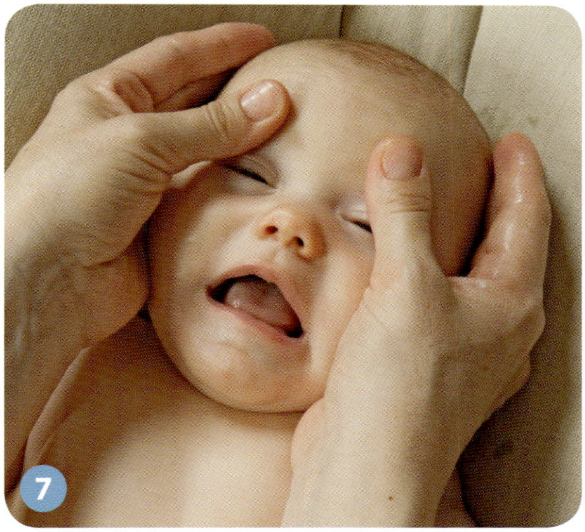

④ a ⑦ Linhas sobre todo o rosto

Você vai desenhar linhas imaginárias por todo o rosto do bebê com os polegares ou dedos médios, como preferir. Nunca pressione os contornos dos olhos do bebê, tampouco as pálpebras. Coloque a ponta dos seus dedos (à exceção do polegar) sobre as orelhas do bebê. Desenhe uma primeira linha com os polegares, partindo da ponta do queixo e deslizando-os pela borda do maxilar inferior até as orelhas. Desenhe uma segunda linha partindo do vão entre o queixo e o lábio inferior ④ e deslize os dedos por sobre as gengivas até as orelhas ⑤.

Desenhe uma terceira, partindo do vão entre o lábio superior e o nariz, e deslize os dedos pelas gengivas até as orelhas. Trace uma quarta linha partindo das asas do nariz ⑥, percorrendo as faces até as orelhas.

Você pode variar o movimento partindo de um ponto mais acima, deslizando pelo dorso do nariz para encontrar a linha precedente sobre as maçãs do rosto. Reposicione seus dedos no crânio e desenhe uma quinta linha acima das sobrancelhas, terminando nas têmporas, nas quais você fará pequenos círculos com movimentos leves ⑦.

O crânio

Como o crânio está em pleno desenvolvimento, é importante massageá-lo suavemente com óleo por toda a sua superfície. A massagem de certas áreas, ligadas ao sistema nervoso central, induzirá a um completo relaxamento.

Prudência

O crânio é uma área muito delicada, e sua massagem terapêutica é reservada aos especialistas em recém-nascidos e bebês – aos osteopatas, mais especificamente. Não hesite em pedir uma opinião médica antes de se pôr a realizar essa tarefa, para se certificar de que tudo esteja bem. (Em geral, no primeiro mês que se segue ao parto.)

① e ② Roçando de leve

Você pode tocar toda a superfície do couro cabeludo por meio de pequenos e leves círculos, sem pressionar. Trabalhe a princípio no sentido horário, depois no sentido inverso, seja com um ou vários dedos ①, seja com a palma da mão ②, como faria para aplicar o xampu. Unte o couro cabeludo generosamente com o óleo, absorvido pelo cabelo, porque acalmará uma eventual agitação do bebê.

Essa massagem superficial permitirá melhor irrigação sanguínea, favorecerá o crescimento dos cabelos e amenizará eventuais coceiras ou pruridos devidos à crosta de leite.

③ a ⑥ Áreas importantes

Elas são portas de entrada para a descontração e o relaxamento, e onde se localizam certos pontos "marmas",* descritos pela ayurvédica:

- o terceiro olho ③ situa-se no meio da testa, logo acima da linha das sobrancelhas. Ele está em ligação com o lobo frontal (zona de desenvolvimento da linguagem e do

* O ponto *marma* é definido como o encontro anatômico de músculos, veias, artérias, tendões, ossos e articulações. (N. T.)

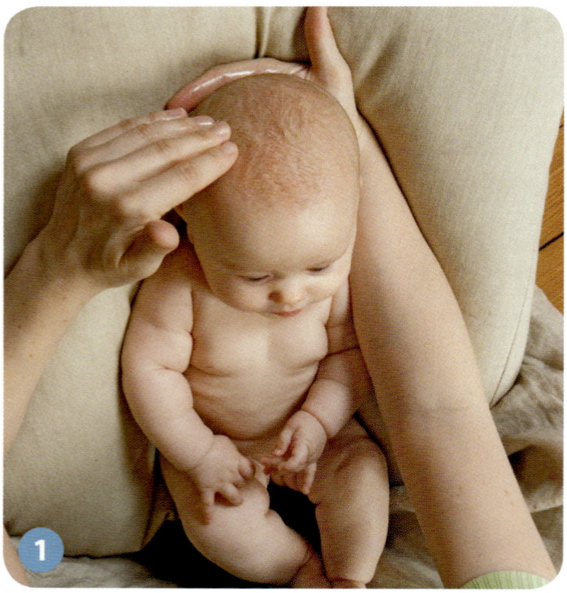

1

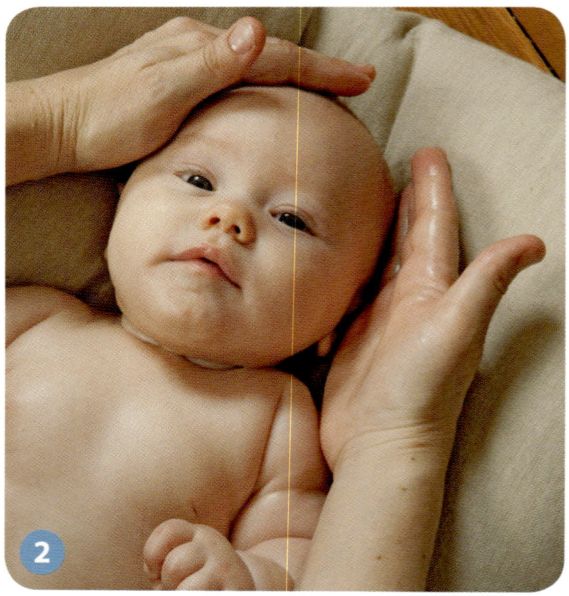

2

conhecimento de si mesmo). É o ponto da intuição, da clarividência, da descontração. A área que o circunda até a raiz dos cabelos deve ser privilegiada, quando se quer fazer o bebê dormir, com movimentos suaves, da direita para a esquerda, de alto a baixo, em círculos.

- A área da moleira ④, no alto do crânio, comporta vários pontos marmas. É a área aberta para o cosmos, com os quais o bebê estará ligado, visto que seu crânio não está ainda fechado. Uma massagem suave que você faz deslizando os dedos, untados com óleo e sem pressionar, acalmará o bebê antes de ele dormir.
- O alto do crânio ⑤ ou adhipati situa-se no ponto em que se inicia o "turbilhão" dos cabelos. Massagear levemente essa área permitirá ao bebê descontrair-se.
- Na base do crânio ⑥ localizam-se vários pontos marmas, que você pode estimular suavemente deslizando o polegar e o indicador de um lado e do outro da nuca, na base do occipital. Essa área é local de trocas de informações sensoriais e motoras e a ligação entre a coluna vertebral e o crânio. Você poderá prolongar a massagem pelo ponto de contato do crânio com o solo, que vai permitir melhor irrigação dessa área, uma vez que está quase sempre apoiada no solo durante os primeiros meses.

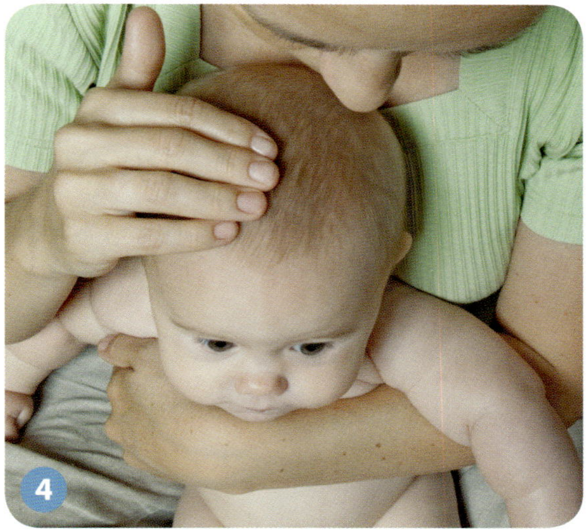
4

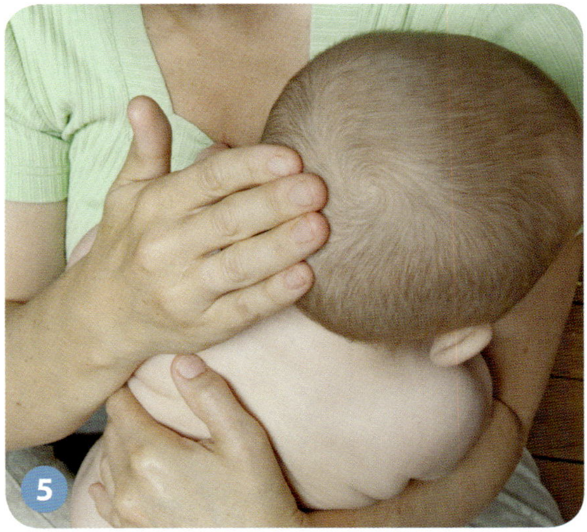
5

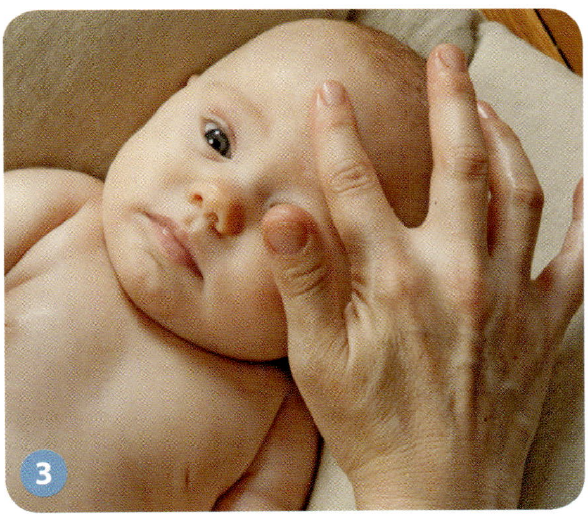
3

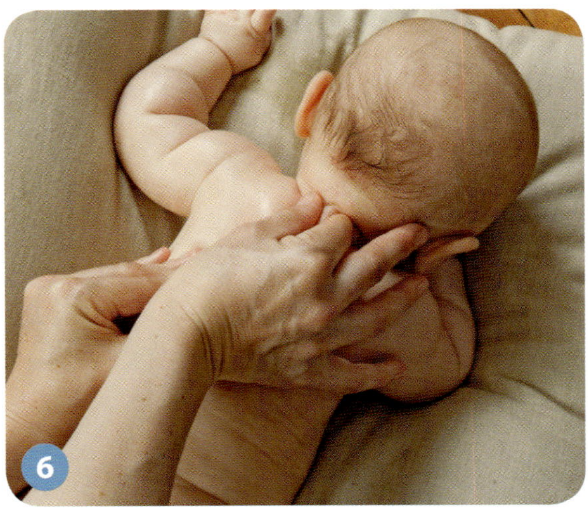
6

Finalize a massagem

Qualquer que seja o tipo de massagem que você realizou, pense sempre em terminar a sessão com alguns cuidados muito importantes, como se você não quisesse esquecer de dizer até logo. Se o seu bebê não adormeceu, chame a atenção dele, sorria e fale suavemente para anunciar o fim da massagem.

① a ⑥ Para finalizar bem a massagem

Não se esqueça de remover o excesso de óleo batendo levemente nas dobrinhas do bebê com um tecido bem macio ①.
Junte as pernas e os braços do bebê contra o ventre, sem curvar as costas dele, e balance-o da direita para a esquerda, nessa posição fetal, seja contra você ou sobre uma almofada ②.
Se o "Om" do início agradou, termine da mesma maneira, repetindo três vezes, distintamente, esse Oooomm para que o bebê possa sentir as vibrações atravessarem o seu corpo. Em seguida, fale com o bebê e veja como ele reage. Alegre-se com ele nesses instantes passados juntos, diga-lhe que você gostou muito de massageá-lo, o que você sentiu. O sorriso dele ③ será sua melhor recompensa e a certeza de que ele teve um momento agradável. Vista seu bebê suave e delicadamente, depois envolva a cabeça dele com as duas mãos, levando-o a relaxar as tensões do pescoço e a se deixar apoiar em você ou sobre os seus joelhos ④. Por fim, se o bebê dormir, pense também em você, fazendo alguns exercícios de relaxamento ⑤, deitando de costas, as pernas dobradas em direção ao corpo, ou com os braços para frente, para relaxar as tensões.
E por que não repousar você também ⑥...

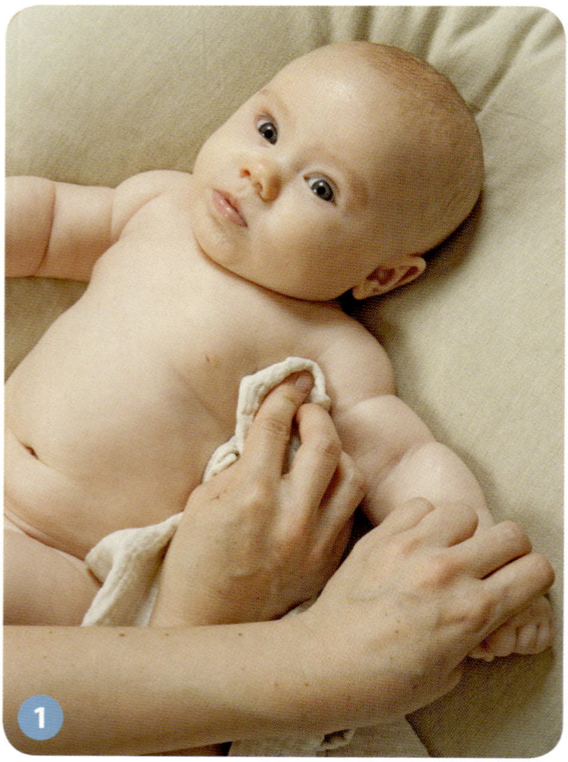

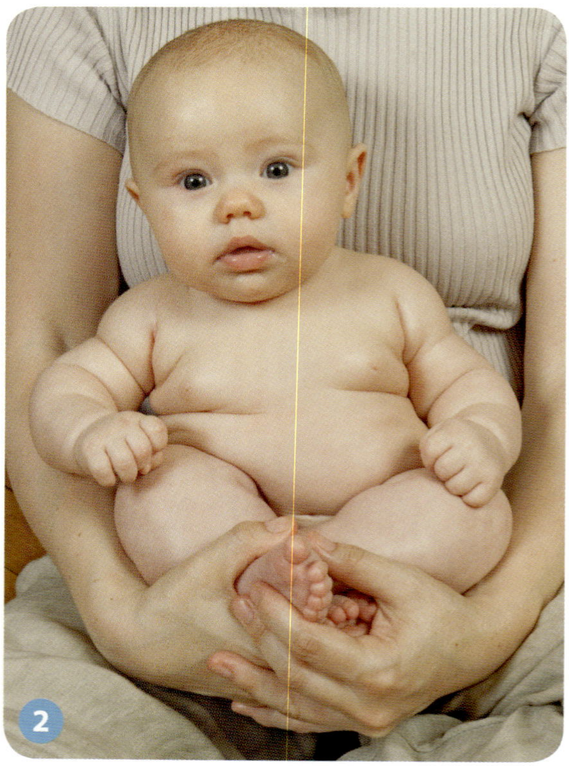

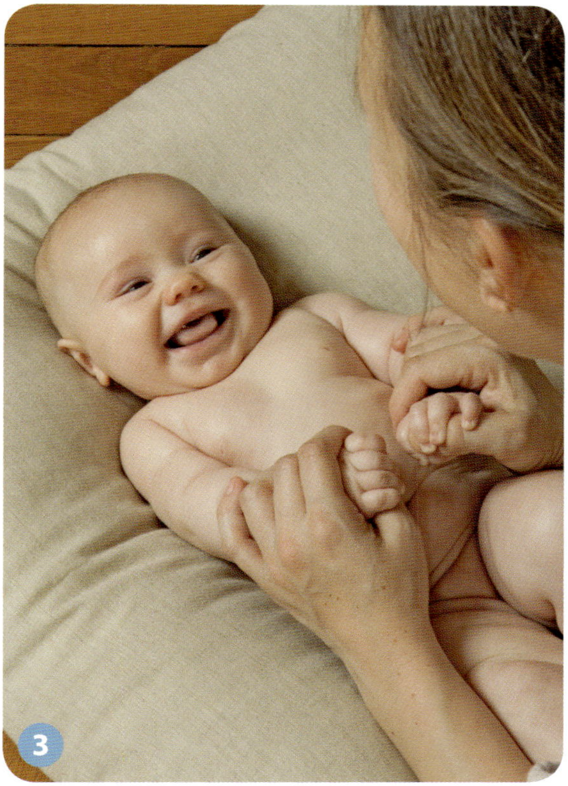

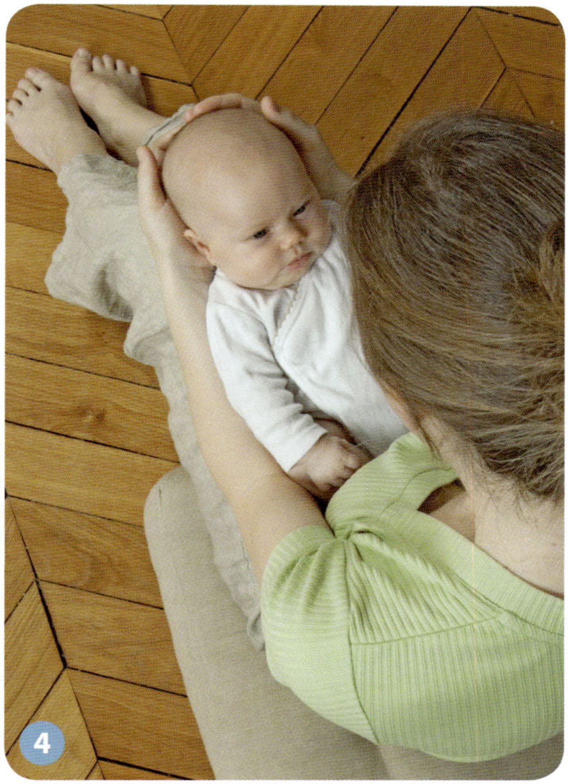

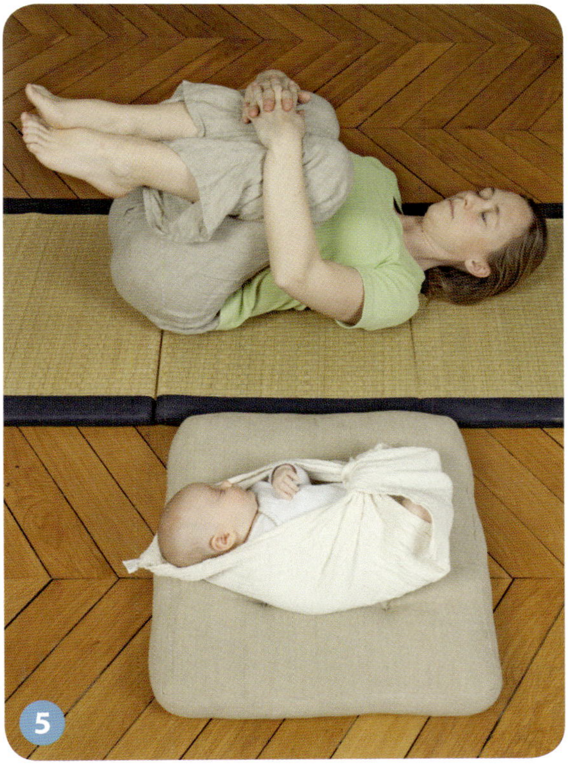

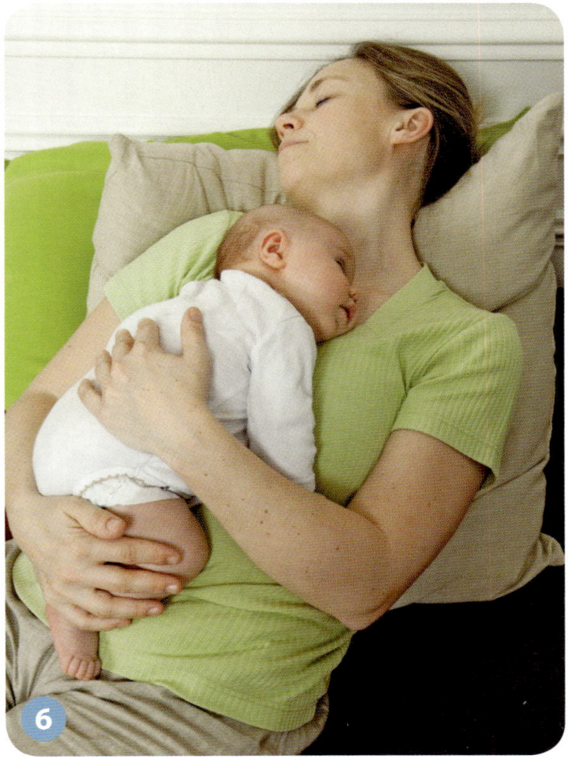

Massagem em resumo

Para ajudar você a memorizar as etapas importantes da massagem do bebê, eis aqui um resumo que vai ajudá-la durante as primeiras tentativas. Depois de preparar o ambiente, faça cada movimento apresentado abaixo duas ou três vezes. Não hesite em recorrer às massagens detalhadas, em caso de dúvida.

OS MEMBROS INFERIORES

① a ④ Drenagem da perna

Tome contato com o bebê colocando as duas mãos sobre as perninhas e emita o som "ooommm". Envolva os joelhos e deslize as mãos ao longo das pernas até os calcanhares ①. Alternando as mãos, segure o tornozelo com uma das mãos e deslize a outra ao longo da perna, da virilha até o tornozelo ②. Com as duas mãos, movimente-as em um sentido e outro, indo da virilha ao tornozelo ③, depois do tornozelo ao calcanhar ④.

⑤ a ⑦ Pés e artelhos

Passe seus polegares, alternadamente, em toda a planta do pé do bebê ⑤, depois deslize sua mão pela planta até o seu cotovelo ⑥. Com o polegar e o indicador, alongue cada artelho e trabalhe

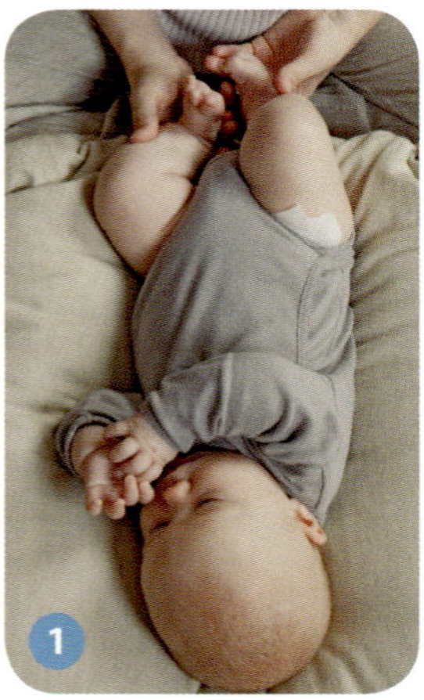

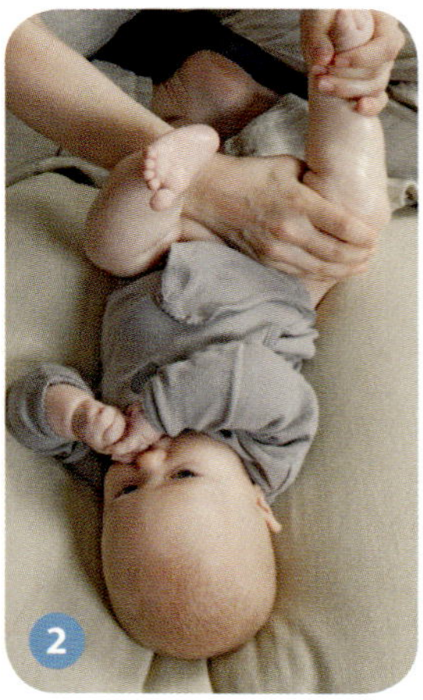

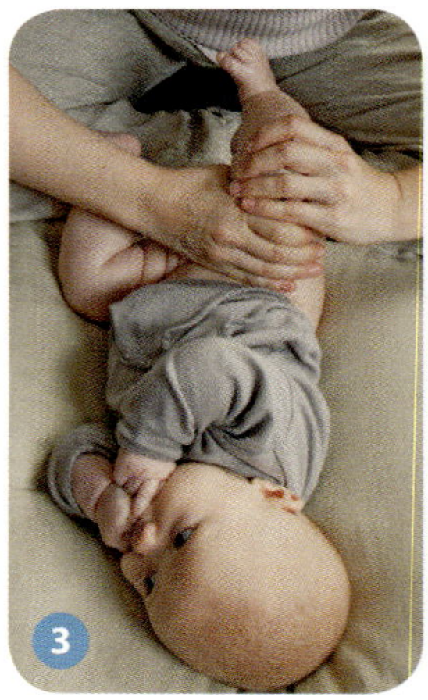

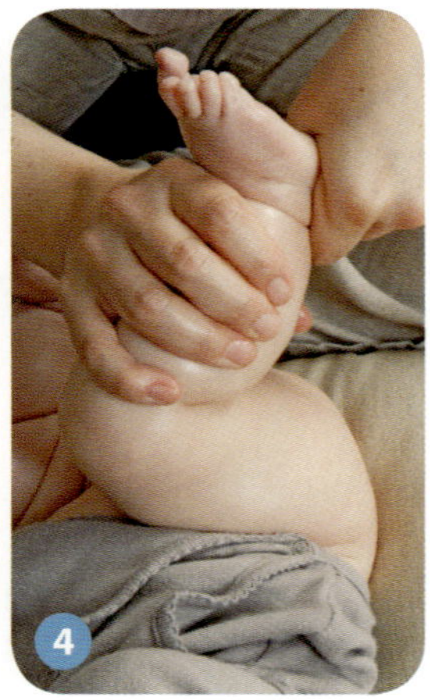

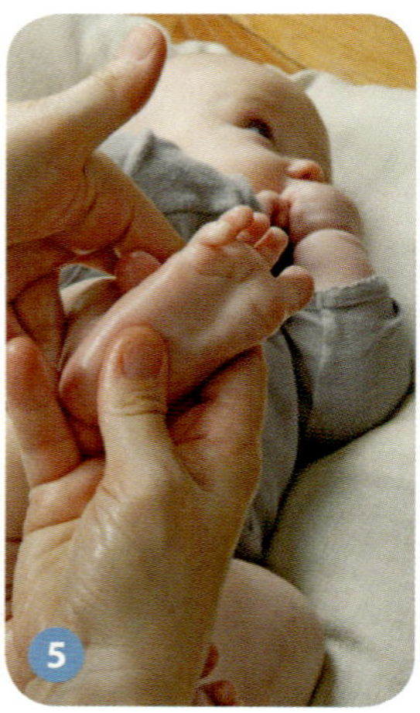

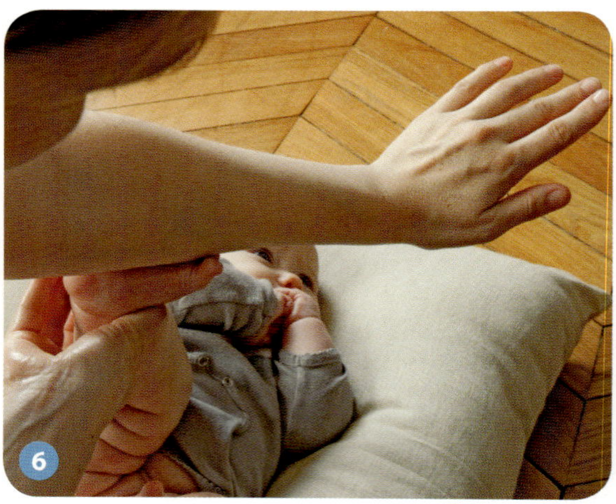

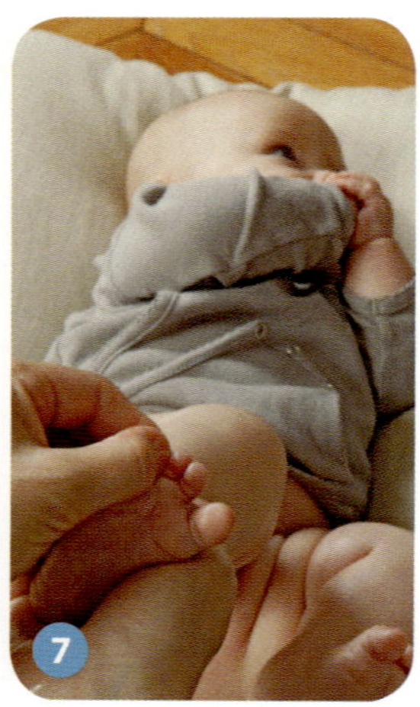

também entre os artelhos ⑦. Depois segure o pé do bebê entre as suas mãos, mude de perna e refaça a mesma sequência com o outro pé.

TÓRAX

⑧ Esterno

Coloque suas duas mãos sobre o esterno e mantenha-as assim durante alguns instantes ⑧. Depois escorregue suas mãos de cada lado do tórax e volte à posição inicial, subindo pela barriga.

⑨ e ⑩ Tórax, braços e pernas

Coloque novamente suas mãos sobre o esterno, depois deslize-as de cada lado, indo até a bacia, e por fim ao longo das pernas até os artelhos ⑨. Descanse as mãos sobre o tórax do bebê e deslize-as até a ponta dos dedos ⑩.

OS MEMBROS SUPERIORES

⑪ Os braços

Segure um pulso com uma das mãos e deslize a outra do ombro até o punho. Refaça esse movimento mudando de mãos. Depois faça um movimento de enrolar e desenrolar ⑪. Continue o movimento nas mãos.

⑫ e ⑬ A mão e os dedos

Aplique os seus polegares alternadamente no meio da palma da mão do bebê ⑫. Com o polegar e o indicador, massageie e depois alongue cada dedo, um após o outro, e trabalhe também entre os dedos. Segure o punho entre suas mãos antes de massagear o outro braço, passando pelo esterno. Refaça a série de movimentos. Termine segurando suavemente as mãos do bebê entre as suas ⑬.

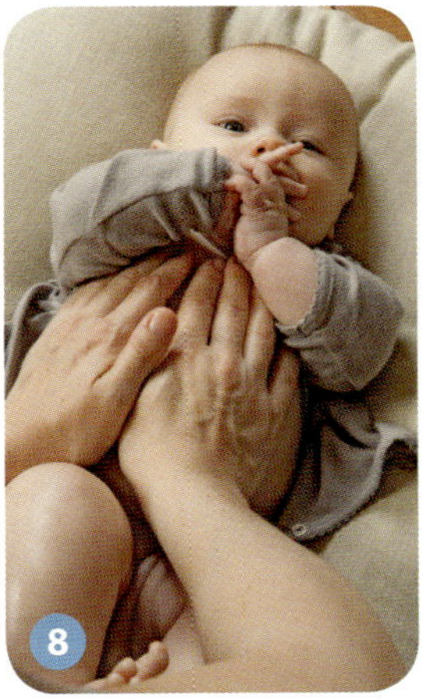
8

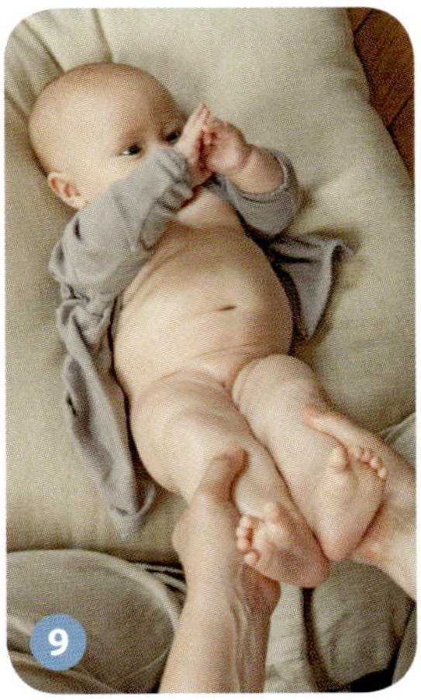
9

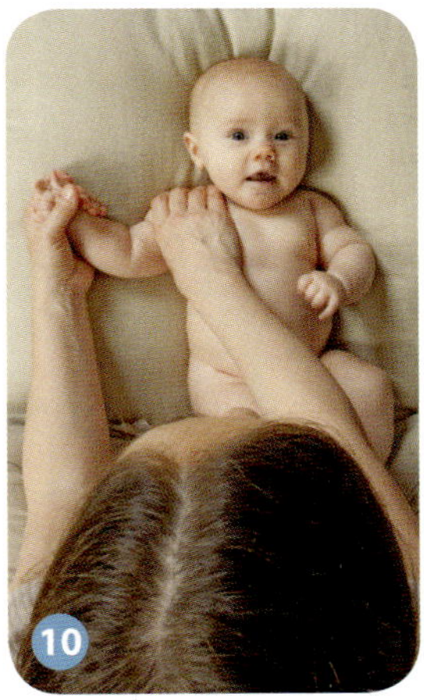
10

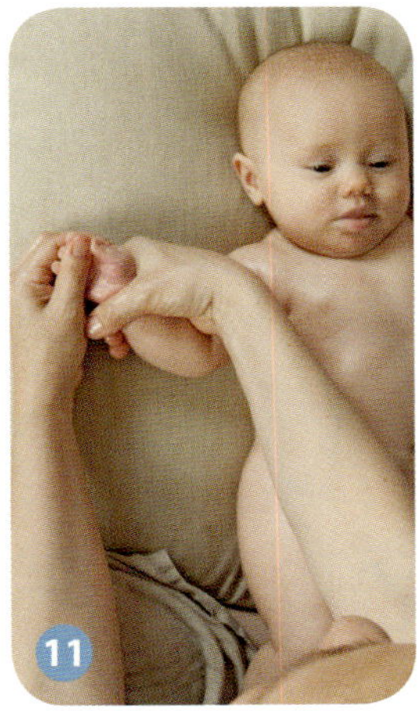
11

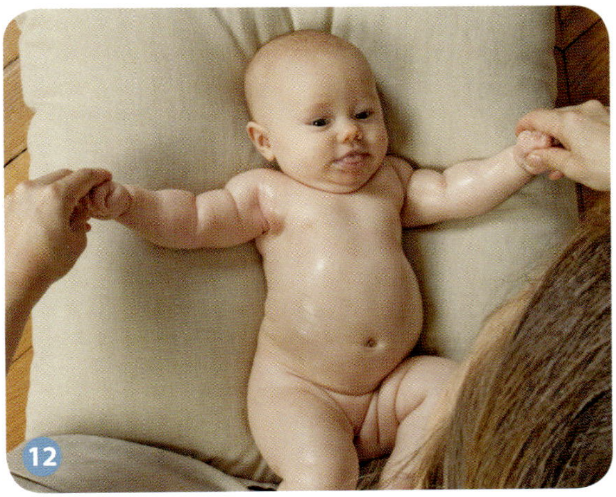
12

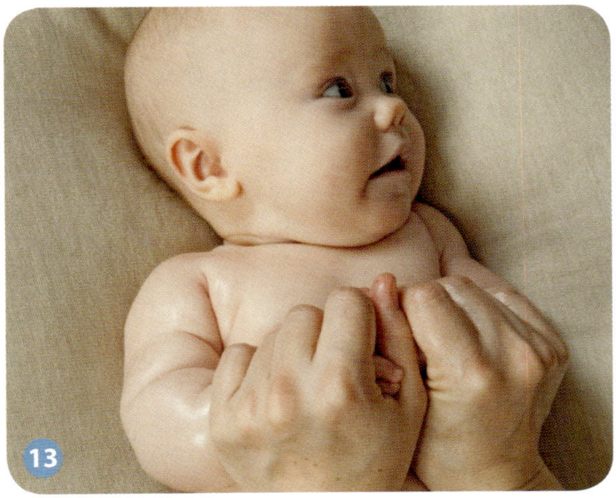
13

A BARRIGA

⑭ e ⑮ Movimentos circulares

Seguindo o sentido horário, desenhe com suas mãos ⑭, ou com uma só mão ⑮, círculos e espirais na barriga do bebê.

⑯ Movimento vertical

Deslize suas mãos de alto a baixo, por toda a superfície da barriga.

⑰ Movimento de pinça

Com uma única mão, ou então com as duas alternadamente, pince de cada lado da barriga, indo para baixo ⑰.

AS COSTAS

⑱ De alto a baixo

Com uma das mãos e depois com a outra, desça do alto das costas até o bumbum ⑱.

⑲ e ⑳ Do tórax ao restante do corpo

Coloque as duas mãos no alto das costas e deslize-as pelas laterais até embaixo. Troque de mão no meio das costas e deslize-as na direção dos braços, até a ponta dos dedos ⑲. Recoloque suas mãos no centro das costas, depois deslize-as pelas pernas até os artelhos ⑳. Você pode realizar o movimento em diagonal, uma das mãos indo na direção do braço e a outra na direção da perna.

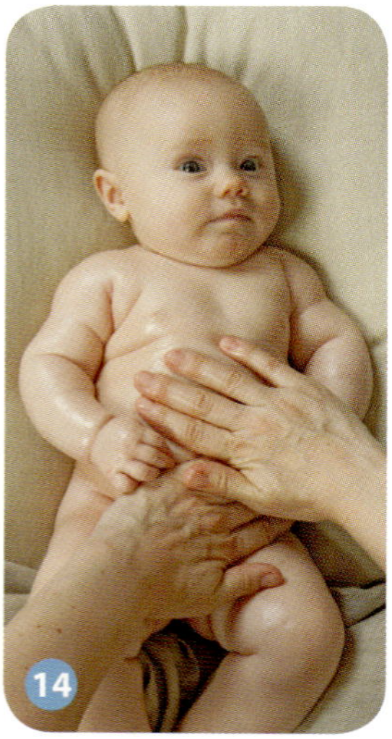

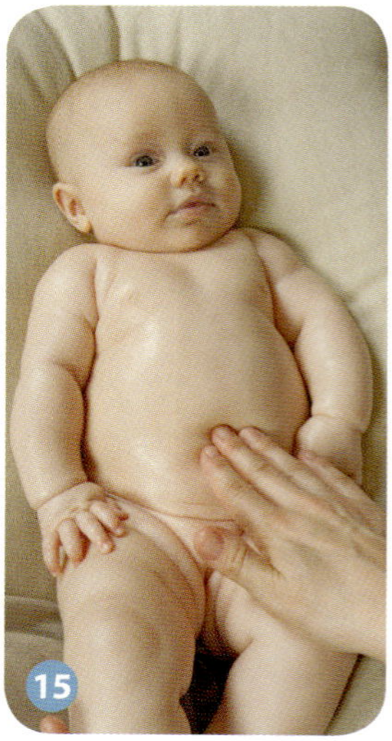

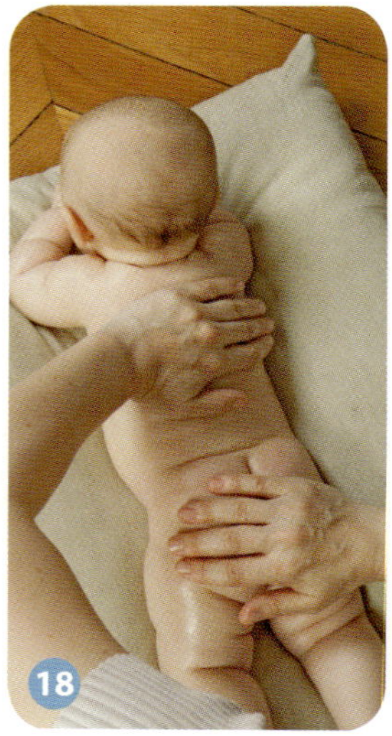

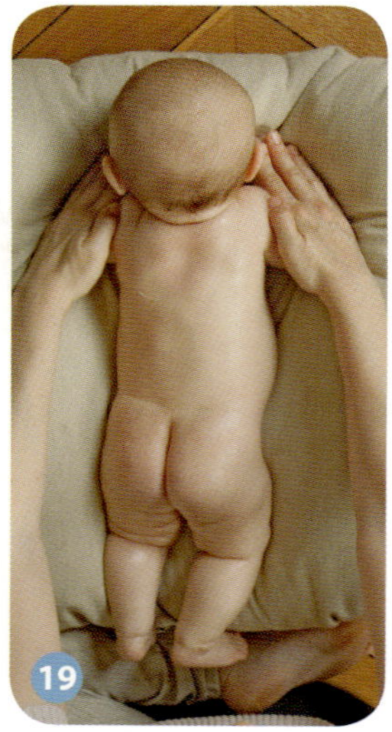

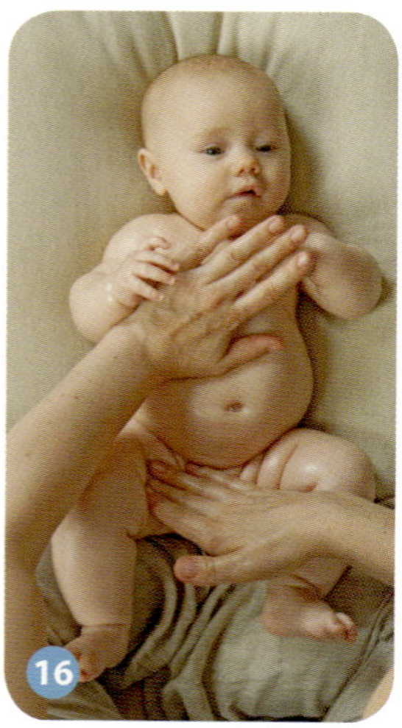

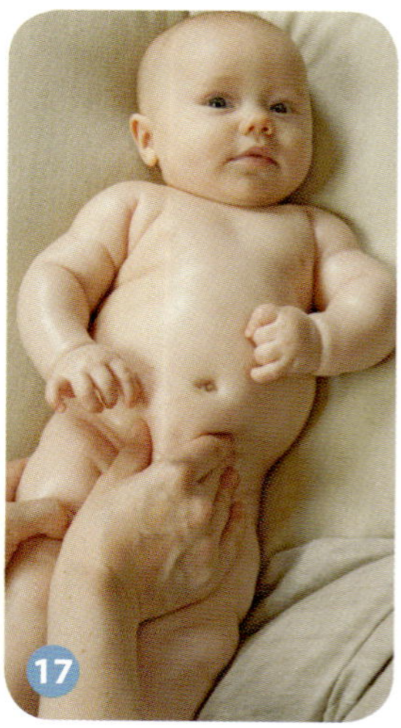

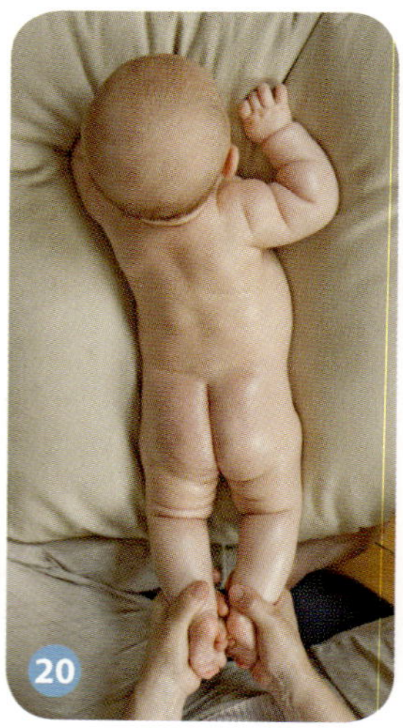

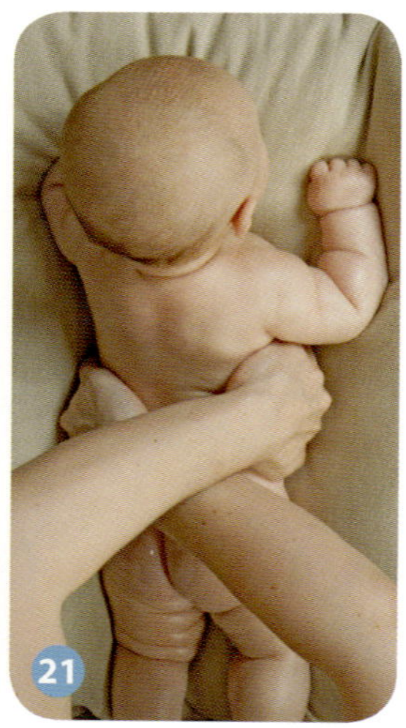

㉑ Movimento cruzado

Justapondo as duas mãos, com movimentos de enrolar e desenrolar, percorra toda a superfície das costas, da direita para a esquerda e de cima para baixo ㉑.

O ROSTO

㉒ Desenhar linhas

Coloque seus dedos próximos das orelhas do bebê e com os polegares trace linhas sucessivas partindo do meio do rosto dele em direção às orelhas: comece pelo queixo, continue pelo maxilar inferior e termine acima das arcadas das sobrancelhas.

㉓ e ㉔ A fronte, o crânio e as orelhas

Passe alternadamente as duas mãos na fronte e no crânio do bebê e massageie em círculos toda a superfície do crânio com a parte macia dos dedos ㉓. Percorra cada orelha, apanhando-a entre o polegar e o indicador: o oco da orelha, o contorno e o lóbulo ㉔.

㉕ a ㉗ Para terminar

Segure as mãos e os pés do bebê ㉕ e balance-os para direita e para a esquerda. Sorria para seu filho ㉖, tome-o nos braços ㉗, fale com ele e termine com o som "Oooommmm".

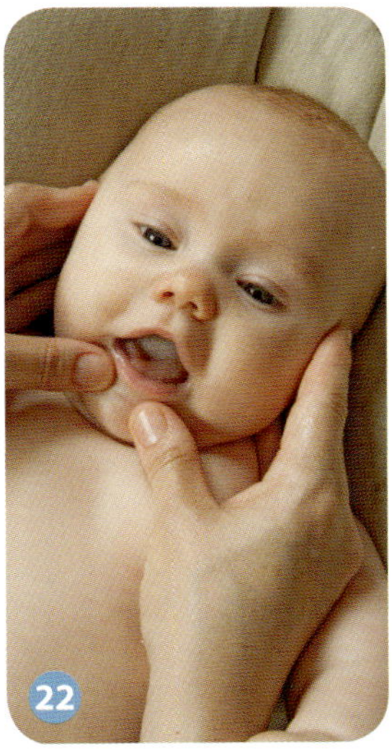

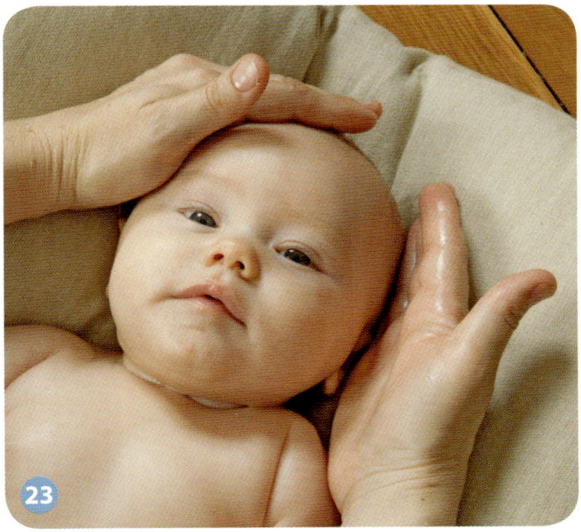

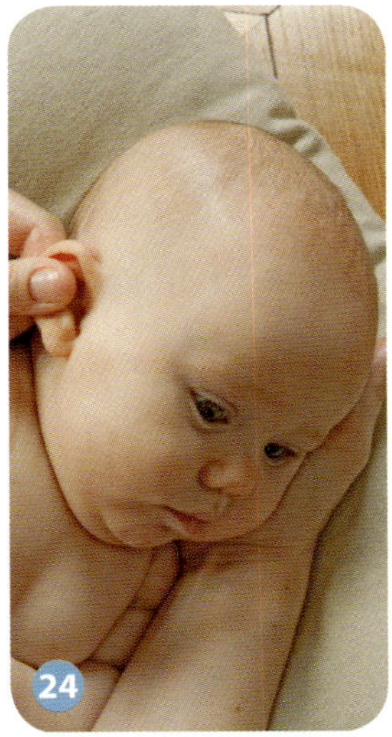

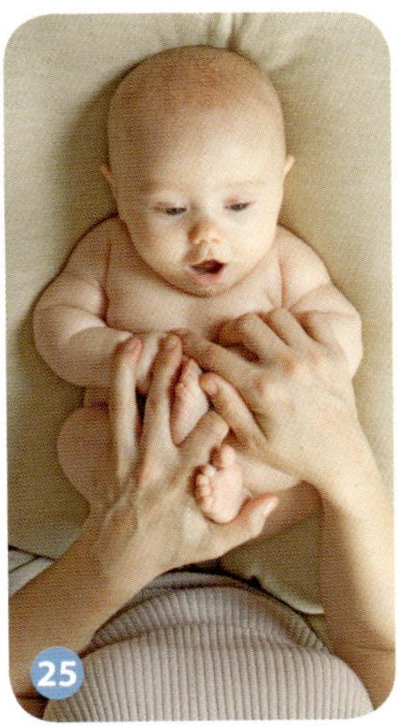

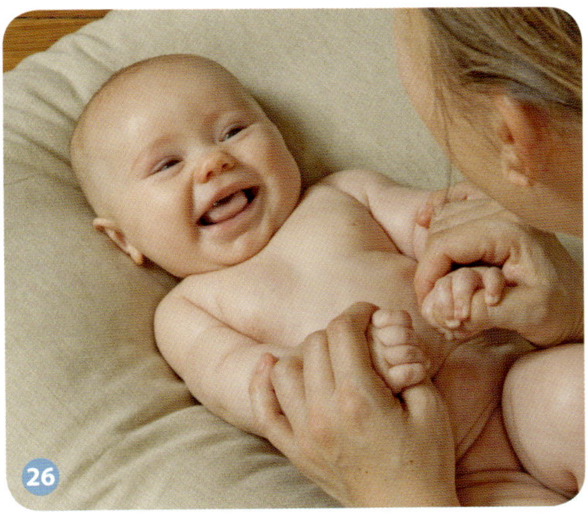

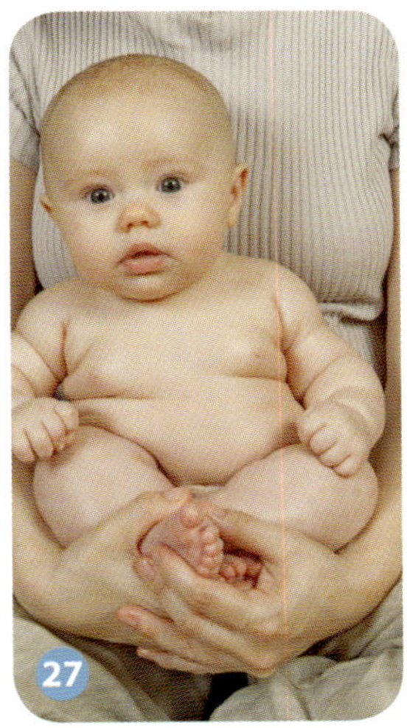

PARA SABER+

As funções da pele

Órgão essencial do tato, a pele é um mediador entre o corpo e o mundo exterior. No bebê, em especial, a boa saúde da pele é vital. Compreender como a pele age vai permitir a você ajustar suas relações com seu bebê, tanto corporais quanto afetivas.

A pele, irmã gêmea do sistema nervoso

A partir da formação do embrião, a proliferação e a diferenciação das células resulta na formação de três camadas embrionárias, entre eles a ectoderme primitiva, da qual se originam a pele e o sistema nervoso. Compreende-se melhor, então, por que os problemas de pele estão frequentemente ligados aos do sistema nervoso. A pele é, por assim dizer, a janela do que se passa no interior. Portanto, tocar a pele é tocar também o sistema nervoso.
No desenvolvimento do feto, o tato é, aliás, o primeiro sentido a se desenvolver, a partir da oitava semana de gestação (em torno da boca, depois, mais tarde, na palma da mão).

A pele e o tato

O sentido do tato analisa e mede por meio da pele e de seus milhões de receptores, sensações tão variadas quanto a pressão, o alongamento, a textura, a velocidade, o ritmo, as vibrações, a forma, o volume, o peso, a densidade, a temperatura...
Ele pode também advertir sobre o perigo e transmitir muito rapidamente a dor. No bebê, alguns desses receptores são muito sensíveis.
Trate, então, de massageá-lo suave e lentamente.
A pele é também o órgão sensorial mais extenso, graças a uma rede de receptores disseminados por toda a superfície do corpo, com uma forte concentração na boca, nas mãos, nos pés, no rosto...

A pele que respira

As células da pele são essencialmente oxigenadas pelo sistema respiratório, isto é, pelos pulmões e pela circulação sanguínea (as trocas cutâneas diretas com o meio ambiente são muito limitadas). A massagem da pele vai favorecer essa respiração celular ao bebê; e permitir, portanto, melhor oxigenação e vascularização.

A pele, regulador térmico

A pele reage ao frio e ao calor, e ajuda o organismo a se adaptar às variações de temperatura. As glândulas sudoríparas, por exemplo, segregam o suor e, se os poros da pele estiverem obstruídos (por produtos, cosméticos, pela poluição), ela não poderá mais cumprir sua função de regulador térmico. No bebê essa função não é ainda eficaz.

Como a pele se nutre?

Se o óleo da massagem conseguir impregnar as camadas superiores da epiderme, para prevenir a desidratação e auxiliar na cicatrização e regeneração da pele, penetrará muito pouco nas camadas profundas. Assim, a melhor hidratação da pele reside na... alimentação do bebê. Para a sua saúde, como para a de seu bebê, se você amamenta, procure consumir produtos ricos em ácidos graxos essenciais (peixes gordos, óleo de camomila e óleo de cânhamo, por exemplo). Esses ácidos graxos intervêm na construção das células e contribuem para a manutenção do sistema digestivo, permitindo melhor assimilação dos nutrientes e das vitaminas e protegendo-o contra as toxinas.

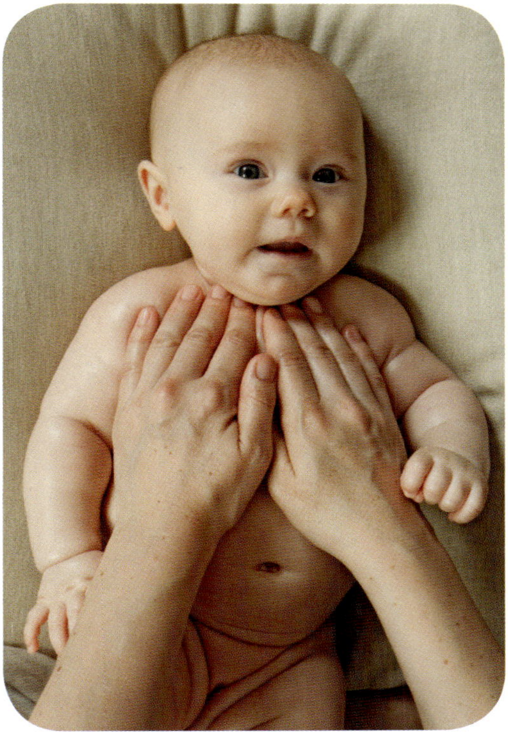

O bebê transpira pouco e, portanto, se adapta mais dificilmente a um calor excessivo (atenção para o sistema de aquecimento, tanto no verão quanto no inverno: os bebês que transpiram muito e rescendem a "vinagre" estão em geral muito agasalhados...). O bebê tem perda térmica muito mais significativa em ambiente frio (banho ou corrente de ar). Esteja atenta, portanto, já que a capacidade de adaptação do bebê demora a se efetivar. A massagem, graças às pressões que exerce, vai ajudar no desenvolvimento dessa função vital.

Algumas características da pele do bebê

A camada córnea é quase inexistente nos bebês; eles têm, portanto, uma pele mais frágil. Além disso, a capacidade de absorção de sua pele é maior do que a do adulto, especialmente na altura do bumbum (atenção aos produtos que alegam não precisar de enxágue!). Como a vascularização da pele é menor, haverá um acúmulo de produtos tóxicos que serão absorvidos. A relação superfície corporal/peso é três vezes maior do que a do adulto, o que aumenta muito o impacto das substâncias absorvidas. Procure utilizar produtos bem naturais (veja "Óleos para massagem e produtos terapêuticos", pág. 22). Nada de óleos essenciais antes dos 30 meses e, mesmo depois, aconselhe-se com seu médico.

A pele, o outro sistema digestivo

A pele é o local de eliminação das toxinas e dos dejetos, da mesma forma que o tubo digestivo, o fígado e os rins. As glândulas sebáceas eliminam dejetos coloidais (sob forma sólida) e as glândulas sudoríparas, os dejetos cristaloides solúveis na água. Compreende-se melhor a importância de estimular, por meio da massagem, essas glândulas, que têm inclusive outras funções (regulação térmica do corpo, hidratação superficial da pele).

A pele, manto hidrolipídico e flora bacteriana

Ao nascer, o bebê possui uma proteção natural, o verniz, uma camada esbranquiçada e gordurosa na pele. O melhor "banho" após o nascimento é ainda aquele dos braços da mamãe (ou do papai), pois a pele do bebê vai poder se cobrir com a flora bacteriana de sua mãe, bactérias com as quais ele já esteve em contato... Esse verniz, assim como a secreção sebácea excessiva durante os quatro primeiros meses, vai permitir a construção de uma camada hidrolipídica, verdadeira barreira contra as agressões exteriores (bactérias patogênicas, impurezas, poluição) e base de uma flora bacteriana protetora equilibrada. É inútil "esfregar" o bebê na hora do banho. A destruição desse filme natural pode causar inflamações da pele e levar potencialmente a um eczema (veja "O banho e suas finalizações", pág. 106).

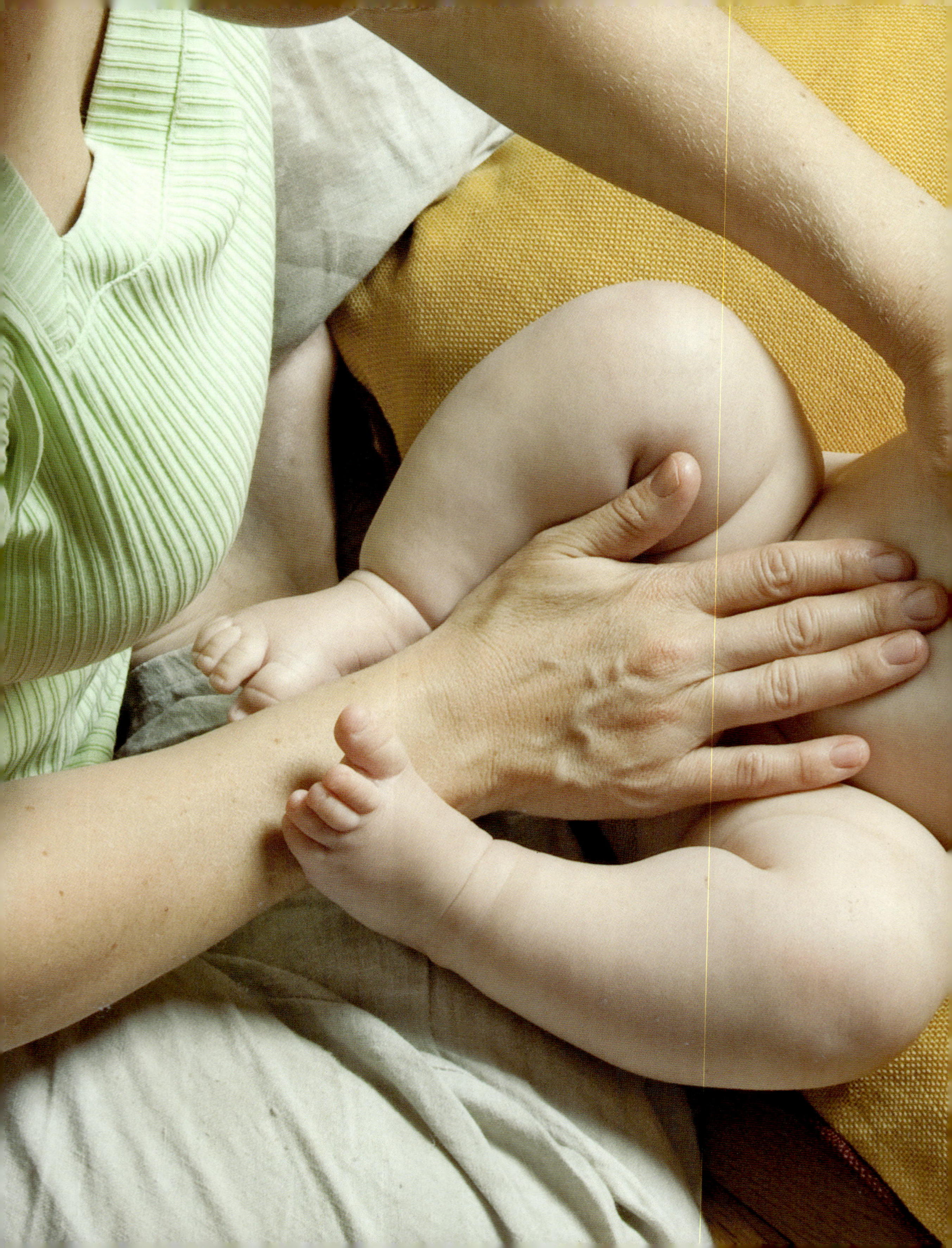

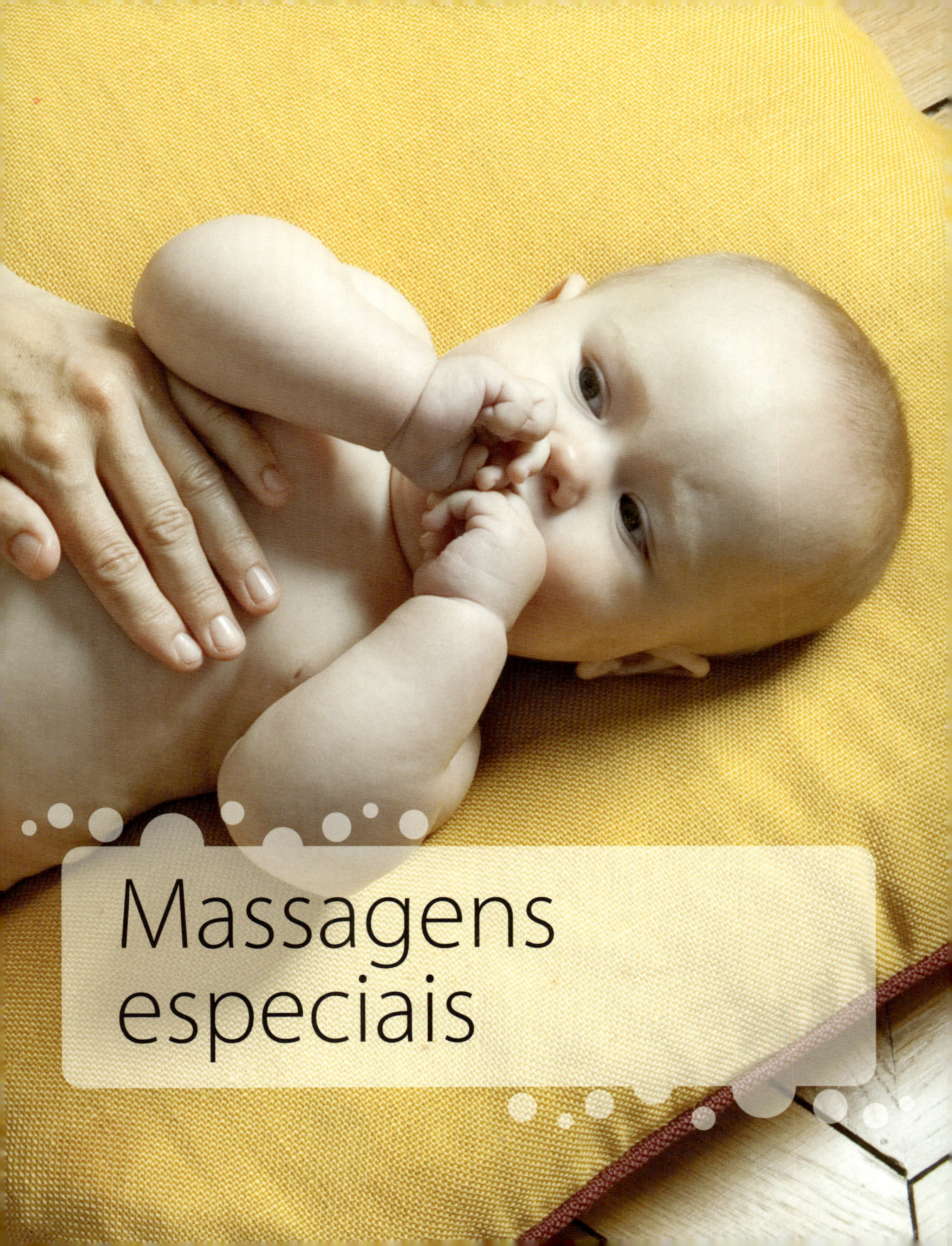

Massagens especiais

Massagem expressa

Para ganhar tempo sem perder qualidade, você pode associar duas partes do corpo: superior e inferior, direita e esquerda, frente e costas. Cada parte dessa massagem expressa pode ser uma massagem expressa em si mesma. Deixe sua imaginação guiá-la...

① a ③ Do tórax aos artelhos

Coloque suas mãos bem aquecidas sobre o tórax e o ventre do bebê ①. A partir dos quadris, deslize suas mãos em torno da bacia e depois sob o bumbum ②. Com os dedos, faça pequenos círculos sob a bacia. Em seguida, deslize as mãos em movimento de enrolar as coxas, os joelhos, os artelhos, passando pelos calcanhares. Envolva bem cada perna ao executar o movimento ③. Trabalhe cada artelho, depois a área entre eles, com as duas mãos simultaneamente, isto é: o pé direito com a mão esquerda e o pé esquerdo com a mão direita.

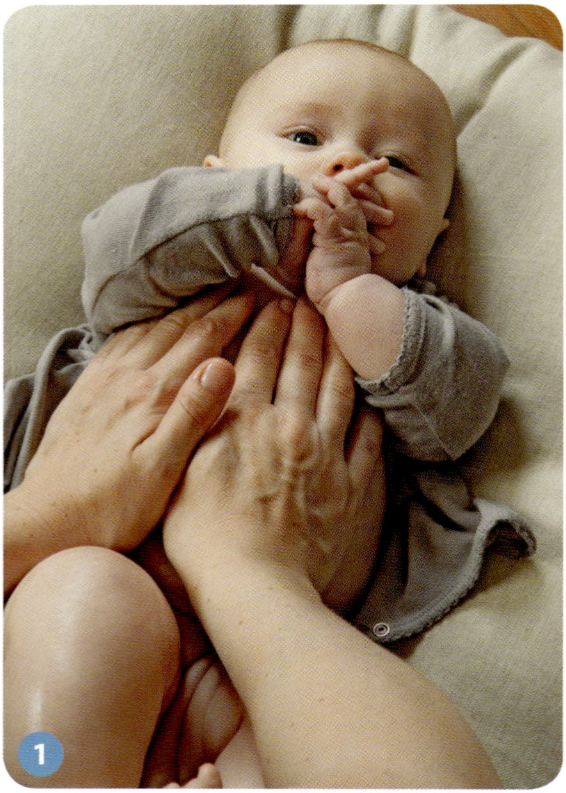
1

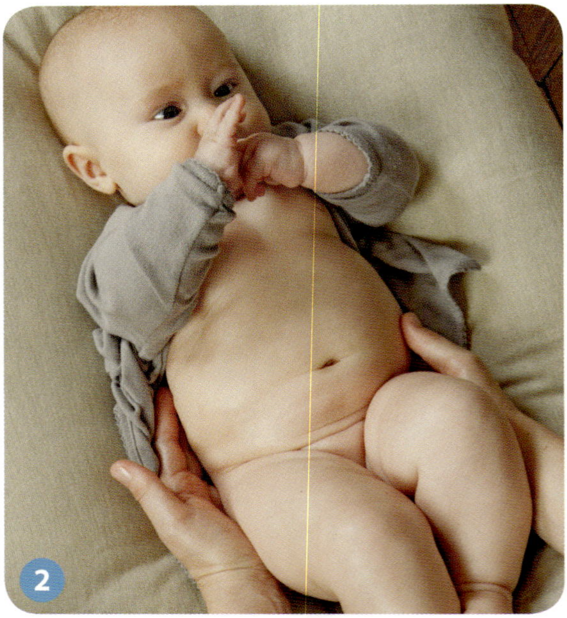
2

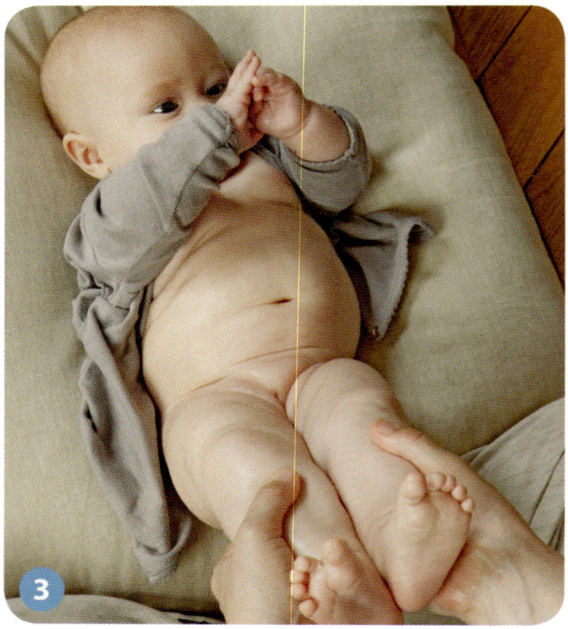
3

④ A barriga

Coloque suas mãos sobre a barriga do bebê. Massageie em círculos no sentido horário, uma das mãos após a outra. Essa massagem rápida e fácil de executar, por cima da roupinha ou durante a troca de fraldas, é muito eficaz para ajudar a digestão do bebê, mas deve ser executada longe das refeições.

⑤ e ⑥ Das costas à barriga

Para otimizar o tempo da massagem você poderá conjugar a massagem das costas com a da barriga graças a uma leve torção, que é também uma postura da ioga. Coloque os joelhos do bebê de lado, dobrando ligeiramente a perna de cima, e o corpo em leve torção, sem forçar. Deixe que ele se ponha à vontade e deslize uma das mãos para o alto das costas ⑤. Deslize-a depois em diagonal até a barriga, passando pela cintura, enquanto a outra mão segura a perna ⑥. Troque de mão e repita o movimento.

Alterne assim as mãos sucessivamente, cinco ou seis vezes. Recoloque o bebê na posição inicial e faça o movimento global do esterno até os artelhos. Mude de lado, levando as pernas para o outro lado e efetuando a mesma série de gestos, terminando sempre pelo movimento global.

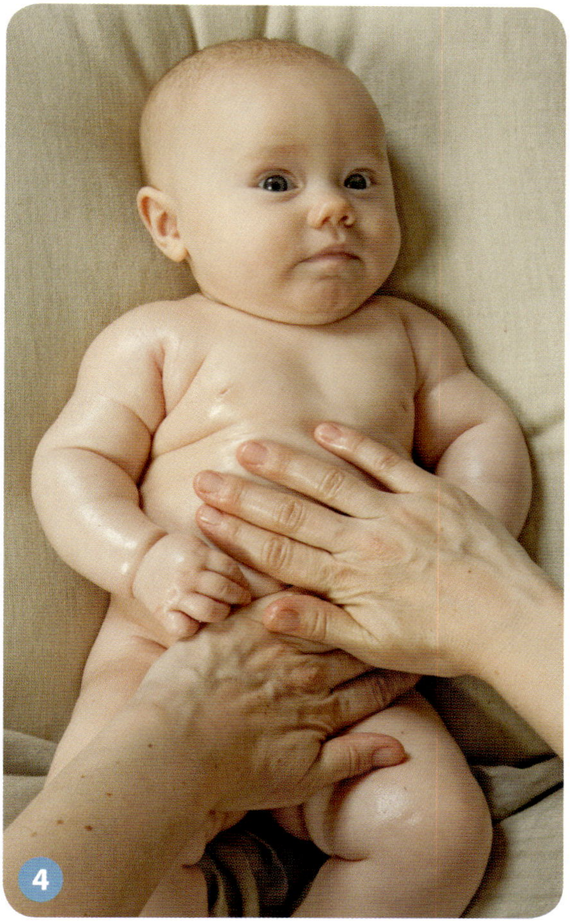
4

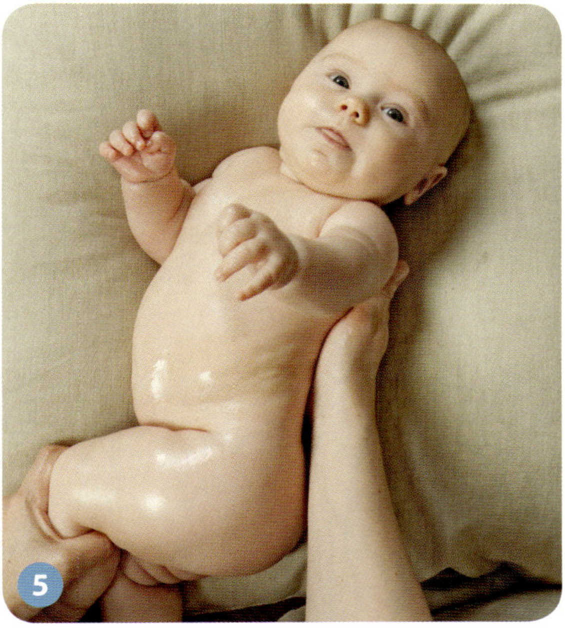
5

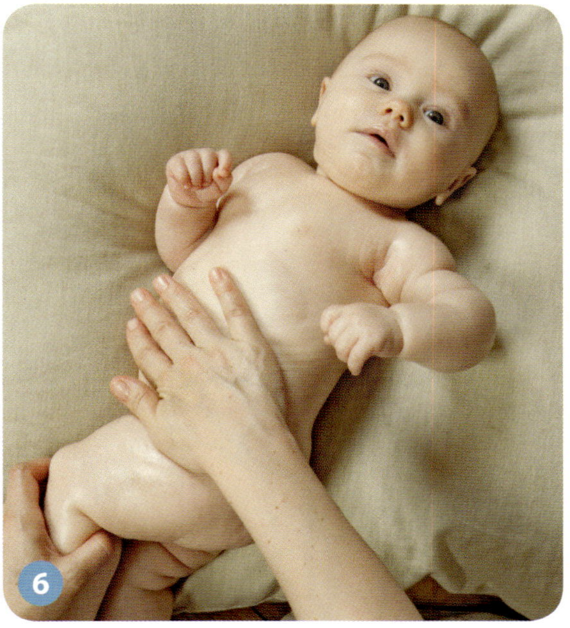
6

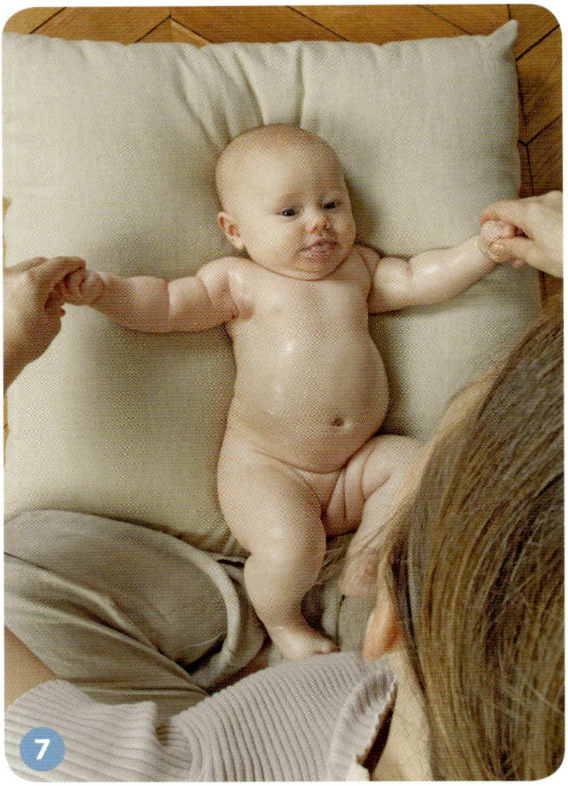

⑦ Braços e mãos

Coloque as mãos espalmadas sobre o esterno do bebê, dirija-as para os ombros e envolva-os com os dedos. Deslize-os então ao longo dos braços até as pontas dos dedos e além, abrindo os braços do bebê. Trabalhe os dedos das duas mãos ao mesmo tempo e depois a área entre os dedos. Por fim, massageie com muita suavidade a palma das duas mãos simultaneamente com a parte macia dos polegares. Dobre os dois braços do bebê sobre o esterno.

⑧ e ⑨ Rosto

Passe suavemente a palma de suas mãos na parte inferior do rosto do bebê, dirigindo-as para a parte superior. Trabalhe o contorno das duas orelhas simultaneamente entre os dedos indicadores, médios e polegares ⑧. Em seguida, passe as mãos de forma alternada sobre a fronte e o crânio do bebê, sempre suavemente, para umedecer a pele e o couro cabeludo com o óleo ⑨. Você pode terminar com uma massagem geral, deslizando as mãos do rosto até os artelhos.

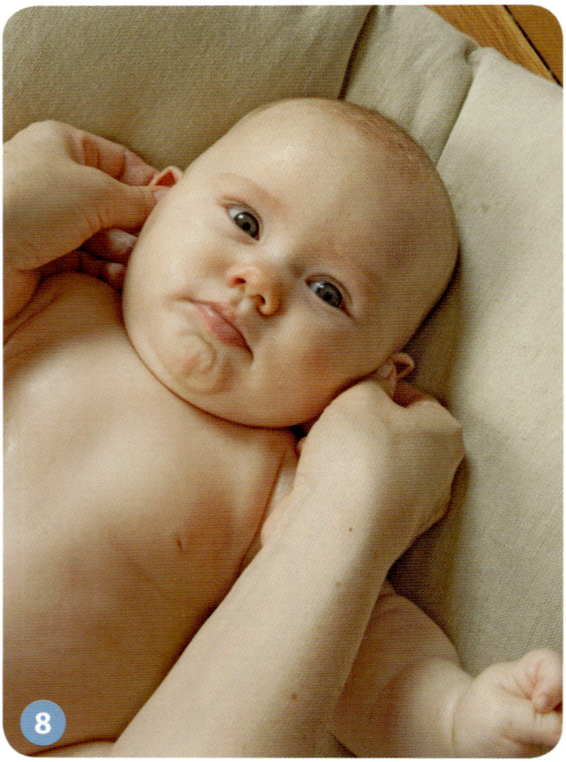

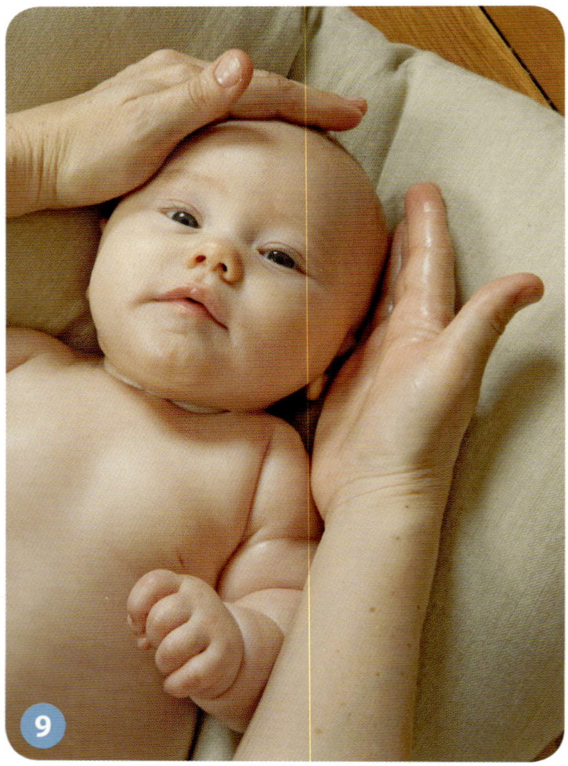

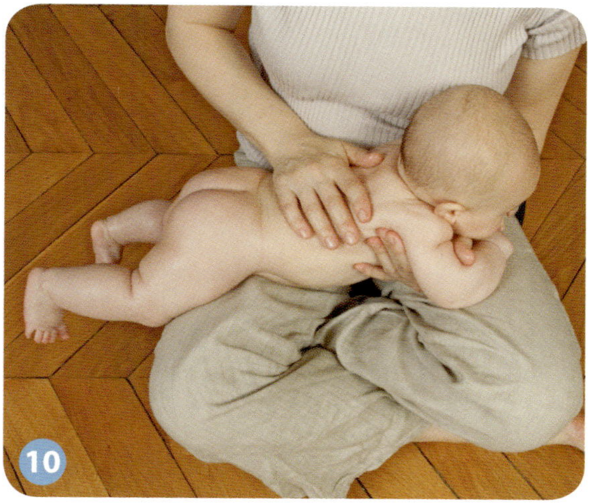

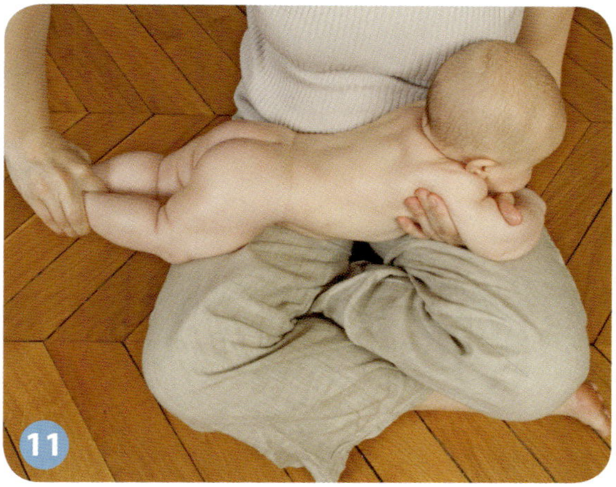

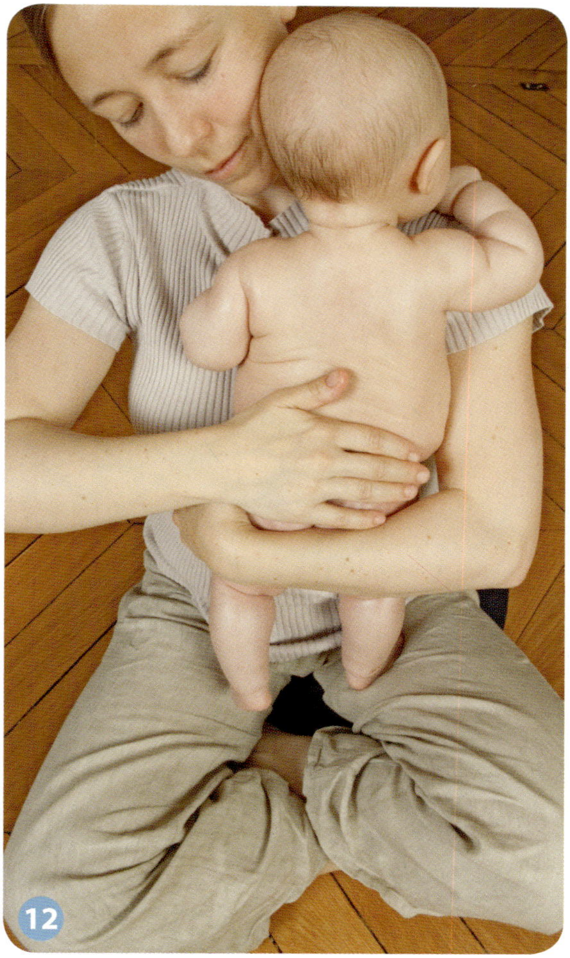

⑩ a ⑫ Alisamento expresso

Coloque o bebê de atravessado sobre suas pernas. Sustente-o com uma das mãos pela axila ⑩, enquanto a outra realiza um alisamento global, da nuca até os tornozelos ⑪. Repita duas ou três vezes, suavizando o gesto até não tocar mais o bebê. Você pode também reclná-lo contra seu peito e alisar as costas dele, de alto a baixo ⑫.

⑬ Envolva com as mãos

Em qualquer momento do dia, você pode realizar este gesto apaziguador. Com as duas mãos, reúna os dois braços do bebê, depois dobre as duas pernas contra ele mesmo, sem pressionar muito nem forçá-lo. Deixe-o nessa posição por alguns minutos, balançando à direita e à esquerda; solte o bebê caso ele demonstre o menor desconforto.

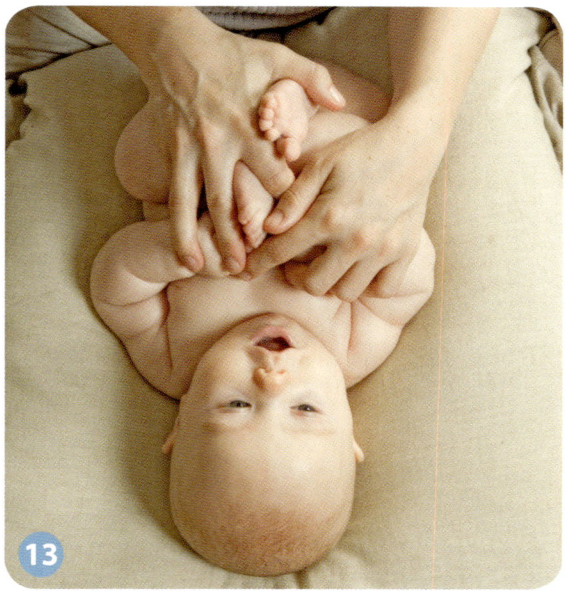

Para facilitar o sono

Você pode realizar uma das diversas massagens propostas para o recém-nascido (veja "Ajude o bebê a dormir", pág. 46), e pode também acrescentar alguns gestos complementares, sem se esquecer do banho, que terminará a massagem de forma agradável e garantirá um sono profundo e reparador (veja "O banho e suas finalizações", pág. 106).

① Massagem contida

Coloque suas mãos sucessivamente sobre determinadas áreas do corpo de maneira a mantê-las juntas, como sobre os dois braços, as duas pernas, os dois pés ou ainda as duas mãos ①, ou pegue simplesmente o bebê no colo de maneira a envolvê-lo por inteiro ou quase. Permaneça assim por alguns minutos, atuando sobre a mesma área. Isso ajudará a atenuar os movimentos parasitas do bebê e o acalmará como se ele estivesse embrulhado.
Se isso não funcionar e ele se agitar, querendo se livrar do seu abraço, não insista.

② Rosto e crânio

Unte generosamente suas mãos com óleo. Sustente a cabeça do bebê com uma das mãos e com a outra percorra, com a parte macia dos dedos ou a palma das mãos, toda a superfície do crânio ② e da fronte. Continue no lóbulo e no interior das orelhas, insistindo nas partes ocas.

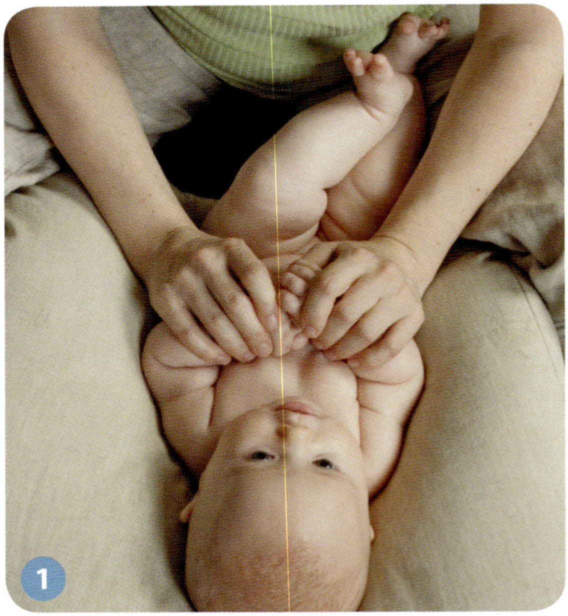

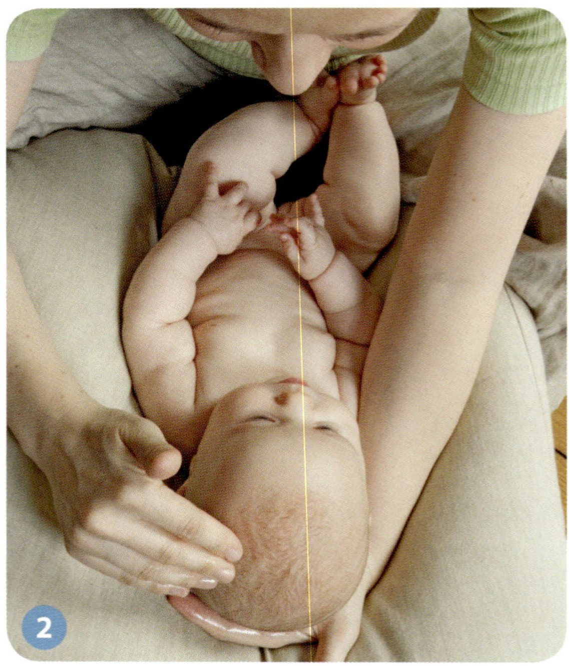

Você sabia...?

O deslizar suave dos dedos sobre o couro cabeludo, assim como o calor da palma das mãos em torno do rosto, vão proporcionar ao bebê um relaxamento profundo.
O relaxamento das tensões do rosto, do couro cabeludo e do pescoço vão expressar o relaxamento que se produz ao dormir e levar o bebê ao sono.

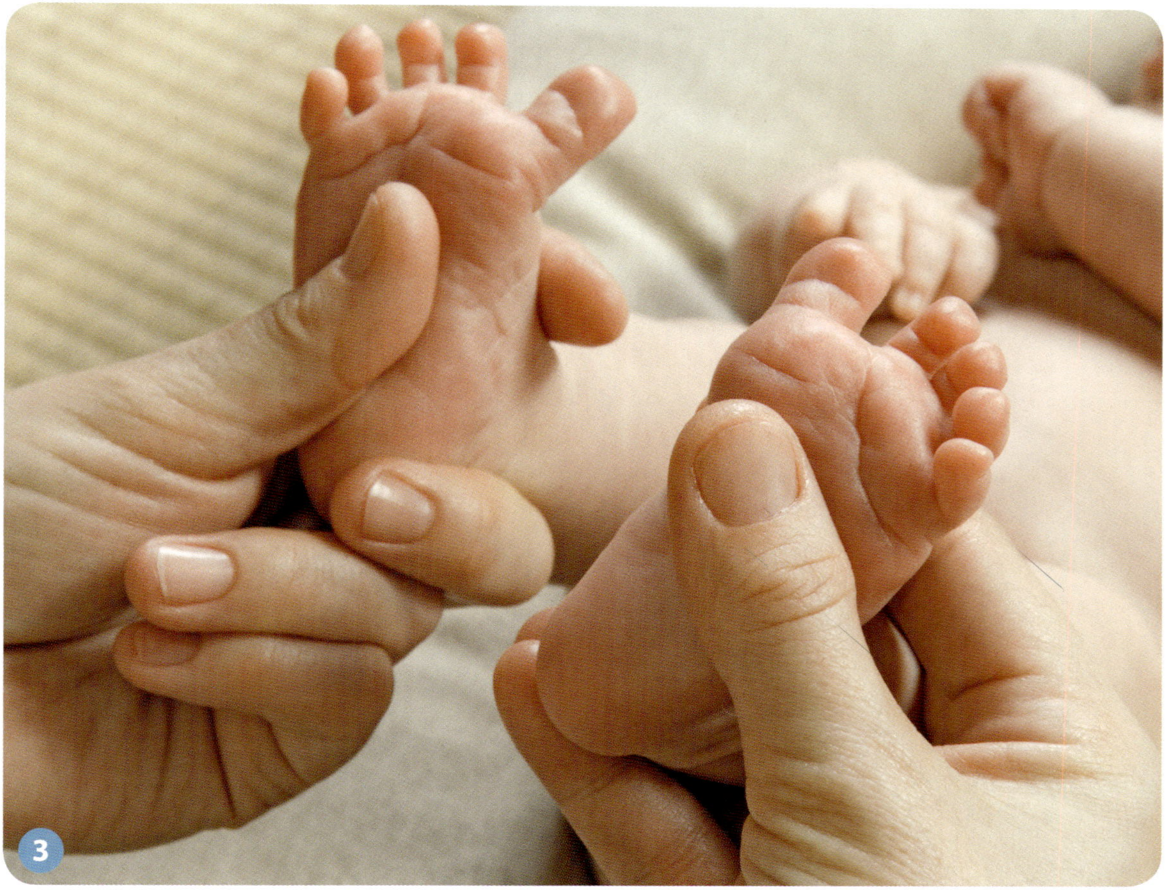

3

③ e ④ Mãos e pés

A aplicação dos seus dois polegares no centro da planta dos dois pés ③ ou da palma das duas mãos ④ vai permitir ao bebê relaxar suas tensões internas, que são inúmeras nesse período em que ele começa a se movimentar e não possui ainda a linguagem para se fazer compreender.
Esse ponto corresponde ao plexo solar, centro nervoso, reconhecido por suas muitas tradições como centro emocional. Não hesite em massagear a palma das mãos e a planta dos pés que, tanto no bebê quanto no adulto, são uma via maravilhosa para o sono.

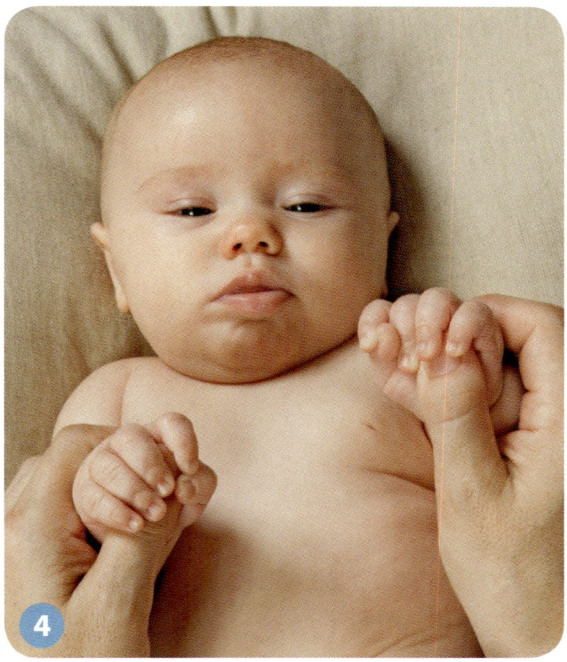

4

Dobrinhas e interstícios

Você poderá massagear as zonas linfáticas (veja "Para proteger o bebê", pág. 103), pois a eliminação de toxinas proporciona um sono reparador.

Para ajudar na digestão

Para estimular e facilitar a digestão (e até mesmo acelerá-la, em caso de constipação, mas contraindicada em caso de diarreia comprovada!), pense no que foi proposto para o recém-nascido. Eis outros movimentos, mas atenção para não utilizar mais do que duas destas propostas em uma mesma sessão de massagem, sob pena de agredir o organismo, em vez de acalmá-lo e liberá-lo.

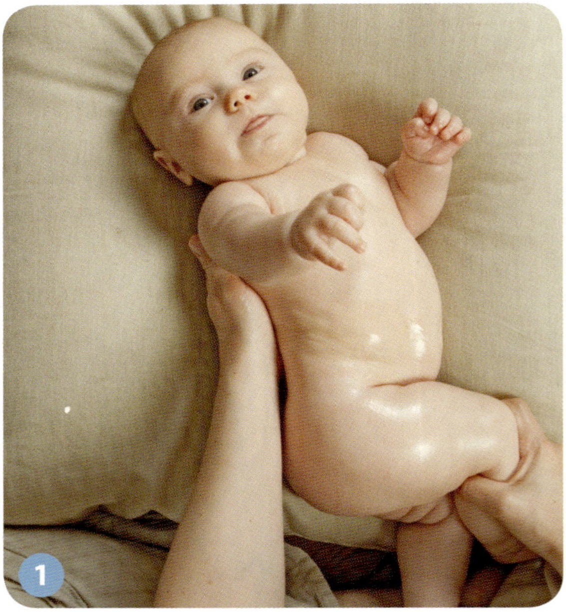

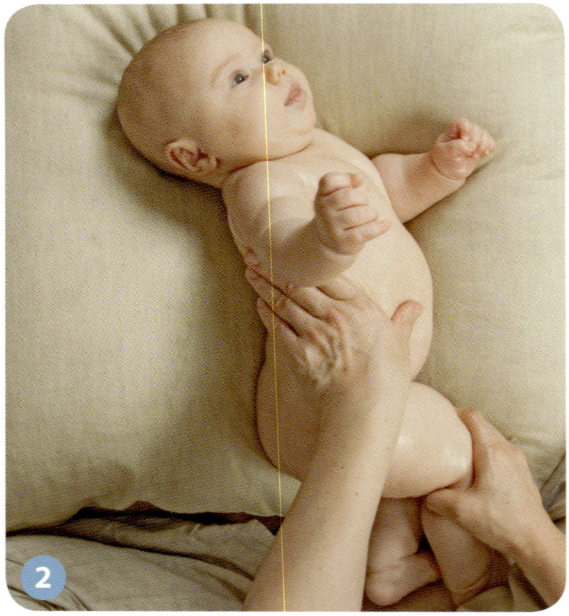

① a ③ Massagem da barriga em torção

Deite o bebê de costas, dobre os joelhos contra a barriga. Movimente os joelhos para o lado esquerdo ①, sem voltá-lo completamente. Passe as mãos alternadamente do alto das costas até o baixo-ventre, em diagonal, e pela parte direita da barriga do bebê ② e ③: uma das mãos segura os joelhos, enquanto a outra desliza sobre a parte esquerda do corpo, na altura da cintura (que corresponde ao cólon ascendente). Recoloque o bebê na posição inicial e faça uma massagem do esterno até os artelhos. Depois mude de lado e movimente os joelhos do bebê para o lado direito (para massagear a zona do cólon descendente). Ao terminar, recoloque o bebê na posição original e faça uma nova e suave massagem global, do tórax até os artelhos.

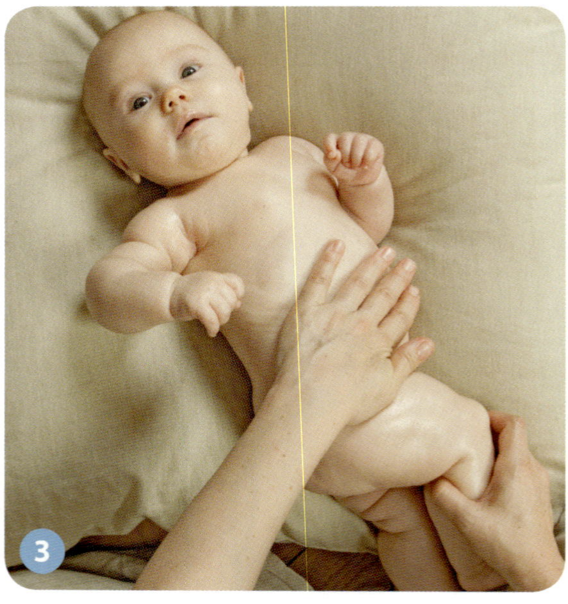

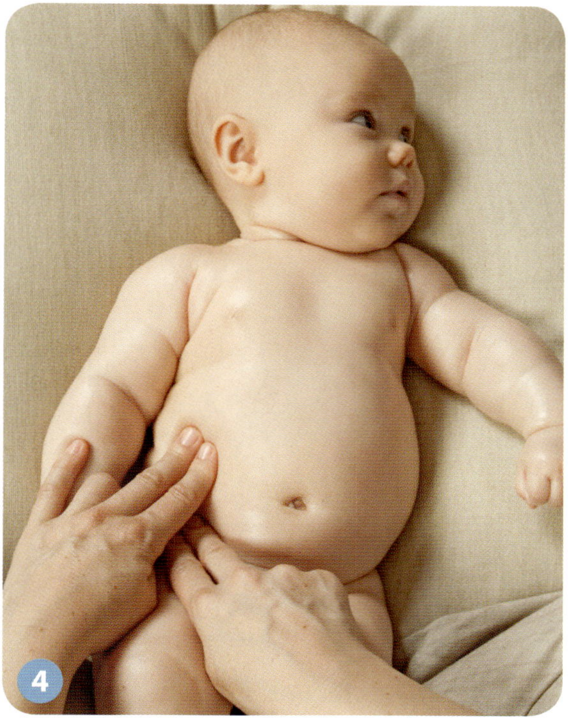

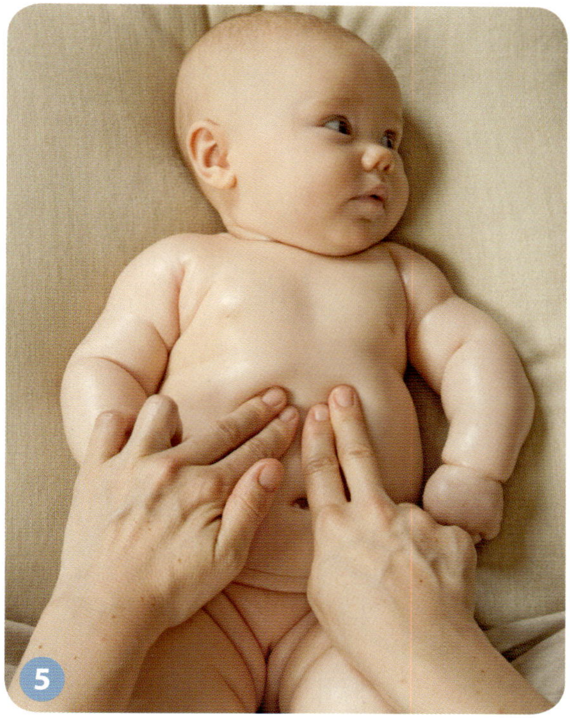

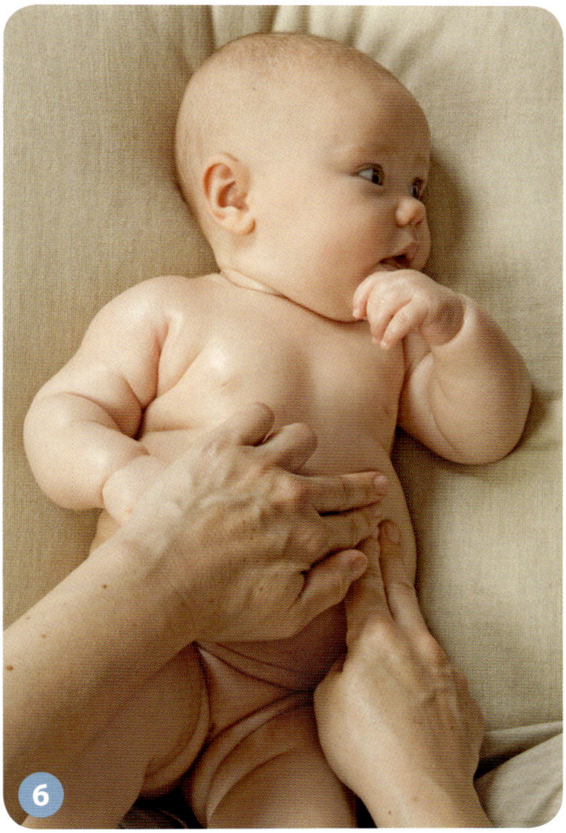

④ a ⑥ Seguindo o trajeto do cólon

Com a ponta dos dedos e o movimento de dois dedos unidos, que deslizam alternadamente sobre a pele, avance ao longo do trajeto do cólon. Inicie na parte inferior, à esquerda do ventre ④, e suba ao longo do cólon ascendente ⑤, depois da esquerda para a direita, abaixo das costelas ⑥, ao longo do cólon transverso e por fim para baixo, à direita, ao longo do cólon descendente.

Para as mães que amamentam

Passem a consumir chás digestivos (como erva-doce ou cominho), que favorecem a produção de leite. Na falta do chá, existem à venda nas farmácias cápsulas à base de erva-doce. Orientada por um aromaterapeuta, você poderá usar óleo essencial de erva-doce em pequena dose entre as refeições e durante curtos períodos.

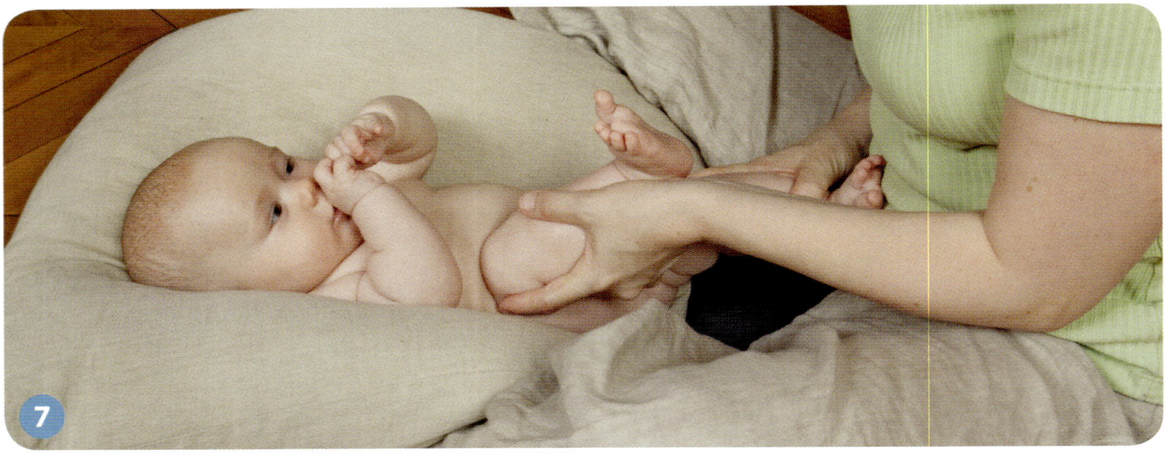

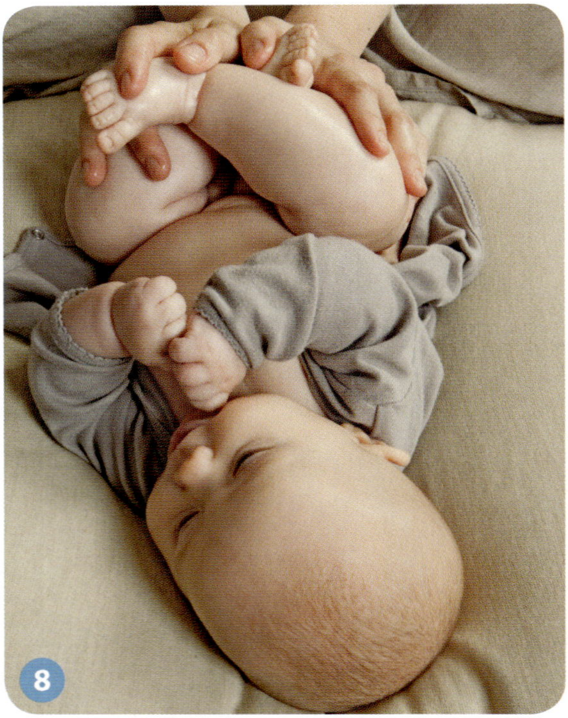

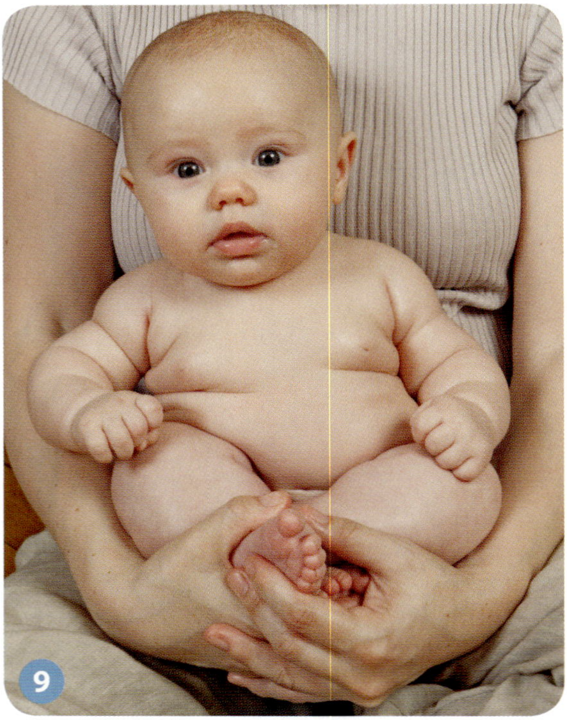

⑦ e ⑧ Um pouco de ginástica

Pequenas pedaladas serão bem-vindas: enquanto você estica uma perna para baixo, dobre a outra contra a barriga do bebê ⑦, sem forçar. Ao final, no caso de a massagem ser feita sobre uma almofada e o bebê estiver deitado à sua frente, cruze as perninhas sobre a barriga, balançando-o à direita e à esquerda ⑧.

⑨ Em posição fetal

Quando o bebê tiver crescido um pouco e já conseguir sustentar bem a cabeça, a partir de 4 meses, você poderá colocá-lo sentado com as costas apoiadas em você. Segurando os pés em suas mãos, dobre as pernas do bebê contra a barriga dele e balance com ele para a direita e para a esquerda.

Para proteger o bebê

Ele é especialmente frágil no aspecto imunológico, pois seu sistema de defesa não está completo ainda, o que não acontecerá antes dos 2 anos. A massagem vai ativar o sistema linfático, a eliminação dos dejetos, das toxinas e dos micróbios. Para prevenir os riscos de resfriado ou para aquecer e ativar a circulação sanguínea no inverno, experimente a massagem de poucas áreas.

① e ② Zonas linfáticas

Insista nos interstícios entre os dedos e os artelhos que correspondem ao sistema linfático superior (segundo os princípios da reflexologia plantar). Utilizando o óleo, deslize o indicador e o polegar entre os dedos ①, depois entre os artelhos, pinçando ligeiramente a zona carnuda entre cada dedo e deslizando suavemente para fora.
Os gânglios, que desempenham o papel de filtro do sistema linfático, encontram-se na altura da virilha, nas axilas e no pescoço. (Atenção! Deslize seus dedos na lateral do pescoço e não no centro, pois essa área é muito frágil.) Não esqueça nenhuma dobrinha e pense que limpando com óleo ou com algodão úmido ② as pequenas impurezas que não deixam de se acumular aí, você está limpando também as "impurezas" e os micróbios internos...

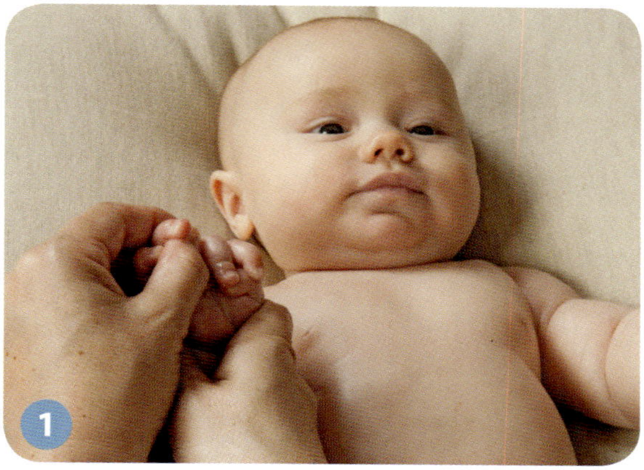
1

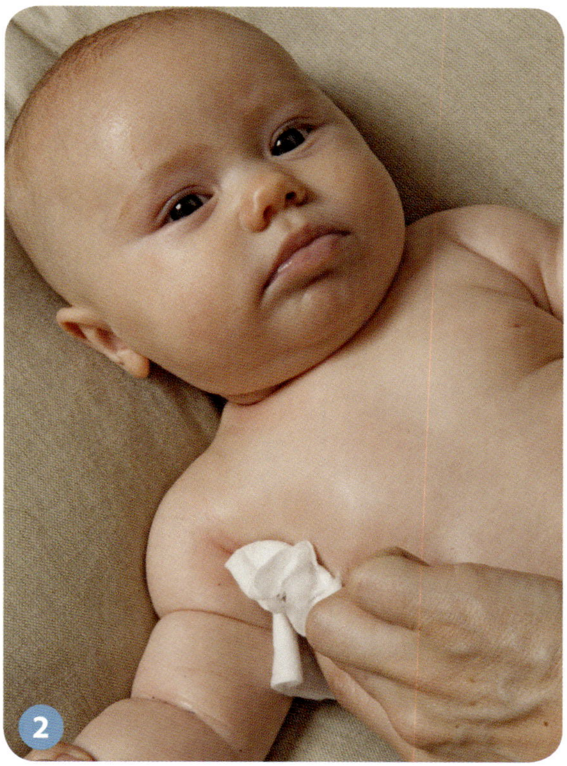
2

Alguns princípios úteis

Não raro os bebês são exageradamente agasalhados e expostos a mudanças brutais de temperatura ao serem despidos. Preocupe-se em cobrir bem os pés, a cabeça, a fronte, o pescoço e o tórax do bebê. Se você carregá-lo em um *sling*, não há necessidade de acrescentar um agasalho, pois ele já está aquecido. À noite, vista um sobrepijama no bebê, mas esqueça os edredons e os sacos de dormir muito quentes, que o fazem transpirar.

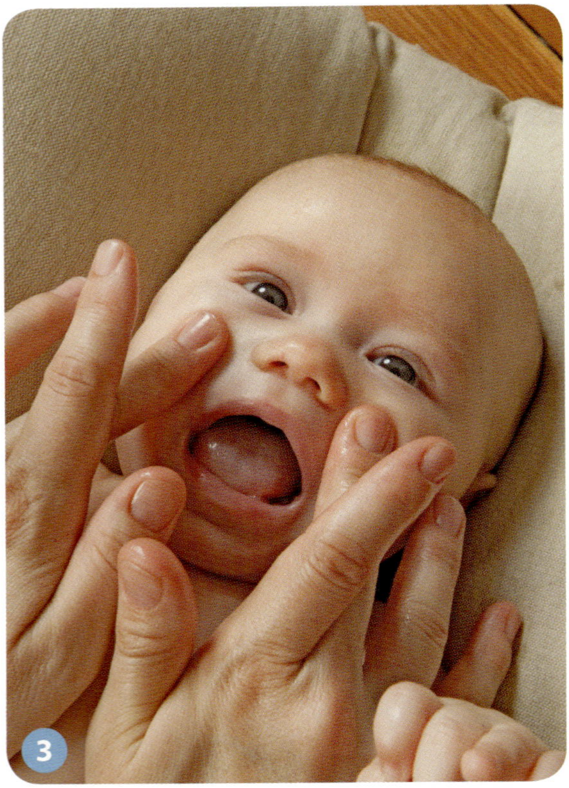

③ O nariz

Apoie os dedos indicador e médio suavemente na lateral das narinas ③, para depois deslizar os dedos para fora. Um nariz bem desobstruído garante uma boa oxigenação, mas tem também um efeito refrescante sobre o cérebro, função primordial. Limpe o nariz com um pequeno chumaço de algodão umedecido no óleo (e não uma haste flexível!), que você deve girar delicadamente no interior de cada narina. Isso vai hidratar, proteger e fazer o bebê espirrar, que se livrará, assim, do que possa incomodá-lo.

④ As arcadas das sobrancelhas e a fronte

Pressione suavemente, do centro para fora, por cima da arcada das sobrancelhas até acima do sinus.

⑤ As orelhas

De acordo com a abordagem da auriculoterapia, as orelhas representam um feto invertido. Assim, aquecendo-as, você vai aquecer todo o corpo. Massageie a frente e atrás das orelhas com o dedo médio e o indicador.

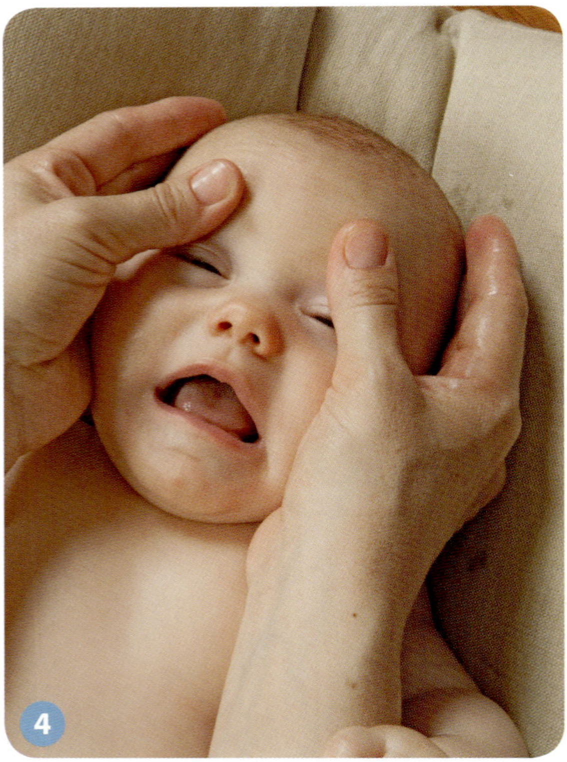

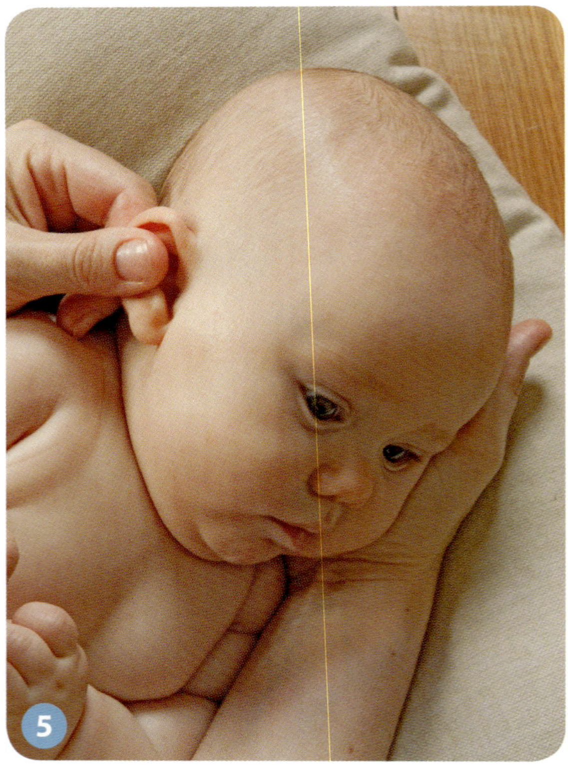

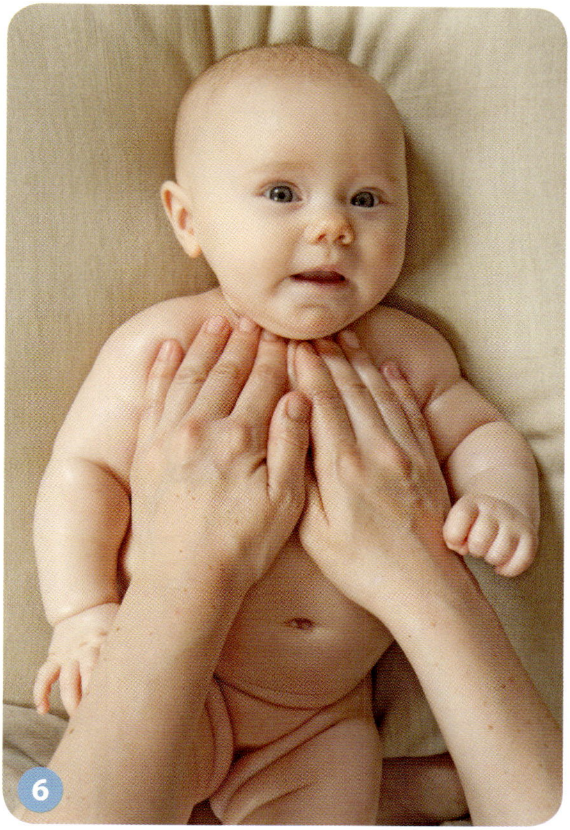

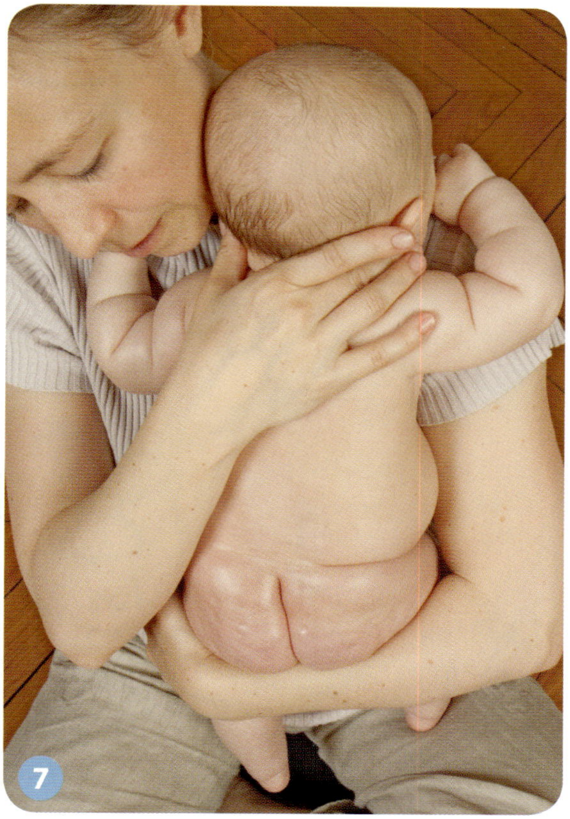

Termine por abrir o pavilhão da orelha, entre seus polegares e os outros dedos ⑤, o que vai aquecer particularmente o rosto e a cabeça. Como o nariz, limpe a orelha com um chumaço de algodão umedecido em óleo.

⑥ a ⑧ O tórax

Última área sensível, o tórax pode ser aquecido por uma massagem sobre a parte da frente ⑥, com as mãos bem aquecidas, e também no dorso, entre as omoplatas, pelo deslizar da mão de alto a baixo ⑦.

Esse movimento pode ser realizado por fricção sobre a roupa do bebê, ou sobre o *sling* ⑧, não apenas quando faz frio, mas também antes de sair, para aquecer e dinamizar a região pulmonar, que poderá assim se defender melhor.

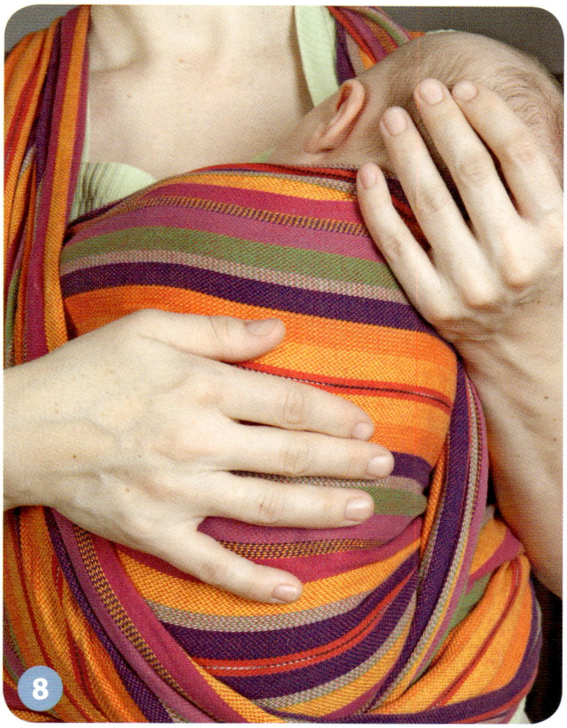

O banho e suas finalizações

Para terminar a massagem, nada melhor que um belo banho: banheira adaptada à idade do bebê, braços firmes, produtos naturais e hidratantes tornarão esse momento inesquecível.

① e ② Qual a melhor banheira?

Você pode utilizar uma banheira "shantala", com formato de balde, onde o bebê é colocado sentado, o que faz com que ele se recorde da posição fetal e retome a sensação conhecida antes do seu nascimento. Você vai provavelmente titubear nas primeiras tentativas, até porque o bebê ainda não se sustenta muito bem, mas com o tempo você vai ganhar confiança. Graças à forma especial dessa banheira, o bebê encontra apoio em todos os lados, da planta dos pés à cabeça, e ele se ergue confiantemente uma vez instalado e apoiado em seus braços, seja de frente, seja ligeiramente de costas. Você poderá assim lavar uma parte ou o corpo todo do bebê com muita facilidade.

Se estiver utilizando uma banheira tradicional para um recém-nascido, evite os assentos de banheira, que dão a falsa impressão de relaxamento. O bebê estará melhor em seus braços, em total segurança. Essa banheira é adaptada a um bebê maior, pois ele poderá mergulhar nela mais facilmente.

Onde, quando e por quanto tempo?

Instale a banheira "shantala" diretamente no chão; você vai ficar mais à vontade e não terá dores nas costas. Essa banheira leve não precisa de muita água e você poderá transportá-la para todo lugar, mesmo cheia de água. Como para a massagem, cuide de aquecer muito bem o ambiente e certifique-se de que não haja correntes de ar.

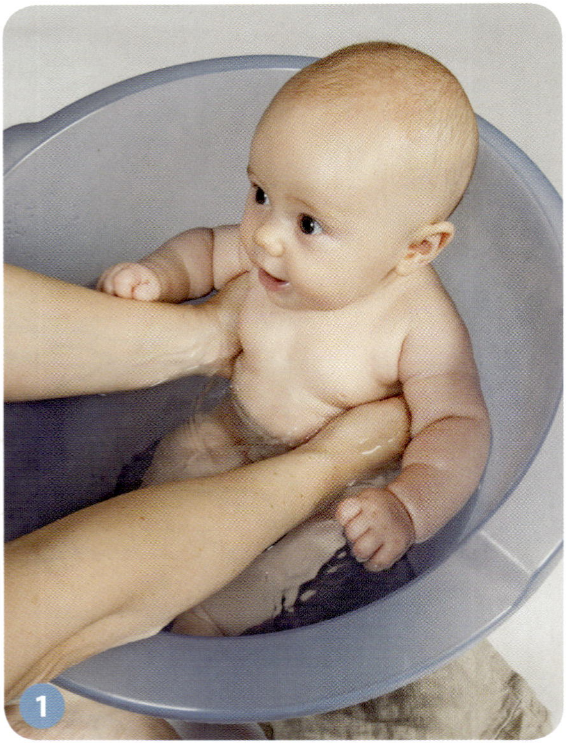

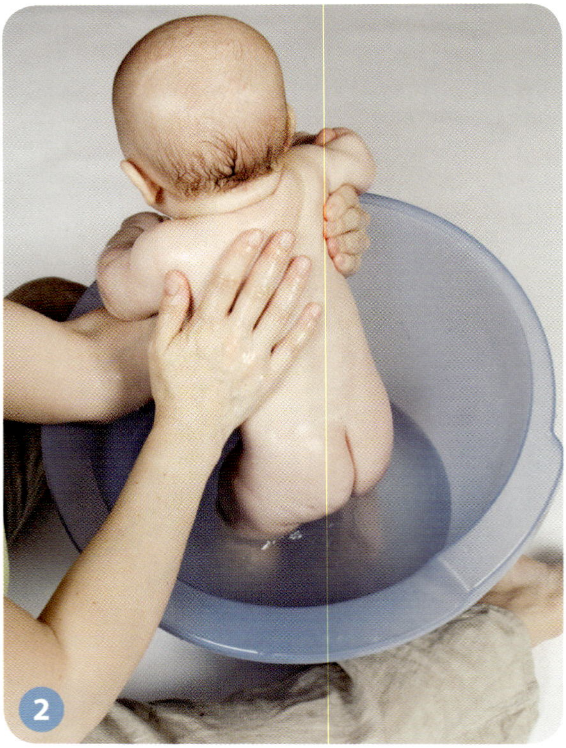

O banho: uma massagem especial

O banho propriamente dito já é uma massagem: calor, pele nua, água... tudo lembra ao bebê o ventre de sua mãe. É, portanto, um momento que não deve ser negligenciado. O primeiro banho não será dado obrigatoriamente logo após o nascimento e nem na maternidade. Não há pressa. O bebê pode perder muito calor e energia durante o banho (veja "A importância do toque para o bebê", pág. 6). Certas práticas, como o banho de kinou (*kinou* designa o recém-nascido, no idioma basco), desenvolvido por Laura Ménargues, que ressalta a observação atenta e o desenvolvimento dos recém-nascidos durante o banho, ajudarão o bebê a relaxar das tensões de um nascimento muitas vezes difícil. Pode-se observar o tipo de nascimento vivido por um bebê graças a um posicionamento, uma crispação das mãos e um porte adequado do bebê que libera a expressão corporal dos recém-nascidos. Esse primeiro banho não deve resultar em má lembrança para o bebê. Não se veja na obrigação de realizá-lo e suspenda qualquer tentativa que se anunciar infrutífera. Uma limpeza minuciosa será suficiente.

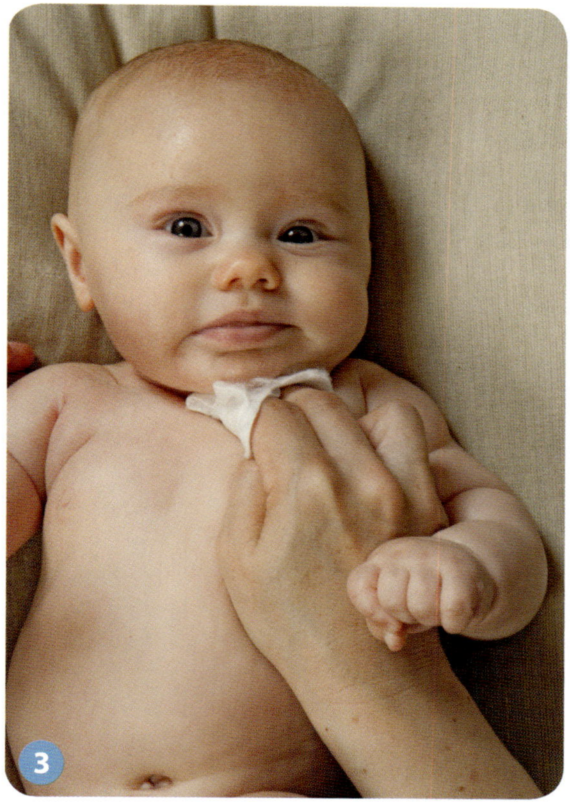

Feche bem as portas e utilize um aquecedor durante as estações mais frias. De 5 minutos no primeiro mês, você poderá passar a 10 minutos de banho quando o bebê tiver atingido 3 meses. Mas não exceda esse tempo, pois a perda de energia é intensa.

Deixe por perto uma toalha bem aquecida para a saída do banho e roupas limpas para o bebê.

Durante as primeiras semanas, o banho será mais simples se forem duas pessoas a dá-lo, uma segurando o bebê, e outro ensaboando-o.

O bebê terá fome, muito provavelmente, logo após o banho; retire-o do banho assim que você perceber que ele expressa desagrado, pois haverá necessidade de tempo para vesti-lo antes que ele possa mamar. Por fim, o melhor é banhá-lo à noite, para induzi-lo a um sono profundo a noite inteira.

Boas condições de temperatura

As condições do banho são as mesmas utilizadas para a massagem, ou seja, não se deve banhar o bebê na hora seguinte à sua alimentação ou se ele estiver doente (salvo se for indicado para fazer baixar a febre: neste caso, prepare um banho a 1 °C abaixo da temperatura do bebê. Se tudo estiver bem, um banho a 36-37 °C será perfeito; utilize um termômetro ou seu cotovelo: você não deve sentir quase o contato com a água. Por fim, tudo depende da idade do bebê e da estação do ano; a água do banho poderá estar alguns graus mais fresca no verão.

③ Limpeza rápida antes do banho

Não ensaboe seu bebê antes de colocá-lo na banheira, o que pode ocasionar desconforto e sensação de frio: ensaboe-o somente quando ele estiver no banho. Uma opção, entretanto, é limpar cada dobrinha do bebê com um algodão embebido em água bem quente, espremido e depois passado no sabonete. Enxágue-o com os dedos quando o bebê tiver sido colocado na água.

④ Banho

Se você não fez essa "pré-limpeza", ela pode ser feita no banho. As dobrinhas de pele serão sempre sua meta principal, assim como o pescoço, a nuca, as axilas, as orelhas, o umbigo, a virilha, o alto do bumbum, a parte de trás dos joelhos, sem esquecer os punhos e os tornozelos, os dedos, os artelhos e seus interstícios. O restante é secundário, até mesmo inútil. O bebê não deve ser esfregado e deve conservar uma flora bacteriana e uma proteção sebácea superficial, visto que ele não transpira (ou muito pouco) e que você o terá, talvez, massageado antes.

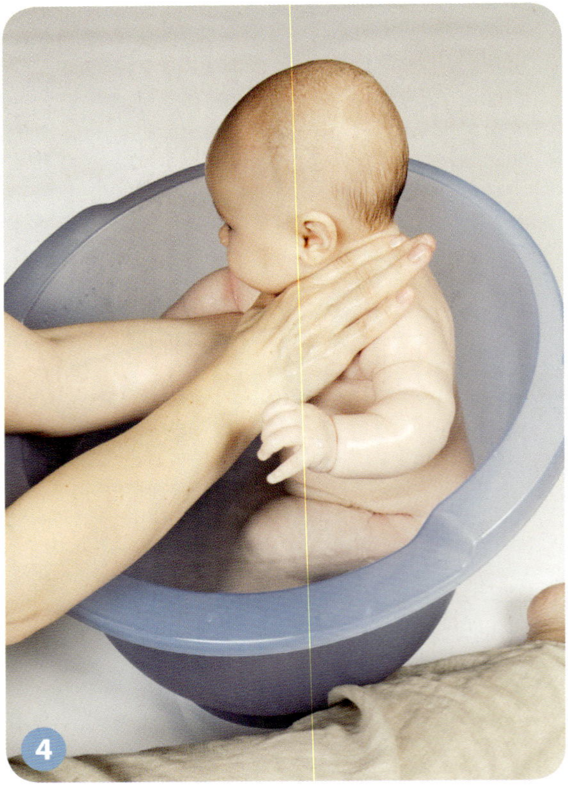
4

⑤ Aplicando o xampu

Por fim, o couro cabeludo pode ser lavado (raramente) com um xampu especial para bebês (orgânico, se possível), que você terá diluído previamente em um recipiente com água. Uma gota do produto é quase sempre suficiente. Uma vez terminado o banho – e após a secagem e leve escovação dos cabelos ou do couro cabeludo com uma escova de cerdas de seda ou um pincel de maquiagem para eliminar as células mortas ou os resíduos de crostas de leite –, passe novamente óleo na cabeça.
Lembre-se que os xampus retiram a camada sebácea natural, necessária a uma boa proteção dos cabelos, e ressecam o couro cabeludo. Você deverá lavar os cabelos do bebê apenas uma vez por semana, enquanto ele tiver crostas de leite. Depois, a cada três semanas. Lembre-se de que o xampu usado diariamente só agride o couro cabeludo, que responde segregando matéria sebácea em maior quantidade, criando, assim, um círculo vicioso.

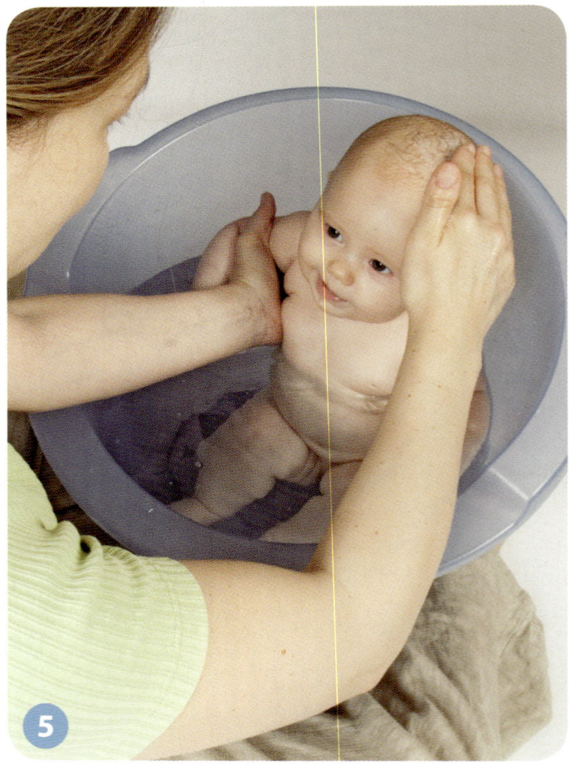
5

⑥ Logo após o banho

Envolva o bebê em uma toalha aquecida ⑥ e, se ele não reclamar, com pressa para mamar, você pode finalizar o cuidado de certas áreas importantes (veja o boxe). Em seguida vista-o e, eventualmente, embrulhe-o...

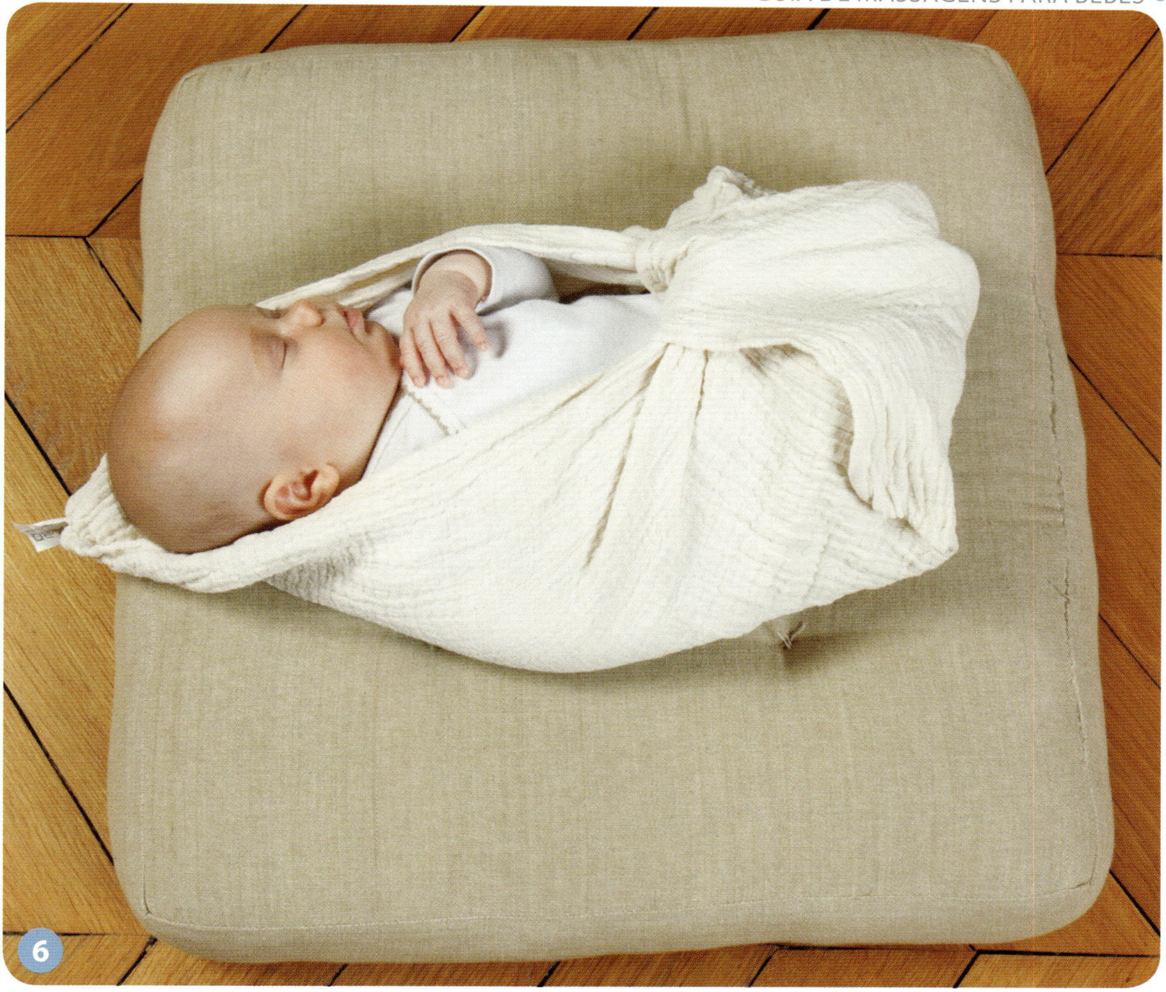

Áreas importantes

A cabeça

Para devolver suavidade e vitalidade, tanto à pele quanto aos cabelos, unte generosamente o couro cabeludo que absorverá o óleo muito rapidamente.

As orelhas

Passe uma haste flexível umedecida em óleo para limpar o oco das orelhas e uma fina mecha de algodão com óleo para o conduto auditivo, a qual recolherá todos os resíduos sem agredir essa frágil área. Assim, o cerúmen não será destruído, mas amolecido e dissolvido.

O nariz

Introduza em cada narina uma cone de algodão embebido em óleo que você torcerá. Isso vai limpar e hidratar o interior do nariz sem agredi-lo, protegendo-o de irritações e retendo as impurezas (poeiras).

O umbigo e o ânus

Deslize uma haste flexível (cotonete) embebida em óleo na abertura do umbigo, sem forçar. Deixe escorrer algumas gotas na linha do bumbum (óleo de espinheira-marítima) e pingue uma gota de óleo no prepúcio do garotinho.

As massagens na criança

Quando a criança tiver mais de 2 anos, é possível diversificar as massagens e efetuar alongamentos leves, pois seus músculos estão mais desenvolvidos. Podem-se também utilizar óleos essenciais, pois sua pele é menos frágil. As trocas passarão também pela conversa entre vocês, graças ao desenvolvimento da linguagem.

① Concentração e comunicação

Se um bebê descobre a abertura para o mundo, o deslocamento e o movimento, a criança que corre para todo lado, deve aprender a se centrar, se acalmar e se tranquilizar. A massagem feita na criança segue em direção ao coração, não mais em direção às extremidades (como no bebê), e deve-se ter cuidado de propor um relaxamento tátil propício à calma e à concentração ①.
Passado um ano, não imponha nenhum ritual sistemático a seu filho; diga-lhe quando você está disponível ou espere que ele peça uma massagem. A partir dos dois anos, seu filho pode dizer com suas próprias palavras do que ele gosta, do que ele não gosta, se quer uma massagem ou não... Verifique se ele está à vontade com a massagem que você faz. Deixe-o vestido, se for acanhado, e não utilize óleo em certas partes do corpo (principalmente nos cabelos).

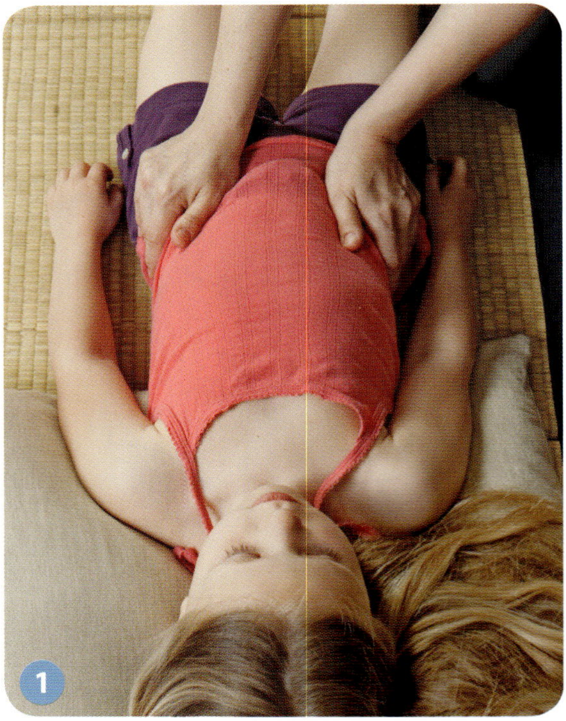

1

② a ⑥ O despertar dos sentidos

Eis alguns movimentos adaptados aos diferentes momentos do dia:

- Tapotar, escovar ou esfregar o corpo com uma escova suave ② com sua mão por cima das roupas, de manhã, ao acordar, ou mesmo em pé; termine a massagem despertando a pele;
- Despertar dos sentidos por meio de canções infantis acompanhadas de toque ③;
- Escrever letras ou números nas costas para serem adivinhados ④;
- Tomada de consciência da posição ereta das costas por meio de massagens sentado ⑤;
- Toque suave e hidratação após o banho. Você pode também ensinar os maiores a massagear os menores ⑥.

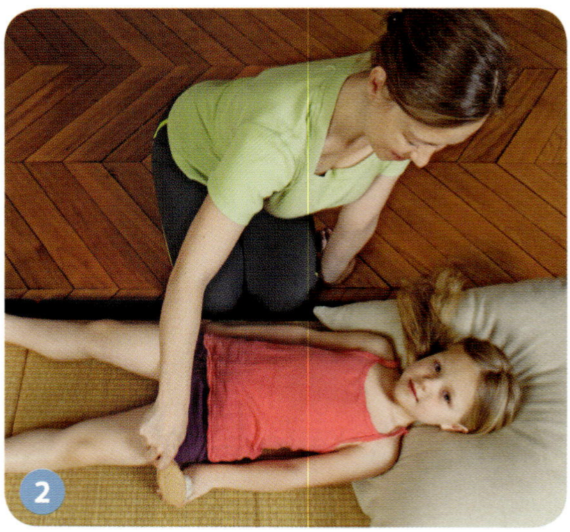

2

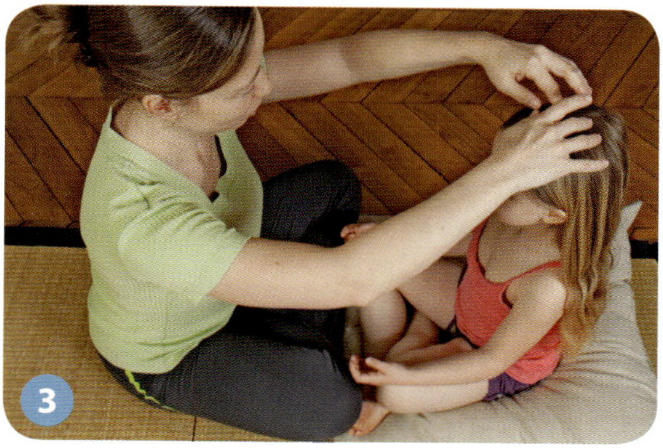

3

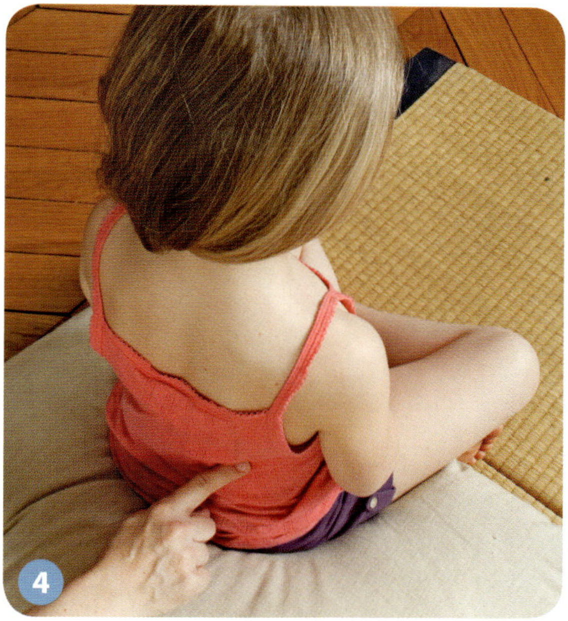

4

Óleos essenciais

A partir dos 30 meses você poderá utilizar óleos essenciais quimiotípicos sempre com parcimônia, por espaços bem curtos de tempo e em áreas limitadas (plexo solar, tórax anterior e posterior, ao longo da coluna vertebral, atrás das orelhas, na nuca, no interior dos punhos) para evitar riscos de alergia ou intoxicação. Consulte um aromaterapeuta ou seu médico, em caso de dúvida.
Uma única gota ao equivalente a uma noz de óleo vegetal é suficiente (você pode utilizar uma pequena vasilha em cerâmica). Faça um teste na parte interna do cotovelo da criança para verificar se não há reação alérgica. Após aplicar o óleo, espere uma hora para fazer uma massagem completa. Eis alguns óleos essenciais para completar a massagem; eles serão úteis também para facilitar o sono, auxiliar na digestão ou combater infecções:

- Niaouli ou *Eucalipto radiata* para combater as afecções de inverno.
- Laranja doce ou mandarim vermelho (Atenção! Esses óleos são fotossensibilizantes e não devem ser aplicados antes de exposição ao sol.), para a digestão, o sono e o relaxamento.
- Lavanda para o relaxamento à noite, mas também para a saúde da pele.

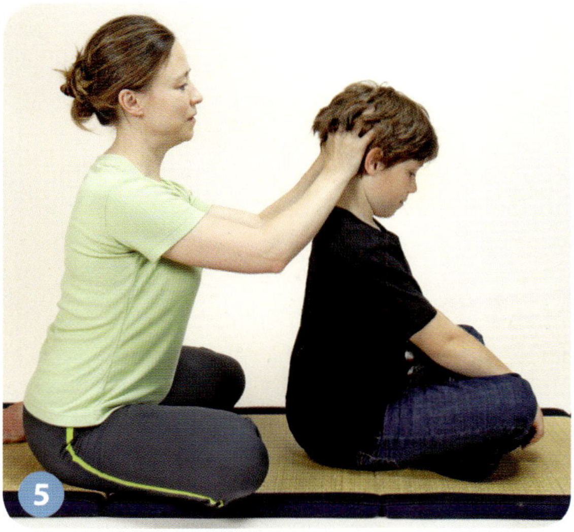

5

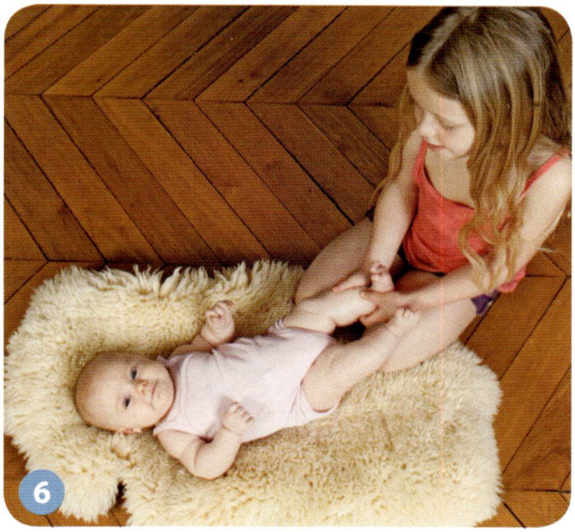

6

Massagem de pés, pernas e costas

A parte inferior do corpo é o local preferido para a massagem na criança, visto ser leve e de fácil acesso. As costas serão igualmente privilegiadas, pois a criança pode se colocar em uma posição que costuma apreciar: ajoelhada, a cabeça colocada entre os joelhos (postura chamada "da criança").

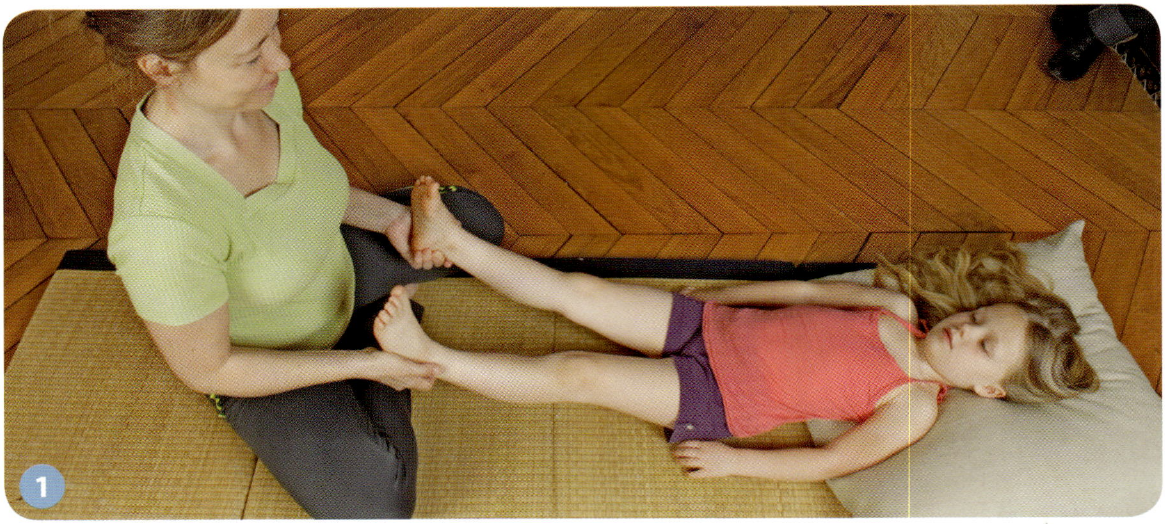

1

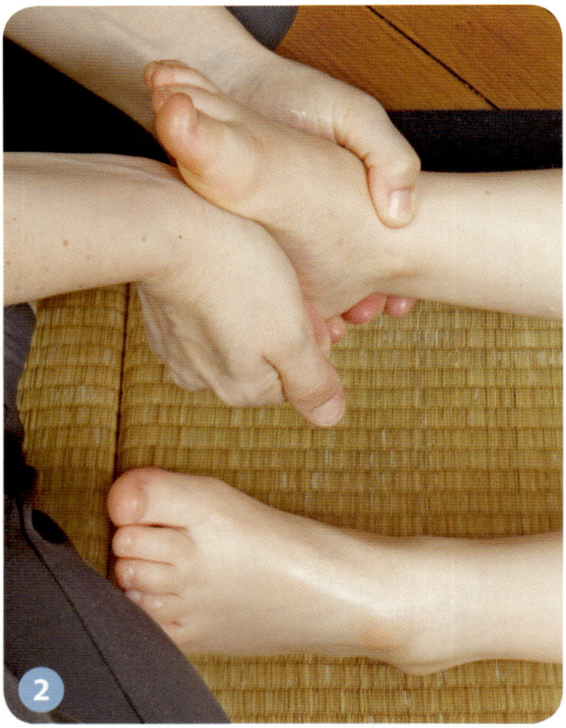

2

① Movimento global e alongamento

No início, meio ou final da massagem nas pernas desça com as mãos ao longo de cada perna, movimento de alisamento, erguendo-as e alongando-as ligeiramente quando você chegar aos calcanhares.

② Os pés

Como para o bebê, faça um movimento de torção ao redor do tornozelo, em um sentido e depois no outro, e continue segurando o calcanhar "torcendo-o" com a mão. Termine passando toda a palma da mão na planta do pé, num sentido e no outro, para aquecê-lo bem; faça o mesmo com o peito do pé. Massageie também os artelhos, alongando-os um após o outro, e trabalhe também entre os artelhos.

③ a ⑤ As pernas, movimento de bracelete

Com uma das mãos, erga uma perna pelo calcanhar e com a outra mão suba do pé em

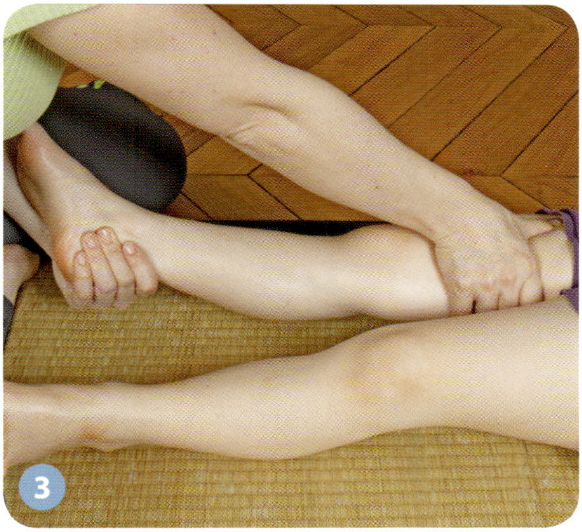

3

direção à coxa, girando as mãos ③ em torno da perna. Alterne uma mão após a outra ⑤. Faça em seguida o mesmo movimento com as duas mãos, lado a lado ⑤, do tornozelo até a coxa, e desça pela parte de trás da perna, deslizando sem forçar. Troque de lado após ter realizado uma massagem global.

⑥ a ⑫ As costas

Peça ao seu filho para ficar de bruços ⑥ ou na postura da criança ⑦; Massageie diretamente sobre a pele ou sobre a roupa. Se ele escolher a postura de criança, ele dobrará as pernas sobre o ventre e colocará os braços ao lado do corpo ou estendidos à frente, à escolha.

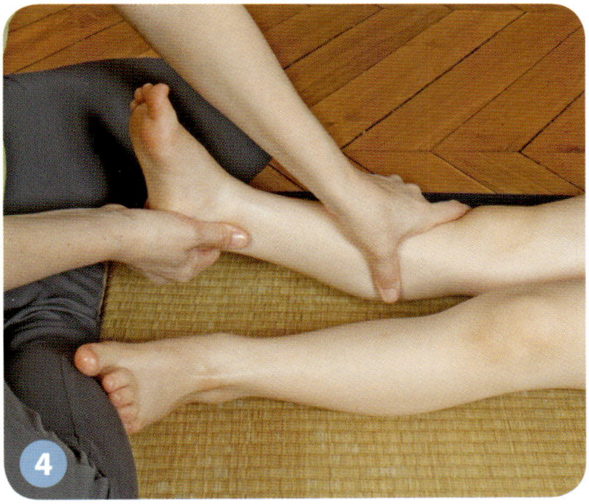

4

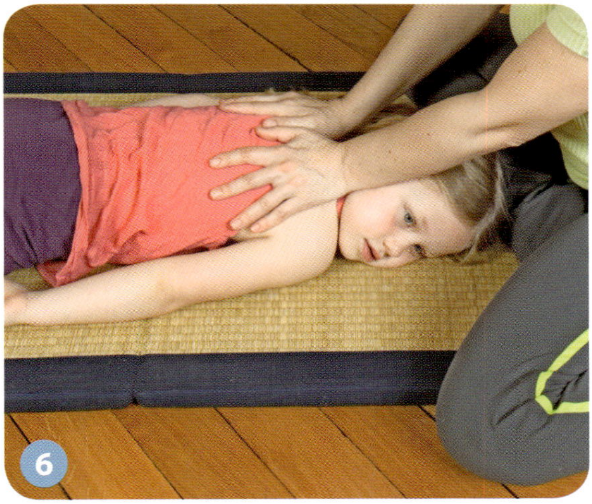

6

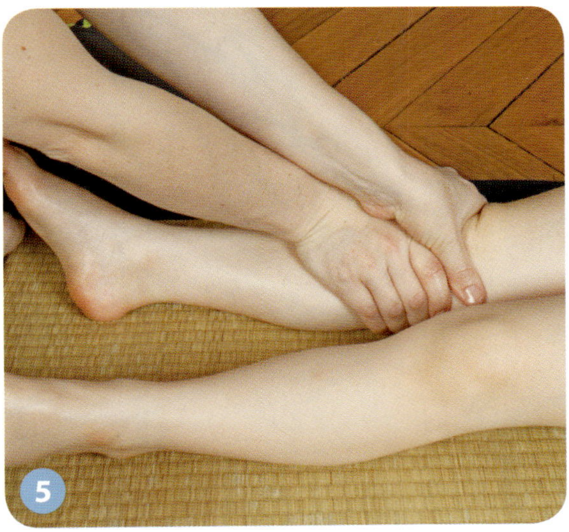

5

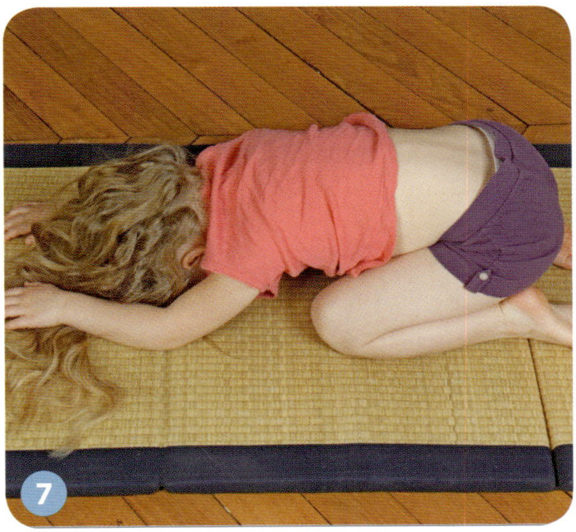

7

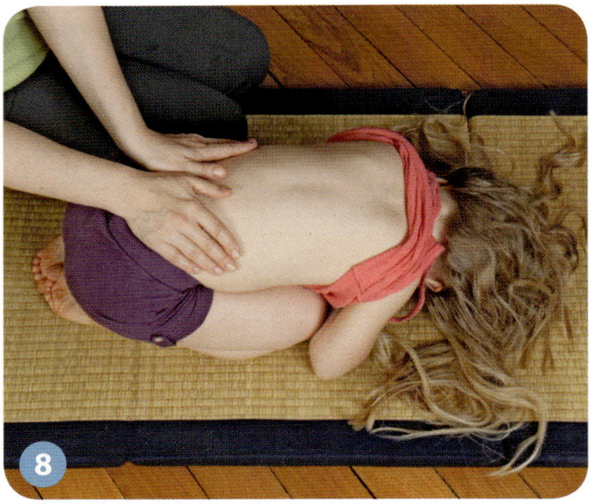

8

⑧ a ⑫ Movimento global

Coloque-se por trás do seu filho e aqueça as mãos. Aplique a palma das mãos delicadamente na parte inferior das costas ⑧; permaneça assim por alguns instantes e depois suba pressionando suave, mas firmemente, cada lado da coluna vertebral ⑨. De modo algum pressione diretamente a coluna vertebral, mas a região imediatamente ao lado. Vá até os ombros ⑩ e desça pela lateral, deslizando. Coloque-se agora de frente para a criança, faça o mesmo movimento, mas no sentido inverso, de alto a baixo ⑪, subindo pelas laterais do corpo ⑫.

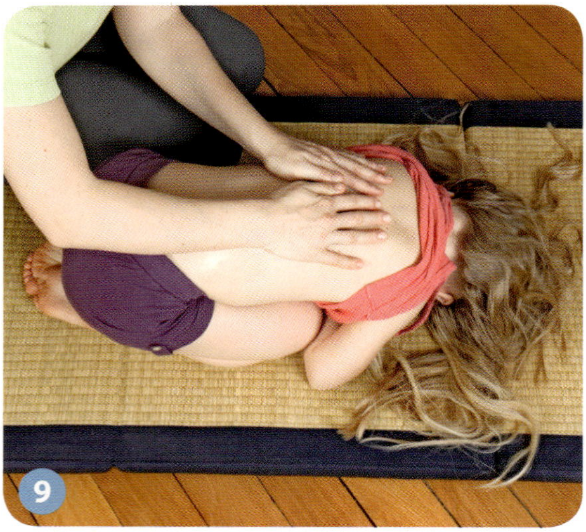

9

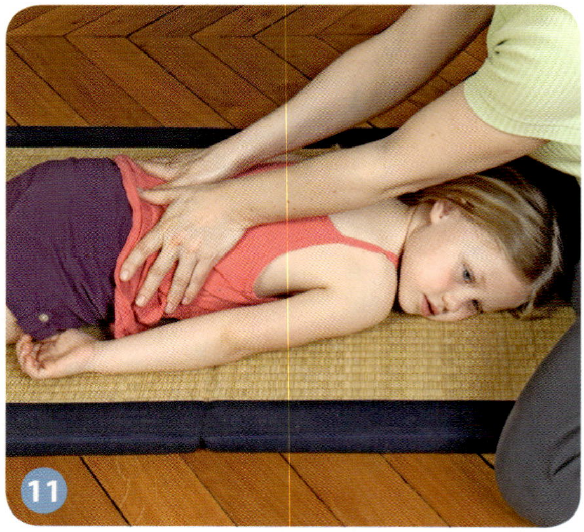

11

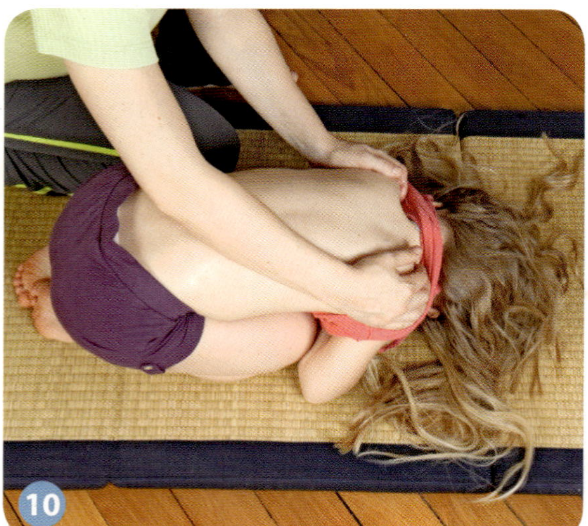

10

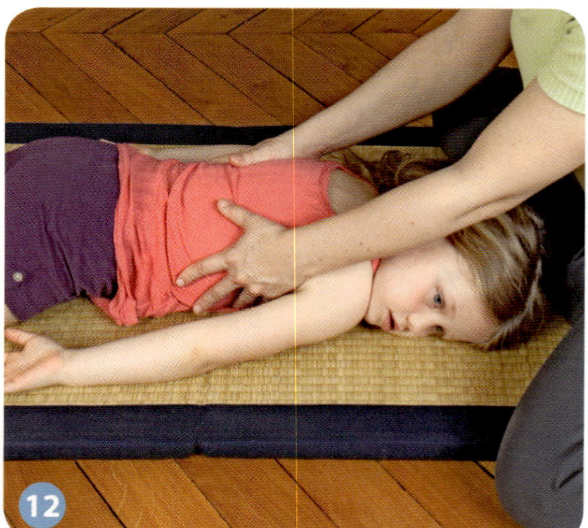

12

⑬ e ⑭ Movimento inverso

Coloque as mãos na parte superior das costas de seu filho, de um lado e de outro da coluna vertebral. Com movimento alternado de mãos (a direita vai para a frente e a esquerda para trás ⑬ e inversamente ⑭), deslize-as em direção à parte inferior das costas. Suba do mesmo modo. Faça duas ou três sequências de movimentos.

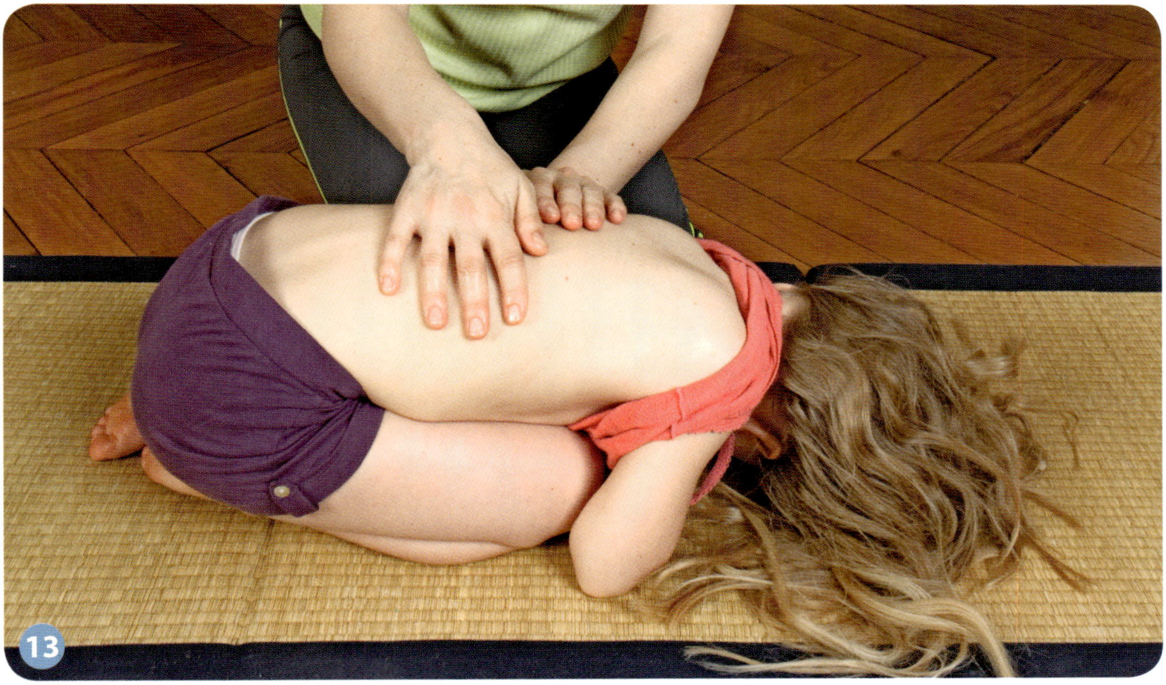

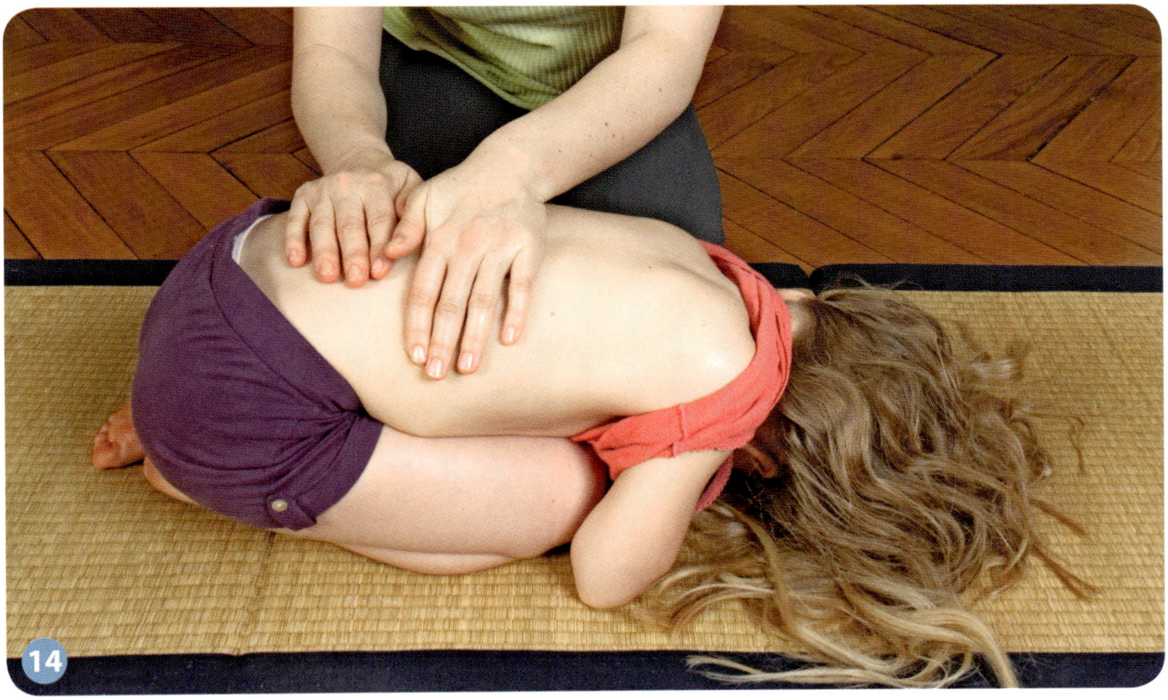

Crianças: braços, barriga, rosto

Esta massagem pode feita diretamente por cima da roupa, o que é interessante para as crianças que não gostam do contato com o óleo. Porque elas podem permanecer deitadas, adoram as massagens das costas e da nuca. Por serem leves, podem ser massageadas com amplitude e eficácia.

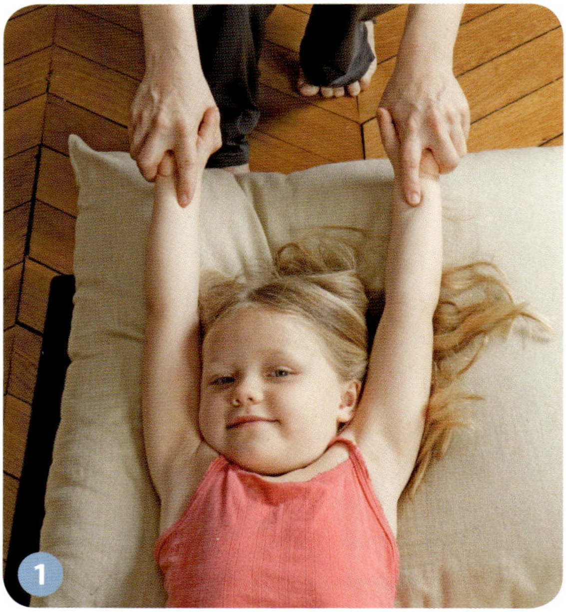

① a ③ Posicionamento e Movimento Global

Faça seu filho deitar sobre um tapete com a cabeça ligeiramente elevada, sobre uma almofada; instale uma almofada para você e depois coloque-se por trás da cabeça da criança. Estique os braços para trás, sem puxar ①. Sente-se então sobre a almofada, com as duas pernas separadas e o mais próximas possível da criança.
Coloque os braços da criança nas laterais do seu corpo, por cima das suas coxas. Deslize as mãos sob o corpo da criança, na altura das vértebras lombares, e deixe escorregar suas mãos, subindo por baixo do tórax ②, depois sob os ombros, esticando e soerguendo as costas, vértebra por vértebra. Deslize as mãos em torno dos braços até a ponta dos dedos ③. Esse movimento vai oxigenar especialmente as costas e a barriga.

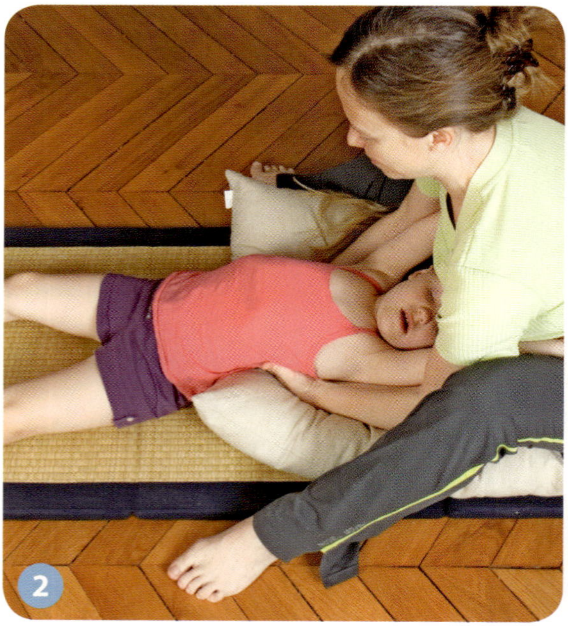

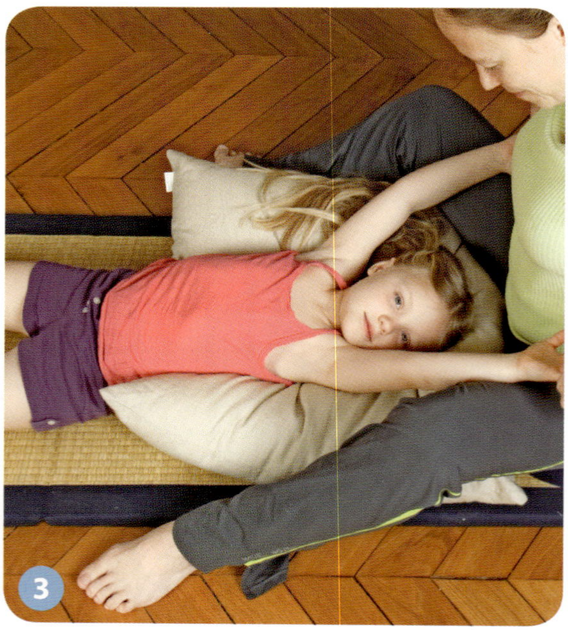

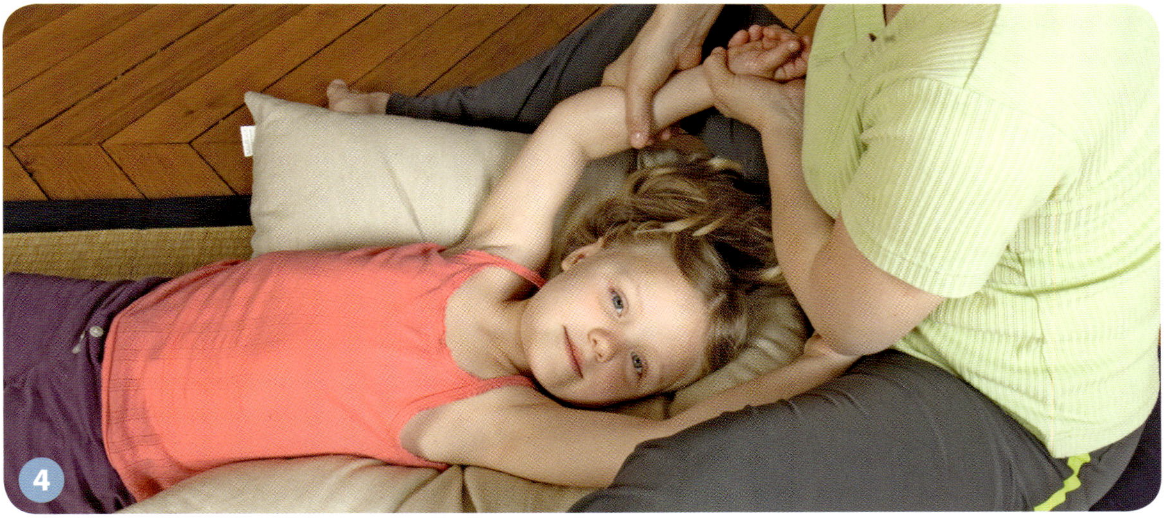

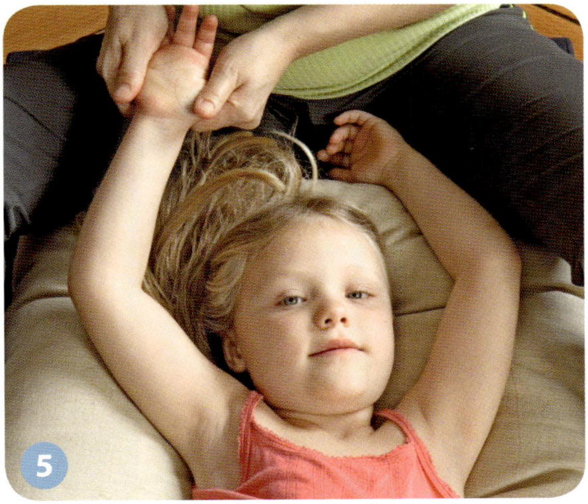

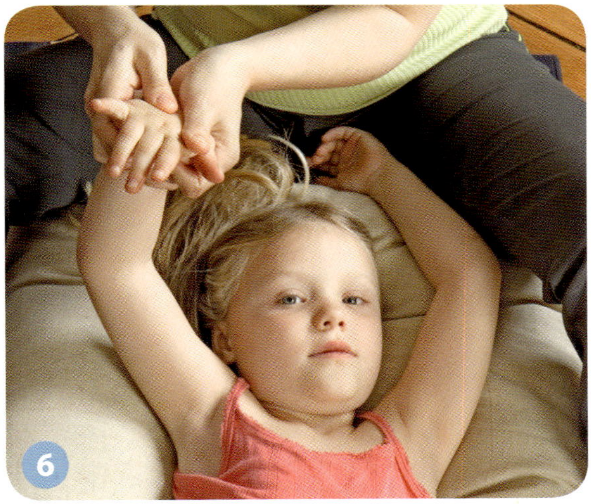

④ a ⑦ O braço e a mão

Segure o punho com uma das mãos e com a outra suba até a axila sob a forma de um bracelete fechado ④. Retorne à posição inicial, deslizando, sem pressionar, até o punho.
Abra a palma da mão da criança com os dedos e massageie generosamente toda a superfície interna, um polegar após o outro, ou com os dois polegares juntos ⑤ como para seguir as nervuras de uma folha. Continue até os dedos, alongando-os uns após os outros. Você pode também massagear o dorso da mão ⑥. Traga os braços da criança para as laterais do corpo, realizando um alisamento dos ombros até as mãos ⑦.

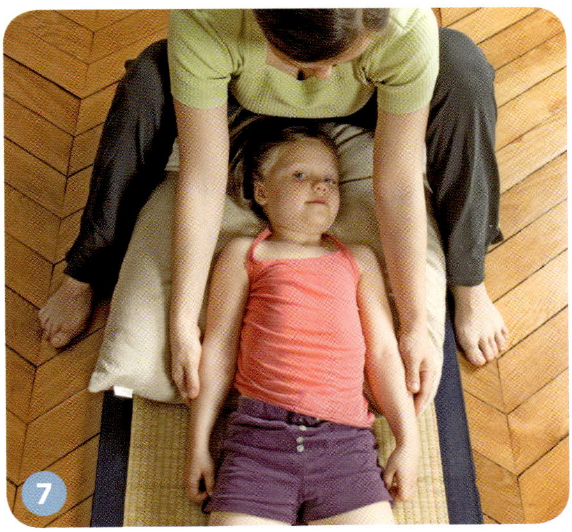

⑧ A barriga

Retome os movimentos de círculos, espirais e deslizamentos propostos para a massagem de bebês (veja pág. 68). Isso pode ser feito por cima da roupa ou diretamente sobre a pele com as mãos untadas com óleo ⑧.

⑨ a ⑬ A cabeça

Faça inicialmente um movimento global, posicionando as mãos o mais longe possível das costas de seu filho ⑨ (até a bacia, para os menores). Deixe-as deslizar até a nuca ⑩. Movimente a cabeça da criança para a direita e para a esquerda ⑪, continuando a massagear levemente a nuca, alternando as mãos. Descanse a cabeça delicadamente no chão ou na almofada. Você pode continuar a massagem com os movimentos propostos para o bebê: deslizamento frontal ⑫, massagem das orelhas ⑬ (veja "O rosto", pág. 80 e "O crânio" pág. 82)

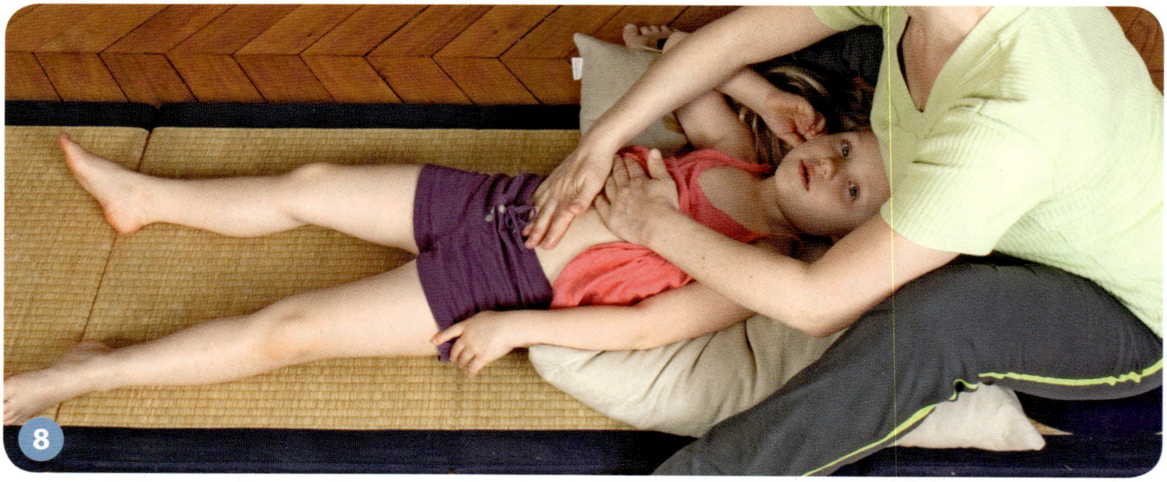

8

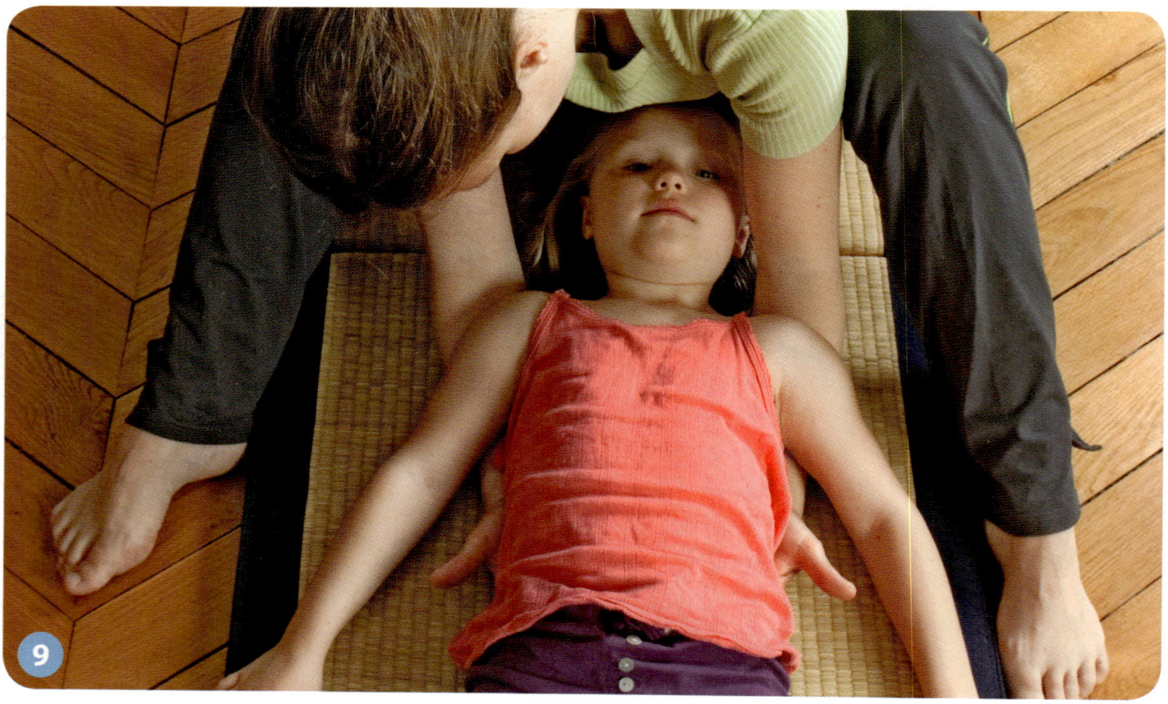

9

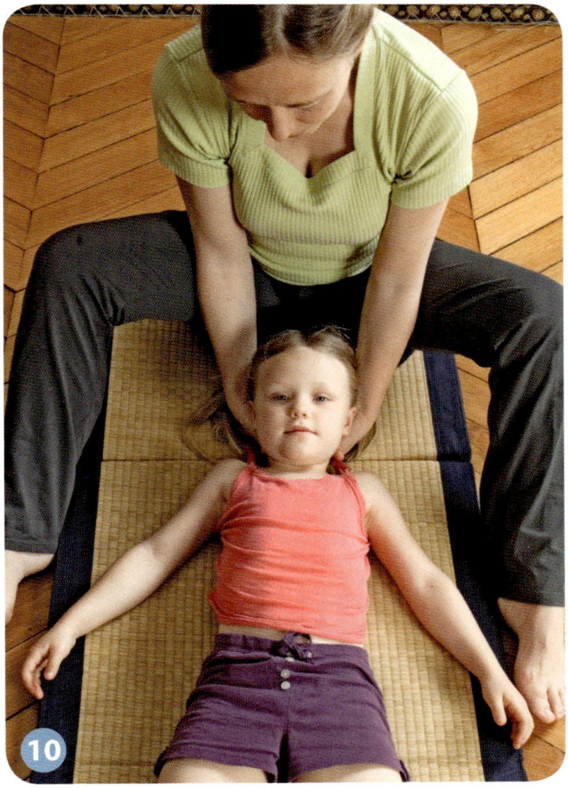
10

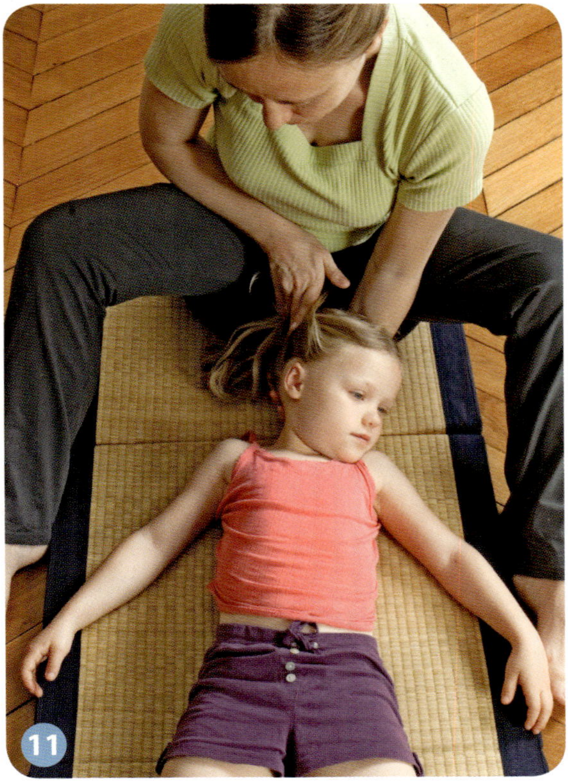
11

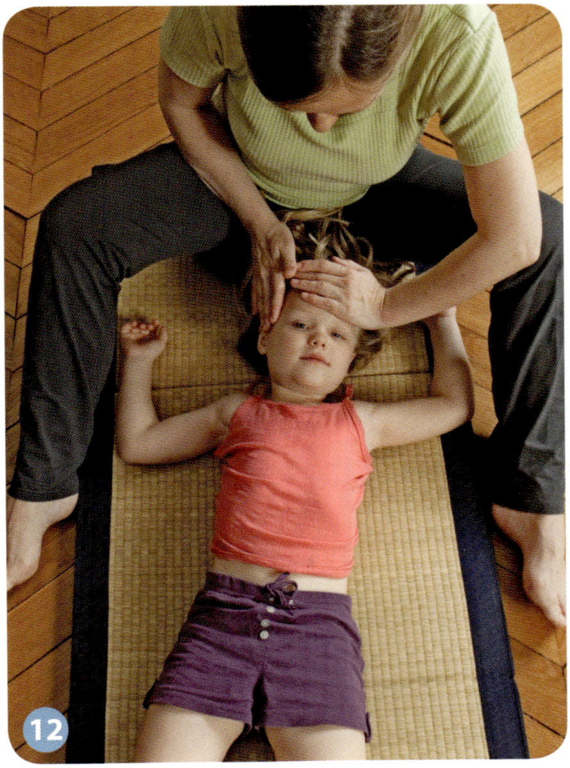
12

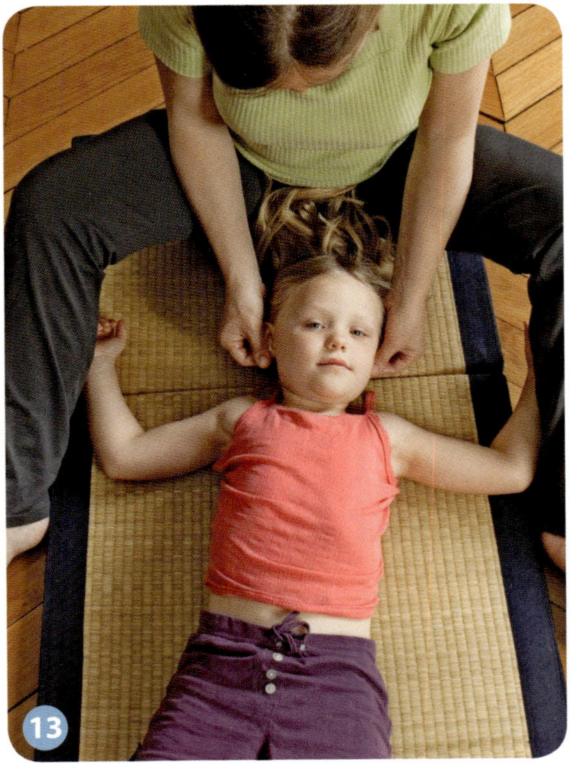
13

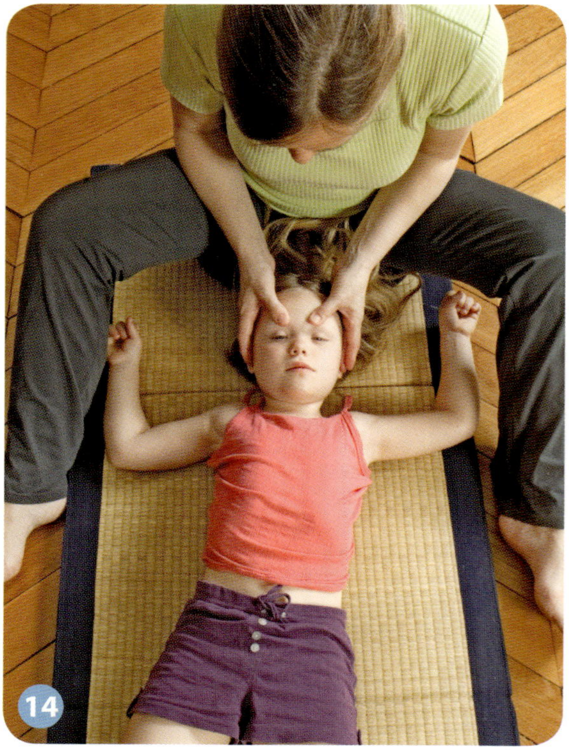

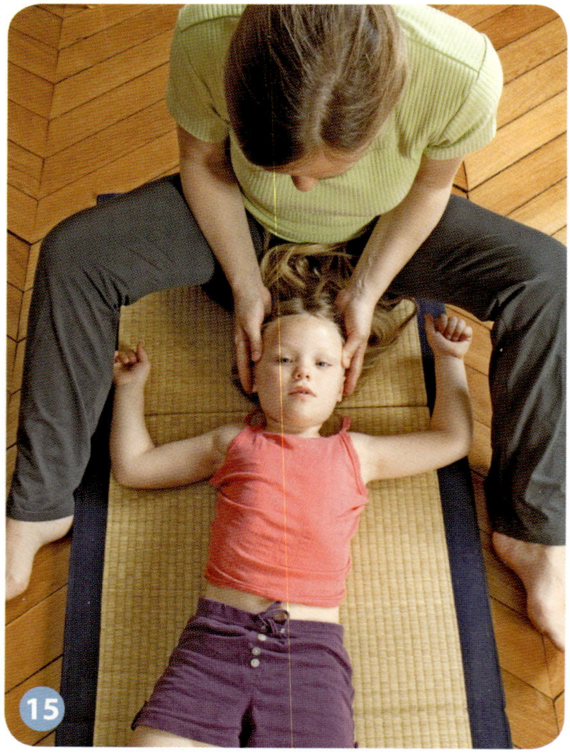

⑭ a ⑯ Detalhes do rosto e do couro cabeludo

Trace linhas partindo do centro do rosto em direção às orelhas, da parte inferior do rosto para a superior ⑭. Termine por uma massagem suave ⑮. Deslize os dedos pelos cabelos da criança e massageie generosamente o couro cabeludo, com ou sem óleo. Faça círculos com a ponta dos dedos, como se passasse xampu, depois use os dedos como um pente e desembarace os cabelos suavemente ⑯.

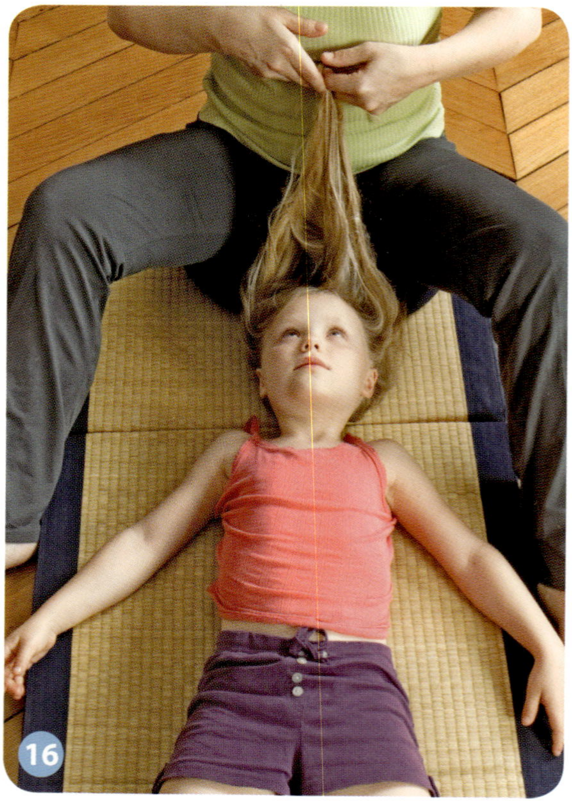

Relaxamento e ioga

Para terminar bem a massagem da criança e evitar eventuais tensões, nada melhor do que uma sessão de relaxamento ou de ioga.

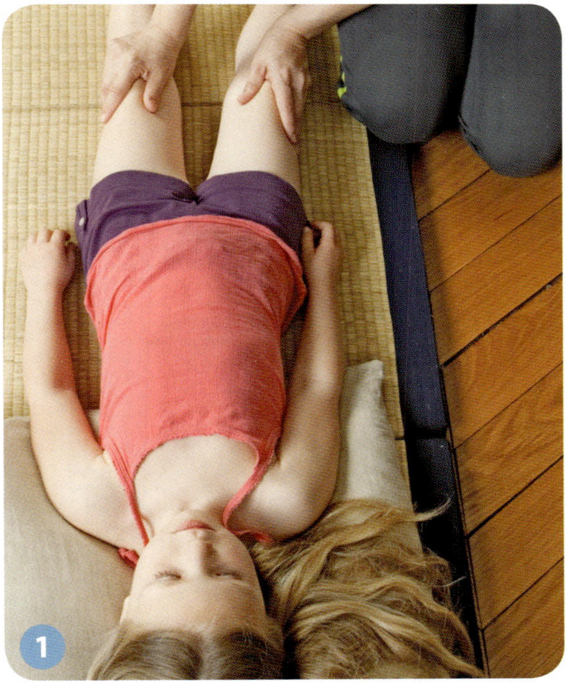

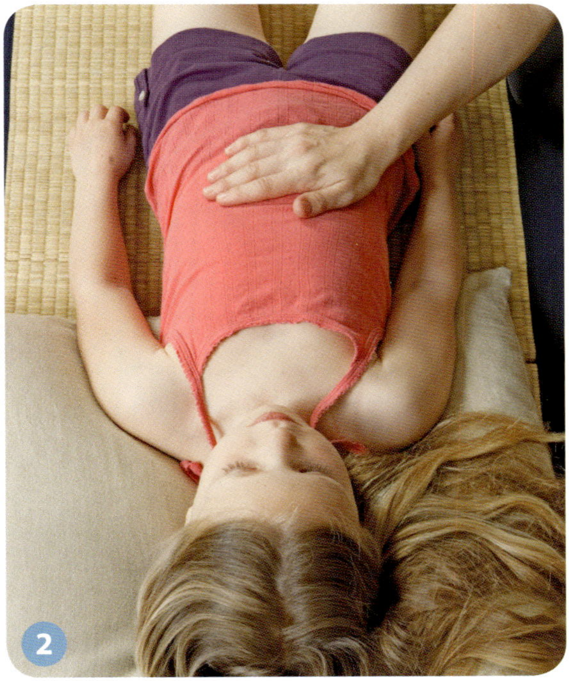

① e ② Relaxamento

Verifique em primeiro lugar se o corpo da criança está bem relaxado, sacudindo levemente braços e pernas como se fosse uma marionete. Coloque suas mãos nos artelhos e depois suba para as pernas ① até o rosto (2). Suba suavemente e nomeie todas as partes do corpo que você tocar, sem se esquecer das costas. Insista especialmente nas articulações, nos músculos principais, evitando, é claro, as partes genitais. Deslize as mãos suavemente, uma após a outra, em todas as partes do rosto. Termine pelo nariz e pela respiração: coloque sua mão sobre a barriga da criança sem pressionar ② e insista na respiração abdominal natural. Para terminar, apoiando cada vez menos as mãos, faça três massagens suaves por todo o corpo (da cabeça até os artelhos).

Variações infinitas

A massagem e o toque podem ser executados de mil maneiras: pressionar, carregar, embrulhar... deslizamento, escovação, posturas, relaxamento, automassagem... De acordo com a idade e o desejo da criança, e também de acordo com a sua disponibilidade, saiba propor e improvisar gestos ou atividades lúdicas e benéficas no que diz respeito ao toque. Por esses contatos, a criança aprende as relações básicas sobre confiança recíproca e ainda adquire uma imagem corporal positiva, verdadeira garantia de bem-estar na vida!

③ a ⑧ Posturas de ioga-massagem

As posturas indicadas a seguir podem ser feitas depois da escola ou à noite.

• A postura que "caça-os-ventos" ③: deite a criança de costas e dobre suavemente suas pernas contra a barriga, cuidando para que não se ergam do chão, nem o bumbum nem a cabeça. Peça então para que ela segure os joelhos e se balance para a direita e para a esquerda. Faça com que sinta sua respiração, o que vai fazer uma verdadeira massagem no abdômen, graças à compressão das coxas (essa postura é equivalente à postura da criança, mas em outro sentido).

• A torção ④: a criança permanece de costas, com as pernas dobradas; os joelhos apoiados em cada lateral cuidando para que os ombros permaneçam no chão. Se eles se erguerem, coloque uma almofada sob os joelhos da criança e reajuste a postura. Peça-lhe que respire pela barriga, isso vai melhorar a digestão ao mesmo tempo que favorece a flexibilidade e a oxigenação da coluna vertebral.

• A posição do cachorro ⑤ (cabeça no chão): a partir da postura "da criança", peça a seu filho para esticar as mãos para frente, firmar os artelhos no chão e erguer o bumbum para o alto, sem curvar as costas. Se houver necessidade, peça-lhe para dobrar as pernas e apoiar o abdômen sobre as coxas. Nessa posição, a cabeça para baixo, o abdômen se oxigena, enquanto a coluna, as pernas e os braços se alongam.

• A rolagem-massagem ⑥ a ⑧: esse movimento precisa de certo grau de coordenação, mas permite massagear todo o corpo e alongá-lo. Peça a seu filho, inicialmente deitado de costas, com os braços e as pernas estendidos, que role para o lado o mais suavemente possível, num sentido e depois no outro, para equilibrar o movimento.

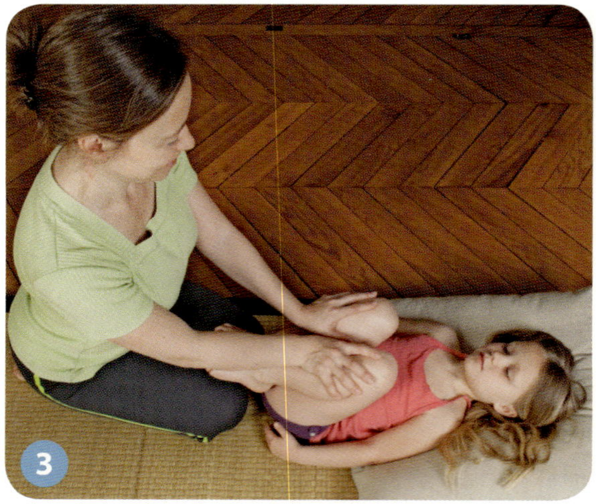

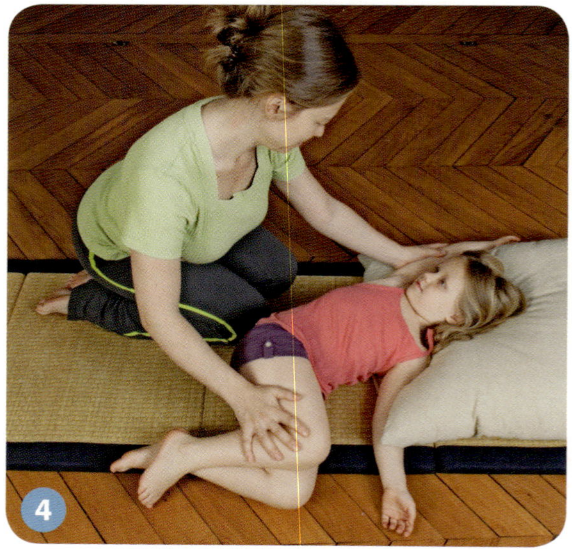

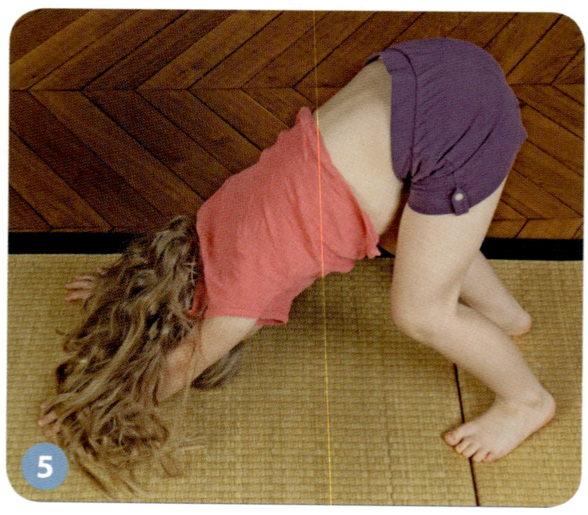

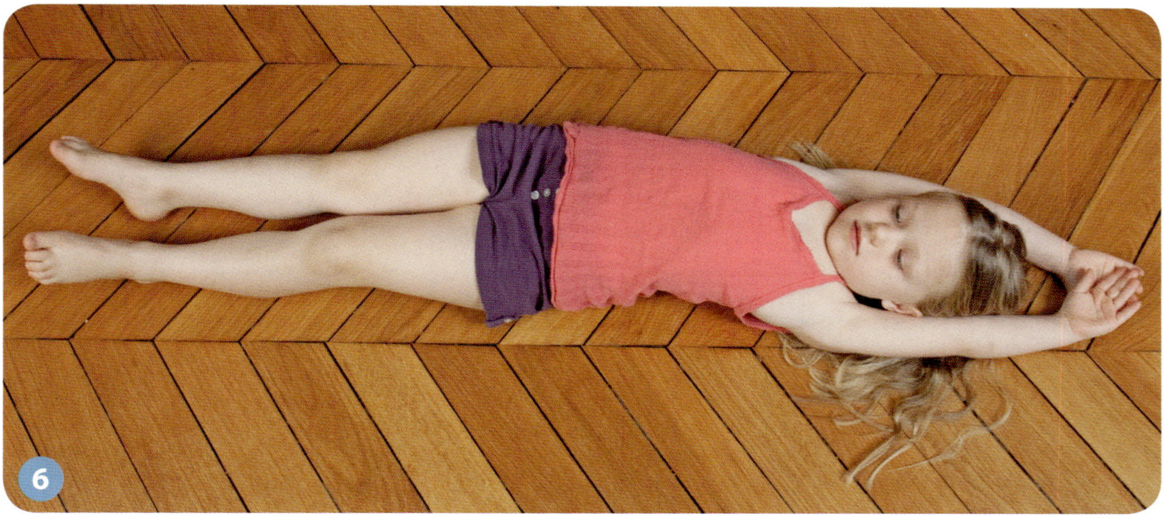

6

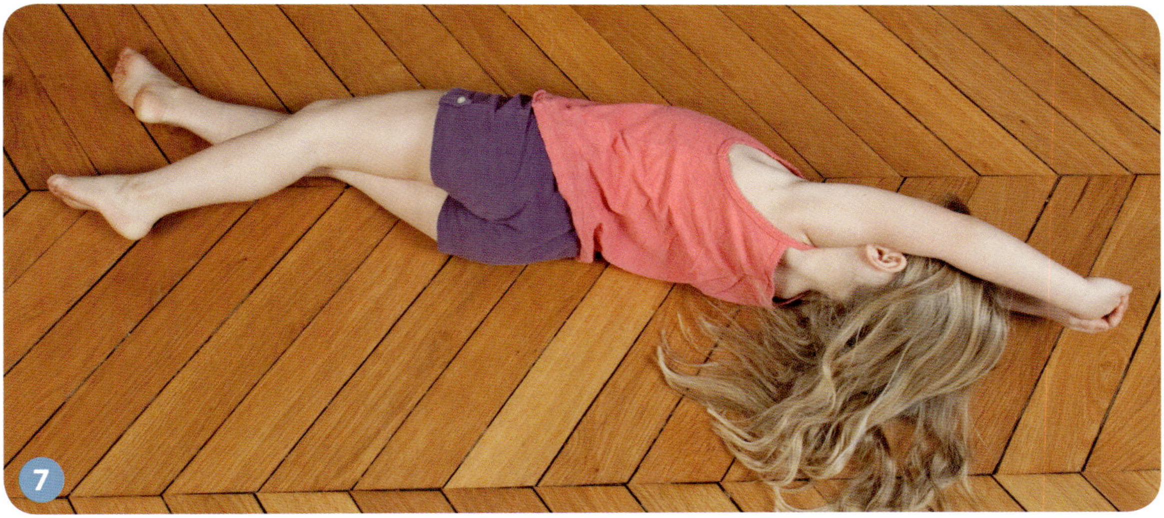

7

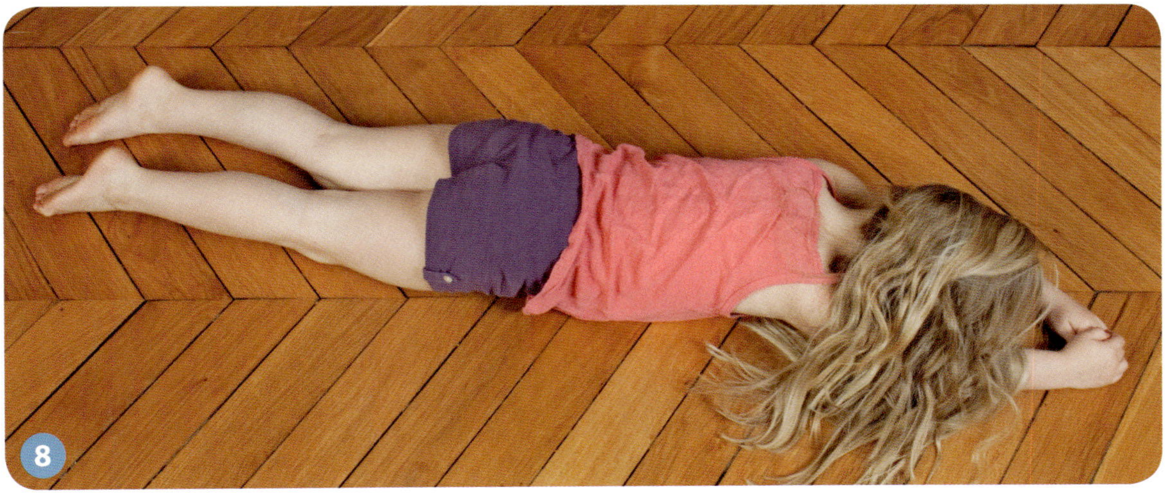

8

PARA SABER+

Proteger e acalmar a pele

A pele pode ser um lugar de infecções potenciais. Para prevenir os riscos de eczema, cuidado com os produtos que ficam em contato com a pele (veja "Óleos para massagens e produtos terapêuticos", pág. 22), com o roçar das vestes e das fraldas, com toalhas muito ásperas. Eis alguns princípios para proporcionar ao seu filho uma pele saudável e para evitar problemas.

As crostas de leite

As crostas de leite, que aparecem em torno de um mês de idade, constituem uma produção sebácea excessiva resultantes dos hormônios maternos. O bebê ainda não secreta essa substância indispensável à hidratação de sua pele, e esse excesso é, portanto, bem-vindo. Não se deve lutar contra o aparecimento, mesmo que pouco estético, dessas placas amareladas no couro cabeludo, mas deixá-las desaparecer por si mesmas, pois, quanto mais você lavá-las, mais o couro cabeludo responderá contra a agressão. Você pode, em contrapartida, embebê-las em óleo, regularmente, para que elas não repuxem a pele do bebê. Lave os cabelos do bebê com um xampu muito leve, uma vez por semana, no máximo (veja "O banho e suas finalizações", pág. 106). Quando a cabeça estiver seca, algumas crostas vão se desprender. Você poderá "escová-las" com uma escova de cerdas de seda ou um pincel de maquiagem. Em seguida, aplique o óleo no couro cabeludo por meio de uma massagem leve, como a aplicação do xampu, para evitar os repuxões e o ressecamento até que elas desapareçam por completo, em geral em torno dos 4 ou 5 meses.

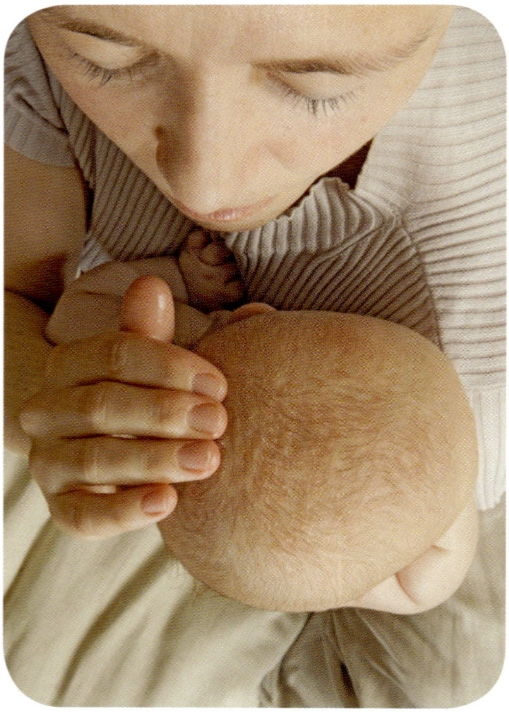

Uma pele bem limpa

Para prevenir irritações, inclusive eczema, cuide da higiene. Paradoxalmente, excesso de higiene pode levar à irritação da pele: ela tem necessidade de sua flora bacteriana habitual (que a protege contra as outras bactérias) e de um filme hidrolipídico leve. Inútil, portanto, "esfregar" o bebê de alto a baixo, pois ele transpira muito pouco. Limpe bem as dobrinhas com água e sabonete, sem se esquecer de enxaguar. Com exceção dos casos de sujeiras visíveis, é inútil ensaboar áreas sem dobras, em contato com o ar ou com as roupas. Quando você der um banho após a massagem, a água tirará o excesso de óleo e deixará a pele do bebê macia e suave.

Tecidos bem macios

Não use luvas de limpeza para lidar com o bebê, verdadeiros reservatórios de bactéria de todo gênero! Sua mão nua é perfeita. Por fim, enxugue o bebê com toalhas macias, dando batidinhas, sem esfregar. Esfregar a criança com as roupas pode também provocar

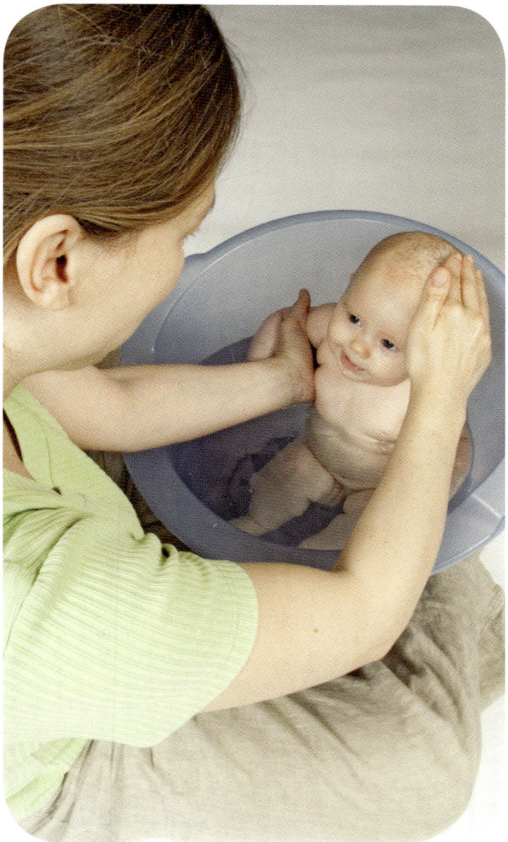

irritações. Utilize um produto especial para bebês. Sabonete em flocos (à venda em lojas de produtos orgânicos), é muito prático. Basta diluí-lo em água quente, num primeiro momento (numa proporção de 1/3 de sabonete, 2/3 de água). Um ou dois punhados de gelatina obtida após o resfriamento pode ser colocada em um recipiente apropriado para líquidos e adicionado diretamente ao tambor da máquina de lavar em meio à roupa do bebê. Utilize um produto anticalcário de acordo com a região em que você vive. Por fim, regule a centrifugação da máquina para o clico "delicado", para preservar as fibras da roupa, que facilmente se tornam ásperas se forem muito enxaguadas. Não utilize a secadora de roupas, pelas mesmas razões. Você pode utilizar um amaciante de roupas na lavadora. Anteriormente considerados produtos alérgicos, sua formulação atual leva em conta a pele delicada dos bebês e alisa as fibras da roupa, tornando-a macia e não irritante. Entretanto, nunca utilize produtos contra manchas, extremamente agressivos e difíceis de serem eliminados completamente.

Eritema do bumbum

O bumbum dos bebês é permeável aos produtos de limpeza. Elimine o quanto for possível produtos sem enxágue, como os lenços umedecidos, visto que a troca de fraldas se repete com frequência nos dois primeiros anos. Use água e sabonete para lavar o bebê. Por fim, nada melhor do que deixar o bumbum ao ar livre, assim que você notar vermelhidões, pois a fralda, por ser meio fechada é nociva à pele.

Troque a fralda regularmente, pois assim seu bebê não desenvolverá ou terá pouco eritema no bumbum. Ele gosta de "limpeza" desde o nascimento, tanto mais se for habituado a ser trocado com frequência. Por fim, se você notar uma irritação, mesmo leve, pulverize o bumbum do bebê com amido de milho a cada troca.

Uma fralda ecológica

Se você for sensível às questões do meio ambiente sem ser um usuário de fraldas laváveis, experimente a fralda importada Hamac, que combina dois sistemas: uma cobertura de secagem rápida e uma camada interna lavável ou descartável, à escolha. Isso diminui em muito os dejetos sem aumentar o seu trabalho.

Índice